国家出版基金项目
NATIONAL PUBLICATION FOUNDATION

"十二五"国家重点图书出版规划项目

协和手术要点难点及对策 丛书

总主编／赵玉沛 王国斌

关节外科手术

要点难点及对策

主编　许伟华　杨述华

科学出版社
龙門書局
北京

内 容 简 介

本书系《协和手术要点难点及对策丛书》之一，全书共 14 章。内容包括关节外科各主要手术，基本按照适应证、禁忌证、术前准备、手术要点难点及对策、术后监测与处理、术后常见并发症的预防与处理的顺序予以介绍，最后对该手术的临床效果给出评价。临床上，外科医生的主要"武器"是手术，而手术成功的关键在于手术难点的解决，同样的手术，难点处理好了就成功了大半。本书作者均有着丰富的手术经验，且来自于全国，所介绍的手术方式及技巧也来源于临床经验的总结。全书紧密结合临床工作实际，重点介绍手术要点、难点及处理对策，具有权威性高、实用性强、内容丰富、重点突出、图文并茂的特点，可供各级医院关节外科低年资医师和具有一定手术经验的中高年资医师参考使用。

图书在版编目（CIP）数据

关节外科手术要点难点及对策 / 许伟华，杨述华主编 . —北京：科学出版社 , 2017.6

（协和手术要点难点及对策丛书 / 赵玉沛，王国斌总主编）

"十二五"国家重点图书出版规划项目

ISBN 978-7-03-053306-7

Ⅰ . 关… Ⅱ . ①许…②杨… Ⅲ . 关节疾病 – 外科手术 Ⅳ . R687.4

中国版本图书馆CIP数据核字(2017)第129013号

责任编辑：戚东桂 / 责任校对：邹慧卿
责任印制：肖 兴 / 封面设计：黄华斌

科学出版社 龍門書局 出版

北京东黄城根北街16号
邮政编码：100717
http://www.sciencep.com

北京利丰雅高长城印刷有限公司 印刷
科学出版社发行 各地新华书店经销

*

2017年6月第 一 版 开本：787×1092 1/16
2017年6月第一次印刷 印张：19 1/2
字数：442 000

定价：138.00元
（如有印装质量问题，我社负责调换）

《协和手术要点难点及对策丛书》编委会

总 主 编　赵玉沛　王国斌

编　　委　（按姓氏汉语拼音排序）

蔡世荣　中山大学附属第一医院

陈莉莉　华中科技大学同济医学院附属协和医院

陈有信　北京协和医院

陈振兵　华中科技大学同济医学院附属协和医院

池　畔　福建医科大学附属协和医院

董念国　华中科技大学同济医学院附属协和医院

杜晓辉　中国人民解放军总医院

房学东　吉林大学第二医院

高志强　北京协和医院

顾朝辉　郑州大学第一附属医院

郭和清　中国人民解放军空军总医院

郭朱明　中山大学附属肿瘤医院

何晓顺　中山大学附属第一医院

洪光祥　华中科技大学同济医学院附属协和医院

胡建昆　四川大学华西医院

胡俊波　华中科技大学同济医学院附属同济医院

黄　韬　华中科技大学同济医学院附属协和医院

姜可伟　北京大学人民医院

揭志刚　南昌大学第一附属医院

孔维佳　华中科技大学同济医学院附属协和医院

兰　平　中山大学附属第六医院

李　莹　北京协和医院

李单青　北京协和医院

李国新　南方医科大学南方医院

李毅清　华中科技大学同济医学院附属协和医院
李子禹　北京大学肿瘤医院
刘　勇　华中科技大学同济医学院附属协和医院
刘昌伟　北京协和医院
刘存东　南方医科大学第三附属医院
刘国辉　华中科技大学同济医学院附属协和医院
刘金钢　中国医科大学附属盛京医院
路来金　吉林大学白求恩第一医院
苗　齐　北京协和医院
乔　杰　北京大学第三医院
秦新裕　复旦大学附属中山医院
桑新亭　北京协和医院
邵新中　河北医科大学第三医院
沈建雄　北京协和医院
孙家明　华中科技大学同济医学院附属协和医院
孙益红　复旦大学附属中山医院
汤绍涛　华中科技大学同济医学院附属协和医院
陶凯雄　华中科技大学同济医学院附属协和医院
田　文　北京积水潭医院
王　硕　首都医科大学附属北京天坛医院
王春友　华中科技大学同济医学院附属协和医院
王国斌　华中科技大学同济医学院附属协和医院
王建军　华中科技大学同济医学院附属协和医院
王任直　北京协和医院
王锡山　哈尔滨医科大学附属第二医院
王晓军　北京协和医院
王泽华　华中科技大学同济医学院附属协和医院
卫洪波　中山大学附属第三医院
夏家红　华中科技大学同济医学院附属协和医院
向　阳　北京协和医院
徐文东　复旦大学附属华山医院
许伟华　华中科技大学同济医学院附属协和医院

杨 操　华中科技大学同济医学院附属协和医院
杨述华　华中科技大学同济医学院附属协和医院
姚礼庆　复旦大学附属中山医院
余可谊　北京协和医院
余佩武　第三军医大学西南医院
曾甫清　华中科技大学同济医学院附属协和医院
张 旭　中国人民解放军总医院
张保中　北京协和医院
张美芬　北京协和医院
张明昌　华中科技大学同济医学院附属协和医院
张顺华　北京协和医院
张太平　北京协和医院
张忠涛　首都医科大学附属北京友谊医院
章小平　华中科技大学同济医学院附属协和医院
赵洪洋　华中科技大学同济医学院附属协和医院
赵继志　北京协和医院
赵玉沛　北京协和医院
郑启昌　华中科技大学同济医学院附属协和医院
钟 勇　北京协和医院
朱精强　四川大学华西医院

总编写秘书　舒晓刚

《关节外科手术要点难点及对策》编写人员

主　　编　许伟华　杨述华

副 主 编　冯　勇　刘先哲

编　　者（按姓氏汉语拼音排序）

段德宇（华中科技大学同济医学院附属协和医院）

冯　勇（华中科技大学同济医学院附属协和医院）

李　进（华中科技大学同济医学院附属协和医院）

刘建湘（华中科技大学同济医学院附属协和医院）

刘日光（贵州医科大学附属医院）

刘先哲（华中科技大学同济医学院附属协和医院）

梅荣成（襄阳市中心医院）

孟春庆（华中科技大学同济医学院附属协和医院）

邵增务（华中科技大学同济医学院附属协和医院）

孙　立（贵州省人民医院）

田洪涛（华中科技大学同济医学院附属协和医院）

王　洪（华中科技大学同济医学院附属协和医院）

王　晶（华中科技大学同济医学院附属协和医院）

吴　强（华中科技大学同济医学院附属协和医院）

许伟华（华中科技大学同济医学院附属协和医院）

杨述华（华中科技大学同济医学院附属协和医院）

叶树楠（华中科技大学同济医学院附属协和医院）

张　波（华中科技大学同济医学院附属协和医院）

赵继军（无锡市人民医院）

《协和手术要点难点及对策丛书》序

庄子曰："技进乎艺，艺进乎道。"外科医生追求的不仅是技术，更是艺术，进而达到游刃有余、出神入化"道"的最高境界。手术操作是外科的重要组成部分之一，是外科医生必不可少的基本功，外科技术也被称为天使的艺术。如果把一台手术比喻成一个战场，那么手术中的难点和要点则是战场中的制高点；也是外科医生作为指挥者面临最大的挑战和机遇；同时也是赢得这场战争的关键。

手术的成功要有精准的策略作为指导，同时也离不开术者及其团队充分的术前准备，对手术要点、难点的精确把握，以及对手术技术的娴熟运用。外科医生需要在手术前对患者的病情有全面细致的了解，根据患者病情制定适合患者的详细手术治疗策略，在术前就必须在一定程度上预见可能在术中遇到的困难，并抓住主要矛盾，确定手术需要解决的关键问题。在保证患者生命安全的前提下，通过手术使患者最大获益，延长生存期，提升生活质量。在医疗理论和技术迅猛发展的今天，随着外科理论研究的不断深入，手术技术、手术器械、手术方式等均在不断发展；同时随着精准医疗理念的提出，针对不同患者进行不同的手术策略制定、手术要点分析及手术难点预测，将会成为外科手术的发展趋势，并能从更大程度上使患者获益。

百年协和，薪火相传。北京协和医院与华中科技大学同济医学院附属协和医院都是拥有百年或近百年历史的大型国家卫计委委属（管）医院，在百年历史的长河中涌现出了大量星光熠熠的外科大师。在长期的外科实践当中，积累了丰富的临床经验，如何对其进行传承和发扬光大是当代外科医生的责任与义务。本丛书的作者都是学科精英，同时也是全国外科领域的翘楚，他们同国内其他名家一道，编纂了本大型丛书，旨在分享与交流对手术的独到见解。

众所周知，外科学涉及脏器众多，疾病谱复杂，手术方式极为繁多，加之患者病情各不相同，手术方式也存在着诸多差异。在外科临床实践中，准确掌握各种手术方式的要点、全面熟悉可能出现的各种难点、充分了解手术策略的制定、尽可能规避手术发生危险、提高手术安全性、减少术后并发症、努力提高手术治疗效果并改善患者预后，是每一位外科医师需要不断学习并提高的重要内容。古人云："操千曲而后晓声，观千剑而后识器。"只有博览众家之长，才能达到"端州石工巧如神，踏天磨刀割紫云"的自如境界。

"不兴其艺，不能乐学。"如何在浩瀚如海的医学书籍中寻找到自己心目中的经典是读者的一大困惑。编者在丛书设计上也是独具匠心，丛书共分为 20 个分册，包括胃肠外科、肝胆外科、胰腺外科、乳腺甲状腺外科、血管外科、心外科、胸外科、神经外科、泌尿外科、创伤骨科、关节外科、脊柱外科、手外科、整形美容外科、小儿外科、器官移植、妇产科、眼科、耳鼻咽喉 - 头颈外科及口腔颌面外科。内容涵盖常见病症和疑难病症的手术治疗要点、难点，以及手术策略的制定方法。本丛书不同于其他外科手术学参考书，其内容均来源于临床医师的经验总结：在常规手术方式的基础上，结合不同患者的具体情况，详述各种手术方式的要点和危险点，并介绍控制和回避风险的技巧，对于特殊病情的手术策略制定亦有详尽的描述。丛书内容丰富，图文并茂，展示了具体手术中的各种操作要点、难点及对策：针对不同病情选择不同策略；运用循证医学思维介绍不同的要点及难点；既充分体现了精准医疗的理念，也充分体现了现代外科手术的先进水平。

"荆岫之玉，必含纤瑕，骊龙之珠，亦有微隙"。虽本丛书编者夙夜匪懈、殚精竭思，但囿于知识和经验的不足，缺陷和错误在所难免，还望读者不吝赐教，以便再版时改进。

中国科学院院士　北京协和医院院长

赵玉沛

华中科技大学同济医学院附属协和医院院长

王国斌

2016 年 9 月

前言

目前关节外科领域内不乏各种参考书，但对大多数本科学生来说，仅有外科学教材中骨科部分内容显得不够；对于理论知识相对贫乏的骨科研究生，也需要进一步了解和掌握骨科相关知识；对于年轻的骨科医师们，同样需要较为全面、系统、理论联系实践的学习，既要在理论上继续充电，又要在临床实践中有一本具有指导性的关于关节外科手术要点、难点及对策的工具书。此外，随着关节外科日新月异的发展，不同级别的关节外科医师，也迫切需要随时获得信息，更新专业知识。

编者在多年的教学和临床实践中观察到，有必要编写更为全面、能指导关节外科医师开展规范化手术操作和围手术期管理，对于难点有相应对策的参考书。本书可供本科学生，硕士、博士研究生，进修医师，临床住院医师及不同资历的骨科医师们查阅参考。全书共分三篇十四章，第一篇介绍了各部位关节置换手术；第二篇介绍了髋、膝、肘关节周围截骨术；第三篇介绍了多关节部位关节镜手术。

本书的编排合理，思路清晰，层次分明，内容以手术要点、难点及对策为主，贴近于临床实际，能使读者更方便地将本书中所学应用于临床实践。

全书由在关节外科工作多年、临床经验极其丰富的教授和博士共同完成，经过几十位编者的辛勤劳动，本书终于可与读者见面了，作为主编，本人颇感欣慰。在此，衷心地感谢参编者在本书编写过程中做出的巨大贡献，同时也感谢研究生们为本书编写所做的工作。

许伟华

2016 年 11 月于武汉

目录

第三篇　关节镜手术

第一篇　人工关节置换术

Section1

第一章 髋关节置换术

第一节 发展简史与现状

　　人工关节的发展起始于人工髋关节,除了目前广泛开展的人工髋关节及膝关节置换外,人工关节置换已经用于治疗肩关节、肘关节、腕关节、指间关节及踝关节等疾病。人工关节置换,尤其是髋关节和膝关节置换,已成为关节病变和关节损伤而造成关节功能丧失的主要治疗方法与手段,它能有效地重建关节功能,提高患者的生活质量。我国在20世纪60年代以后逐步开展人工关节的研制和应用,随着工业水平的提高,在40年内我国人工关节的研制及各种类型人工关节的应用逐步跟上了世界人工关节技术的发展步伐(图1-1)。

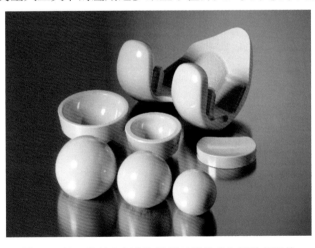

图1-1　第四代纳米复合陶瓷用于髋关节和膝关节置换

　　人工关节设计及材质的选择是材料工程师、生物力学专家和骨科医师不断努力的智慧结晶。人工关节材料的研究最早可以追溯到19世纪末,从Gluck采用象牙制造的髋臼及股骨头行人工关节置换开始,同时使用松香、浮石粉和塑料混合制成的骨胶来固定假体,是骨水泥型假体的先驱;1923年Smith-Petersen设计了玻璃杯关节成形术,而被认为是髋关节置换的鼻祖,1938年他又将生物惰性合金钴铬钼合金制造的髋臼应用于髋关节置换;1939年Wiles提出全髋关节成形术的概念,设计并应用不锈钢全金属人工髋关节,成为现代全髋关节置换的先驱;1946年Judet兄弟研制实施了丙烯酸短柄股骨头成形术(图1-2);

1951 年 Mckee 用不锈钢假体进行全髋关节置换，一年后因松动而失败，继之采用钴铬钼合金假体，形成了第一代关节面为金属对金属组合的髋关节假体模式（图 1-3）；1951 年后 Leventhal 用钛金属制成股骨假体进行关节置换的研究，认为骨可以长入钛合金假体。钛合金的应用大大促进了人工关节的发展。1960 年以后 Charnley 开创性地应用高分子聚乙烯材料作为髋臼内衬与金属股骨头相配伍，设计出了低摩擦人工关节，并将聚甲基丙烯酸甲酯作为固定黏合剂，使人工关节具有低摩擦、低松动发生率、高稳定性等优点（图 1-4）；60 年代末 Hulbert 研究了钙铝酸盐陶瓷骨组织长入的情况，Grissl 和 Mieerlmeier 分别用各种类型的陶瓷假体进行了全髋关节的置换研究。

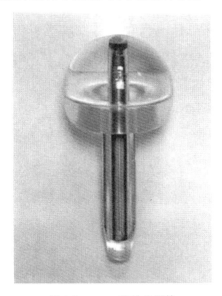

图 1-2　Judet 髋关节假体

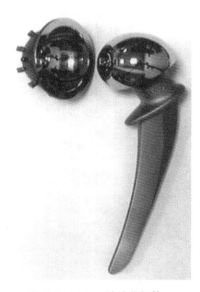

图 1-3　Mckee 髋关节假体

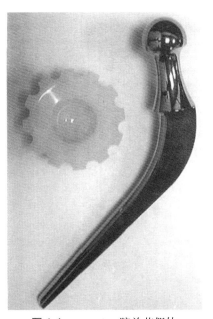

图 1-4　Charnley 髋关节假体

人工关节的发展与材料学的进步密切相关，人工关节材料必须具有以下特性：具备足够的强度以及抗疲劳、抗磨损的能力，具有良好的生物相容性，无毒副反应，耐体液的化学腐蚀和电化学腐蚀、密度低，弹性模量接近于人的皮质骨。此外，材料除了应该满足功能需求外，还应满足人工关节在制备加工、消毒、保存等过程中的要求。随着材料制备方法和技术的发展，特别是近年来随着生物学材料的不断发展，国内外工程技术人员和骨科医师正在研究利用新型材料和制造技术设计各种关节假体（图 1-5 ~ 图 1-8），以提高假体材料的生物相容性，防止假体松动，增强假体的稳定性和灵活性，改善人工关节的性能，延长使用寿命。但多数材料尚处于实验阶段，仍需长时间的观察和研究。鉴于这种情况，目前的生物材料还未达到尽善尽美，只能根据综合性能匹配选用，尽可能满足生理环境和关节生物力学的要求。目前，常用于人工关节的材料包括金属材料、聚乙烯材料、陶瓷材料等。

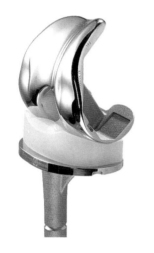

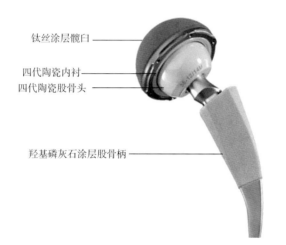

钛丝涂层髋臼

四代陶瓷内衬

四代陶瓷股骨头

羟基磷灰石涂层股骨柄

图 1-5　限制型膝关节假体　　　　图 1-6　短柄人工髋关节

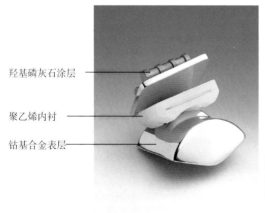

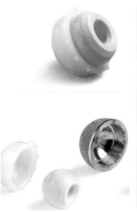

羟基磷灰石涂层

聚乙烯内衬

钴基合金表层

图 1-7　踝关节假体　　　　图 1-8　羟基磷灰石涂层的髋关节假体

（杨述华　许伟华）

第二节　髋关节的解剖

　　髋关节是人体最大的负重关节，主要是由骨盆上的髋臼与股骨近端的股骨头以及圆韧带、软骨等一些软组织构成。股骨颈与股骨干之间的角度即颈干角，成人为 110°～141°。此角可以增加下肢的运动范围，并使躯干的力量传递至较宽的基底部。股骨干偏斜所致的髋外翻（≥ 141°）和髋内翻（≤ 110°）都将改变与髋关节有关的力。股骨颈长轴与股骨远端两髁横轴之间的夹角为股骨颈前倾角，通常为 12°～15°，前倾角大于 15° 会使一部分股骨头失去髋臼的覆盖。

　　髋臼较深，使髋关节的骨性结构具有内在的稳定性。髋关节的关节面高度适合，仅髋臼与股骨头的非负重区之间的小部分关节面除外，该部位软骨下骨小梁可以通过软骨下骨板的变形来分散髋部受到的应力。髋关节面覆盖有多层透明软骨，这些软骨由 Ⅱ 型胶原和高浓度氨基葡糖多糖组成，可吸收水分，有缓冲震荡和分散暴力的作用，与软骨下骨一起传导髋关节承受的负荷。髋臼前上壁和股骨头前外侧的关节软骨层最厚，其他部位的软骨以这些点为圆心，呈同心圆状厚度逐渐降低。

　　髋臼的盂唇结构复杂，是由环状胶原纤维组成的跨越整个髋臼的纤维软骨缘，与髋臼横韧带相延续。它可加深髋臼以增加髋关节的稳定性，限制下肢的活动范围。盂唇占髋关节面积的 22%，使髋臼的体积增大 33%，有利于分散行走和体育运动中髋关节受到的应力。盂唇作为髋关节周围的密封缘，能增大关节内的液体压力、增强滑液的润滑作用并防止关节脱位。盂唇和髋臼横韧带相延续使关节具有内在的弹性和高度一致性（图 1-9）。

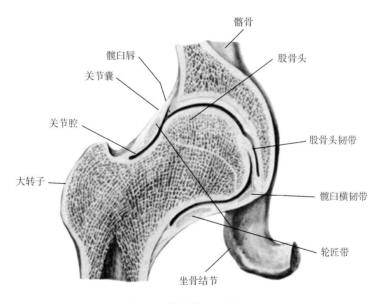

图 1-9　髋关节（冠状切面）

　　髋关节周围有强大的关节囊和韧带，可进一步加强关节的稳定性。关节囊周围有三个坚强的韧带以限制关节的过度活动，髂股韧带可以限制髋关节过度后伸和过度外展外旋，有利于维护人体直立姿势；坐股韧带能限制髋关节内收及内旋；股韧带能限制髋关节过度外展及外旋。生物力学分析表明，三个韧带中以髂股韧带最为强大，维持髋关节的稳定性并防止关节前移 (图 1-10)。

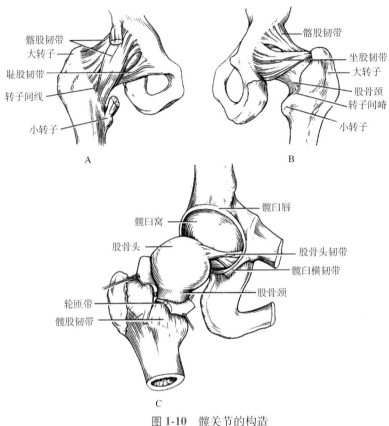

图 1-10　髋关节的构造

A.前面观；B.后面观；C.整体观：髋臼及股骨头

（许伟华　张　波）

第三节　髋关节的生物力学

髋关节的生物力学包括髋关节各个结构之间的力学传导及其相互作用、髋关节运动和静止时的负重情况。髋关节的急性损伤、慢性退变或医源性损伤引起髋关节解剖结构和生物力学的改变能够显著影响髋关节的功能。

髋臼的应力分布：当外力作用在弹性结构体上，这个弹性结构体将在这种外力作用下产生其结构内的应力分布。应力即单位面积上所承受的压力。弹性结构体内特定位置上的应力可用张应力和压应力 (即主应力) 来表示，主应力代表最大应力的方向和大小，倾向于将弹性结构体压缩。若对某一结构体施加主应力，即表示这种结构获得了应力，而在主应力的对侧，这个结构体则承受张力。

骨盆是一个弹性结构体。在正常髋臼负重时，髋关节所承受的接触压力，可透过关节软骨经软骨下骨传导至髋臼。由于股骨头及髋臼软骨吸收并分散了大部分接触压力，故减少了局部压力。在半髋关节置换术后，分散应力的软骨缺少了一部分，所以髋臼所承受的应力将增加。Harris 等通过表面压力传感器测定当人工股骨头直径比理想的尺寸小 3mm 时，则髋臼软骨面上所承受的应力将增加 3 倍。软骨下板可减少局部的应力，而发挥支持功能。软骨板呈楔形与松质骨结合，所以在髋臼内侧壁产生压应力，而在外侧壁承受张力。Carter 通过对完整骨盆的有限元分析，发现骨小梁方向及骨密度与松质骨内主应力一致。当软骨下板被去除时，而将聚乙烯髋臼用骨水泥固定到骨盆上，由于关节接触压力呈楔形分布到髋臼内、外侧壁上，这就在髋臼上方产生高应力。有限元分析提示髋臼假体的硬度可减少对骨小梁的应力，所以金属髋臼杯既可减少对骨水泥的应力，也可减少对松质骨的压力，即金属髋臼杯替代了原始软骨下板，而起到了类似的分散集中应力的作用，直至将负荷分散到更广泛的松质骨内，因此可减少髋臼松质骨内的峰值应力。

股骨的应力分布：股骨承受应力时，也可发生变形。与髋臼一样，髋关节的接触压力也是通过软骨而传导到股骨松质骨内的。Koch 早在 1917 年即证明股骨近端骨小梁呈拱形结构，与主应力方向一致。距股骨头较远的股骨则像一根弯曲变形的桁条，而在内侧和外侧分别承受压应力和张力。正常股骨、髋关节压力是平缓、逐渐传导到股骨头松质骨的，然后传导到股骨颈、股骨干的皮质骨。

当骨水泥股骨假体或非骨水泥股骨假体存在于股骨髓腔时，髋关节的压力传导完全是非生理性的，即髋关节对股骨头假体的压力传导至股骨颈内面，然后通过硬的金属柄传导。由于负荷通过金属柄传导到股骨外侧皮质，这样在金属柄与水泥以及骨水泥与股骨之间产生剪力，所以股骨假体的目的之一就是试图恢复股骨某些部位，如股骨距的生理应力，若缺乏这种应力，即会发生骨吸收。

骨水泥固定的股骨假体植入后，与股骨可作为一个复合结构，即松质骨、皮质骨、骨水泥及金属柄，理想的是这些组成部分之间相互结合成一个整体，这样剪力即通过界面传导。对于一个复合结构，应力在各部分的分布直接与其硬度成比例，即硬度越大，所承受的应力也越大。因此，任何试图增加金属柄硬度的设计，都将增加柄的应力而减少其周围骨及骨水泥的应力。反之，若增加柄的弹性，则其承受应力减少，而骨及骨水泥的应力增加。

Crownishield 曾证明通过改变股骨柄的几何形状，可使其应力分布形式及材料参数发生改变。若将柄长从 100mm 增加到 130mm，则其所受应力将增加 31%，而骨水泥应力减少26%；若柄的横截面积增加 20%，则其所受应力增加 12%，而骨水泥应力减少 5%。

目前对于股骨假体的应力传导还有争议。理论上，弹性大，有颈领的股骨柄有潜在益处，因颈领可直接将应力传导到股骨距，所以可减少股骨距的骨吸收，使用弹性大的股骨柄也是增加股骨距应力的理论方法。如果理论分析是正确的，那么目前对手术中强调对股骨柄与股骨内面密切接触所作的努力，即会产生疑问。事实上，有颈领的股骨假体与无颈领的股骨假体 (通过假体与骨内面密切接触) 在临床上都存在，从股骨距的吸收情况看，似乎无颈领设计优于颈领设计的股骨假体。

（许伟华 张 波）

第四节　假体设计与种类

一、金属材料

金属材料以其良好的力学性能、易加工性和可靠性在人工关节材料中被广泛应用，常用来制作结构复杂和必须承受很大力量的人工关节。早期的人工关节是不锈钢制造的，但因其耐腐蚀性和强度不及钛合金与钴基合金，已逐渐被后两者所替代。

1. 不锈钢　是最早用作人工关节的金属材料。不锈钢材料虽然具有一定的抗腐蚀能力和机械强度，曾被用来制造人工关节假体，但是医用不锈钢的腐蚀造成其长期植入的稳定性差；其密度和弹性模量与骨组织相距较大，导致力学相容性差；材料本身无生物活性，难于和骨组织形成牢固结合，因此在人工关节的制造材料中，不锈钢已经逐渐被更好的材料如钴基合金和钛合金所替代，欧美等国家现已限制不锈钢的临床使用。

2. 钴基合金　目前有铸造钴铬钼合金和锻造钴铬钼合金两种，后者力学性能更优越。钴基合金在人体内多保持钝化状态，很少见腐蚀现象，与不锈钢相比，其钝化膜更稳定，抗腐蚀性更好。但是，用铸造的钴基合金制造的人工髋关节由于金属摩擦腐蚀造成 Co、Ni 等离子的溶出，在体内引起细胞和组织的坏死，从而导致患者疼痛、关节松动、下沉等并发症。钴基合金是目前常用来制造人工关节关节面的金属材料，为了达到表面的高光洁度以减少磨损，多采用数控车床车削后研磨，再进行超高表面抛光技术处理。为了使假体材料能和骨组织紧密结合，可以将用于假体柄的材料表面进行处理形成微孔涂层。涂层的材料可以是金属粉，也可以是生物活性陶瓷，如羟基磷灰石，以增加假体和骨组织的相容性及结合能力。

3. 钛及钛合金　纯钛在生理环境中具有良好的抗腐蚀性能，但其强度较低，耐磨损性能较差，限制了它在承载较大部位的应用，需进行合金化处理。临床应用较多的合金是 Ti-6Al-4V，其强度高、延展性好、耐腐蚀性能优良、弹性模量与人体骨骼接近，尤其适用于负荷强度很大的下肢关节。但其耐磨性相对较差，Ti-6Al-4V 合金中的有毒元素钒进入人体，可以引起毒性反应造成损害，且极少数患者对钛合金有过敏现象，目前已经研制出一些表面处理技术用来改善钛合金的硬度和抗磨损特性。为了提高钛合金生物活性，通常在钛合金表面制备一层具有生物活性的陶瓷涂层，人工关节材料植入体内后，可与宿主骨形成牢固的骨性键合，且无毒性、无导致突变的危险、耐腐蚀，具有优异的生物相容性和生物活性 (图 1-11)。

4. Oxinium 黑晶材料　97.5% 锆 + 2.5% 铌——锆铌合金，生物相容性最好的金属元素之一。材料特性：抗刮擦力和 CoCr 相比，Oxinium 可以减少对骨水泥的磨损达 4900 倍。试验后 Oxinium 的光滑度是其 160 倍。抗聚乙烯磨损和 CoCr 相比，Oxinium 降低聚乙烯磨损达 85%。其具有超强硬度、良好的生物相容性、高配伍性、表面完整性等优点 (图 1-12、图 1-13)。

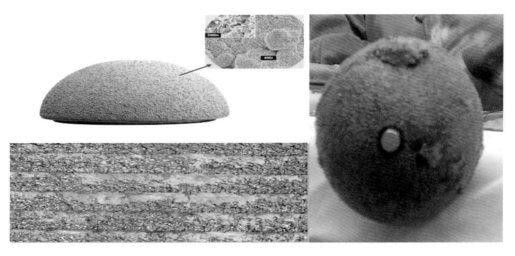

图 1-11　纯钛涂层，等离子喷涂，电泳沉积结合真空等离子技术，保证最佳骨长入，实验见假体植入体内3周后骨长入情况

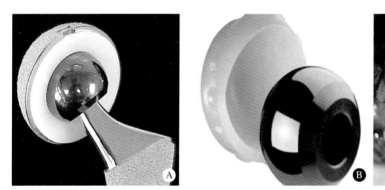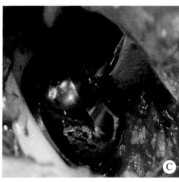

图 1-12　人工股骨头 Oxinium 黑晶材料

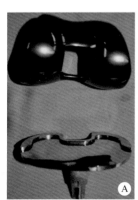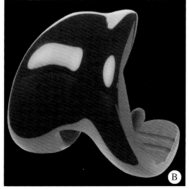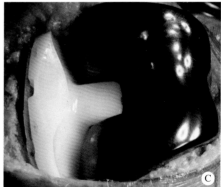

图 1-13　人工膝关节 Oxinium 黑晶材料

二、超高分子质量聚乙烯

超高分子质量聚乙烯 (UHMWPE) 是一种线形结构的、具有优异综合性能的热塑性工程塑料。UHMWPE 平均相对分子质量为 35 万~ 800 万，因分子质量高而具有其他塑料无可比拟的耐冲击、耐磨损、自润滑性、耐化学腐蚀等性能，耐磨性高于一般的金属和塑料制品。关节替代材料是 UHMWPE 在医学中应用最多的领域。UHMWPE 广泛应用在完全关节替代物上已经有 40 多年的历史，在人工关节中主要作为衬垫材料，承载上下骨的摩擦与运动。大量的临床实践证明，以 UHMWPE 为人工关节关节面材料的假体临床效果比较满意 (图 1-14)。

虽然 UHMWPE 具有很多优点，但是随着应用时间的延长，人们逐渐发现，在松动的人工关节假体与骨界面间存在一层界膜，病理检查发现有弥漫的巨噬细胞、异物巨细胞浸润及大量 UHMWPE 磨屑，磨屑的形成及随后介导炎症反应引起的骨溶解是人工关节无菌性松动的主要原因。

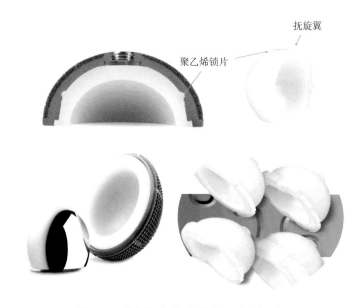

图 1-14　特制超高分子质量聚乙烯髋臼杯

三、陶瓷材料

最初的陶瓷人工关节并不完善，陶瓷人工关节到目前为止已经经历了 4 代工艺改进，逐渐趋于完善 (图 1-15)。陶瓷材料不仅具有良好的生物相容性，而且具有超高硬度、耐磨性和耐蚀性，能够解决金属和高分子假体材料的磨损颗粒引起的骨溶解问题；另外，陶瓷还可以克服假体在体内释放金属离子的问题。陶瓷材料主要有氧化铝陶瓷 (Al_2O_3)、氧化锆陶瓷 (ZrO_2) 和羟基磷灰石 (HA) 生物活性陶瓷等，目前最常用的是 Al_2O_3 和 ZrO_2 陶瓷。陶瓷材料具有很好的亲水能力，作为人工关节可以保证关节的润滑性 (图 1-16)。而且，陶瓷材料可以在体内保持生物惰性，不会有金属离子析出，陶瓷材料的强度尺寸及密度也有了进一步的改善，但是在关节置换术中可能发生陶瓷假体破损的并发症，导致手术失败。此外，假体部件不匹配，假体混配，外力创伤及高强度载荷运动也可能导致陶瓷假体破裂，导致手术失败 (图 1-17)。

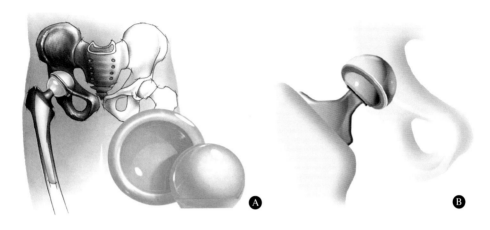

图 1-15　第四代 40mm 大头陶瓷对陶瓷人工全髋关节

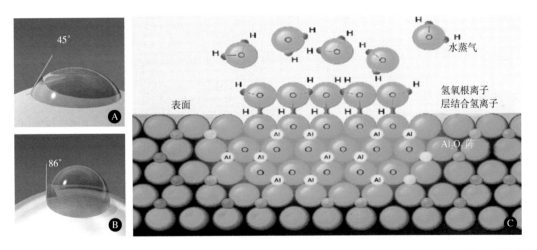

图 1-16　关节液在陶瓷表面形成液膜，优异的亲水性，保证了关节面的润滑作用，其效果远优于其他材料

　　目前临床广泛应用的三种人工关节材料均有其各自的优缺点，而导致关节置换手术失败的主要原因为人工关节材料间出现的磨损，在磨损的过程中能够产生磨屑，置换部位因为磨屑的存在诱发无菌性炎症，进而影响了人工关节的使用效果。因此，研究新的材料以及人工关节的设计、造型、结构、固定方法等，以构建良好生物相容、耐蚀性、耐磨性、耐疲劳性、强韧性好及弹性模量更接近人体皮质骨的人工关节材料，对于提高人工关节的质量和延长人工关节的使用时间具有十分深远的意义，也是全体医师和工程材料技术人员共同努力的目标。

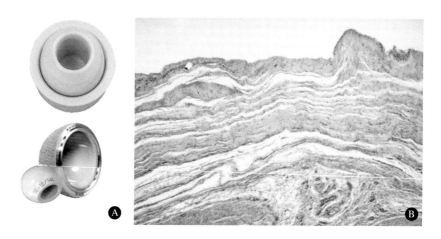

图 1-17 新一代非骨水泥压配固定髋臼系统第四代纳米复合陶瓷界面，纳米复合陶瓷界面关节置换术后 7年，新生关节囊病理显示无陶瓷碎屑，滑膜表面光滑，轻度纤维化

（许伟华）

第五节 初次髋关节置换术

一、适应证与禁忌证

初次全髋关节置换术的适应证包括：原发或继发骨关节炎；类风湿关节炎；特发性股骨头缺血性坏死；伴有骨关节炎的股骨颈移位骨折。具体可包括：

1. 股骨颈骨折、陈旧性骨折不愈合及股骨头坏死。

2. 髋关节发育不良。

3. 髋关节创伤性关节炎。

4. 髋关节骨关节炎。

5. 无菌性股骨头坏死。

6. 类风湿关节炎及强直性脊柱炎。

7. 骨水泥固定的全髋关节置换术后失败的翻修术。

8. 髋关节化脓感染后残留关节强直。

9. 髋关节陈旧性结核。

10. 股骨近端或髋臼周围肿瘤。

11. 其他髋关节成形术后。

初次全髋关节置换术的禁忌证包括：全身或局部的活动性感染；瘫痪或神经肌肉疾病；神经性关节病（夏科关节病）；患者依从性差或对手术有不切实际的期望。

二、术前准备

标出假体尺寸，标记术中需要的界线，精确计划以保持术后两腿等长 (图 1-18)。

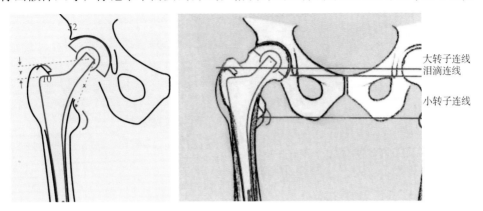

大转子连线
泪滴连线

小转子连线

图 1-18 全髋关节置换术前计划标出假体尺寸

三、手术要点

1. 外侧入路 - 体位 取侧卧位，患侧在上 (图 1-19)，使躯干及骨盆与手术床垂直，骨性突起部位及腋下垫软枕。切口：骨盆最高点后两横指，指向大粗隆顶点的中央 7.5～10cm 斜切口，切口 70% 在顶点远端， 30% 在近端 (图 1-20)，切开皮肤、皮下组织，扩筋膜张肌和大转子滑囊，沿肌间隙分开部分臀大肌纤维，显露髋关节外旋肌群。辨别臀中肌的后沿，将患肢置于轻度内旋位，在止点处切断外旋肌群，将外旋肌群牵向后方以保护坐骨神经 (图 1-21)，显露关节囊，沿髋臼缘和股骨转子间切开关节囊。

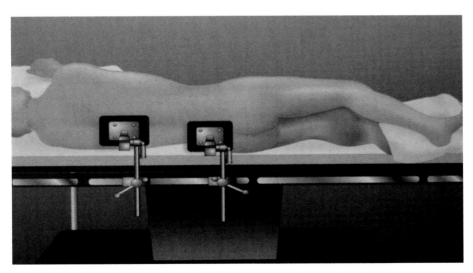

图 1-19 手术体位

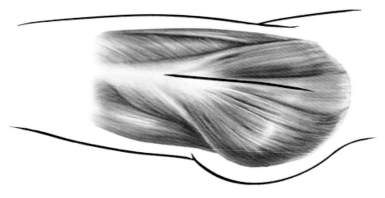

图 1-20　手术入路

2. 髋关节脱位并行股骨截骨　截骨线与股骨干成 45°角，一般位于小转子上方 1 ～ 1.5cm，用电刀标记出截骨线，摆锯沿标记线垂直于股骨颈冠状面截骨 (图 1-21)。

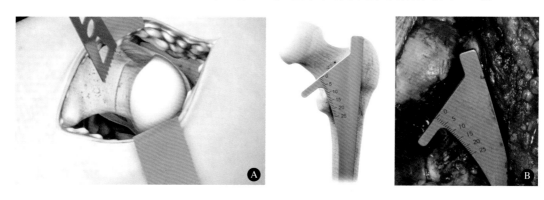

图 1-21　截骨示意图 (A)；截骨线与股骨干成 45°角，一般位于小转子上方 1 ～ 1.5cm(B)

3. 髋臼拉钩放置位置　髋臼前上即闭孔外侧，牵开缝匠肌、股内侧肌、髋臼后上方，牵开臀肌、髋臼下方，也可以配合斯氏针牵开，髋臼显露：清除髋臼周围的骨赘和关节囊内的软组织。注意保护髋臼横韧带 (图 1-22)。

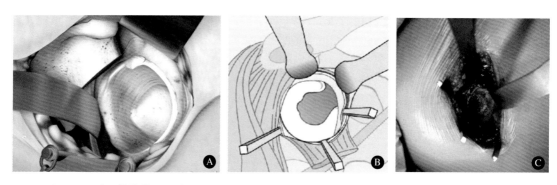

图 1-22　髋臼拉钩位置示意图 (A、B)；髋臼显露，髋臼拉钩放置配合并斯氏针暴露髋臼 (C)

4. 打磨髋臼和髋臼假体　安装髋臼锉，由小到大打磨露出髋臼软骨下骨，界面有较均匀的点状出血。髋臼锉完全置入髋臼后再开动力，避免损伤髋臼边缘，保持髋臼锉的方向：外翻45°，前倾15°，切忌打磨时做摇摆状动作。安装髋臼假体时避免软组织嵌入假体界面（图1-23）。

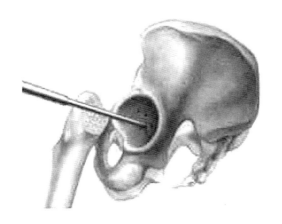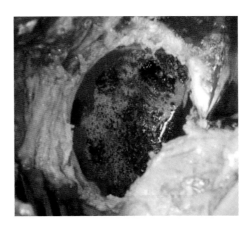

图 1-23　打磨露出髋臼软骨下骨，界面有较均匀的点状出血

5. 髋臼角度控制外翻45°　注意压杯器与手术床平面平行，即可保持外翻45°、前倾15°。侧卧时压杯器手柄远端与患者身体冠状面距离约为10cm，这时可保持前倾15°（图1-24）。

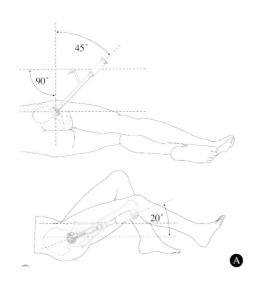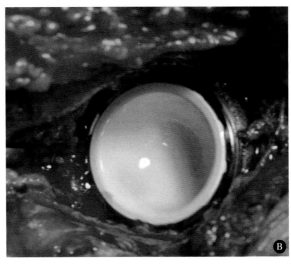

图 1-24　髋臼角度控制保持外翻45°，前倾角15°（A）；髋臼及内存安装完毕后大体照（B）

6. 股骨准备　将髋关节屈曲成90°并内旋。垂直于股骨轴线在股骨颈下小转子水平放置股骨撬板，同时保护好切口的皮缘。

7. 股骨扩髓 正确开髓点及方向应位于梨状窝前缘并沿髓腔方向。髋、膝关节均屈曲90°，内旋内收髋关节，充分显露股骨截骨面。髓腔锉连接在手柄上，从最小号开始，逐级增大，扩大髓腔（图1-25）。

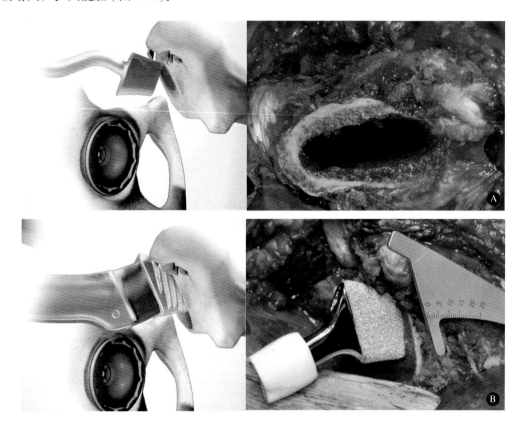

图1-25　骨髓腔扩髓示意图及大体照(A)；锥形假体柄置入示意图及大体照(B)

8. 骨髓腔扩髓的注意事项 髓腔锉近端的长轴与截骨面的长轴有一定角度，以获得前倾角。可通过手柄上的定位杆辅助判断前倾角（通常为15°），髓腔锉打入困难时，除了与髓腔锉的方向、髓腔的形状大小有关外，还可能与大转子下方的骨质清除不到位、股骨距内侧皮质增生等原因有关，可考虑用开髓铰刀磨除硬化骨质。

9. 股骨假体安装 根据髓腔锉选择合适股骨假体，取出股骨柄试模，植入股骨假体，注意控制假体前倾角。假体柄打入髓腔至涂层边缘。为保证干骺端的最佳填充，可使用植骨器将假体近端残留间隙处填充松质骨并压实（通常为大转子处）。假体比髓腔锉每边大0.25mm，植入时建议用手放入假体至恰当的对线和前倾位置上，用锤子轻敲将柄打入髓腔。柄的最终位置应为涂层线与截骨线平齐或位于截骨线上1～2mm（图1-26）。

10. 假体头安装 安装球头试模，复位髋关节，检测假体位置和关节松紧度，确认所需球头规格。安装球头假体前冲洗伤口，并将假体颈部擦拭干净，确保圆锥面部无碎屑残留（图1-27）。

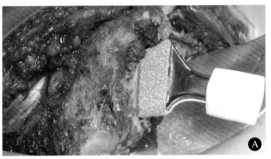
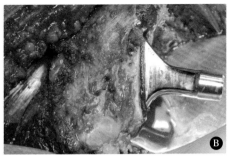

图 1-26 股骨假体安装

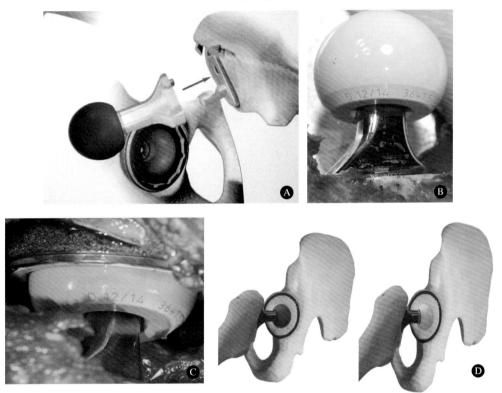

图 1-27 假体头安装示意图 (A)；假体头安装，擦拭干净 (B)；复位髋关节 (C)；复位髋关节示意图，手术完成全过程 (D)

（刘先哲　杨述华）

四、难点及对策

（一）髋臼内陷的人工髋关节置换术

难　　点

髋臼内陷（图 1-28）是指髋臼内壁向内侧移位超过 Kohler 线（髂坐线），使得髋关节生物力学环境改变，引起髋关节疼痛、活动受限等症状，并能导致髋关节退行性变，可分为原发性髋臼内陷 (骨盆 Otto 病) 和继发性髋臼内陷。原发性髋臼内陷常累及双髋，患者大多为女性，常伴有股骨髋内翻畸形和髋关节退行性关节炎，由 Otto 医师于 1984 年首次提出。其发病较为少见，病因不明；继发性髋臼内陷常继发于髋关节置换术后、化脓性关节炎、中心型骨折脱位，亦可见于类风湿关节炎、强直性脊柱炎、骨软化症、佝偻病、骨质疏松症等疾病，亦有珠蛋白生成障碍性贫血继发髋臼内陷的罕见报道。

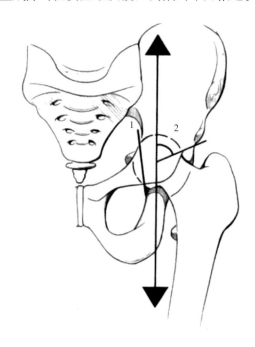

图 1-28　髋臼内陷示意图，髋臼突破 Kohler 线 (髂坐线 1)，同时伴有髋臼角 (角 2) 增大

近年来，全髋关节置换术已逐渐成为治疗成人髋臼内陷症的主要方法，人工全髋关节置换术 (total hip arthroplasty，THA) 被誉为 20 世纪外科最伟大的进步之一，它能够有效消除关节疼痛、重建关节功能和纠正畸形，从而提高患者生活质量。然而，由于存在髋臼内壁缺损，骨强度低及髋关节中心内移，髋臼内陷症的髋臼处理始终是关节外科医师面临的难题。主要困难包括术前评估准备、确定内陷原因、如何在最大限度减少骨破坏的情况下安全有效地进行髋臼内壁骨缺损的重建，选择与固定假体，术后最大程度上减少并发症以及合理有效地进行术后康复等，以上因素与翻修手术成功密切相关。

与普通髋关节相比，内陷髋臼主要存在如下特点：①股骨头内陷嵌于口小底大的髋臼内，髋关节旋转中心内移，关节活动范围明显受限，造成股骨头脱出及髋关节解剖中心定位困难；②内陷髋臼一般骨质差、强度低，术中易发生骨折；③髋臼内壁缺损，臼环薄弱，对假体支撑强度不足，术后易发生松动和再次内陷。

手术治疗的目的是恢复髋关节特别是髋臼的正常解剖位置，并防止术后髋臼假体再次松动移位。手术重建的原则为：髋关节旋转中心必须置于解剖位置，以恢复正常的关节生物力学；应用完整的髋臼缘支撑髋臼假体；髋臼内壁残留的腔隙性和节段性缺损必须重建，重建方式有自体或异体植骨重建、骨水泥修复重建及植骨加骨水泥联合重建。然而，近期研究表明，采用骨移植法重建髋臼远期效果更佳。

对　　策

　　充分的术前准备包括术前体格检查及影像学检查。应使用不同的评估体系来衡量髋关节疼痛及髋关节假体置换术后的髋关节功能方面的改善。这些评分体系各有所长，包括由医师评分的 Harris 髋关节评分系统、由患者本人评分的 WOMAC 问卷调查评估体系及由患者家庭成员完成的 SF-36 健康调查问卷。前两者是专门针对髋关节的疾病-特性评估体系，后者是用以评价患者生存质量、健康状况、精神状态、社会生活的全面共性评估体系。术后定期复查时再次评分，并与术前评分对比，得以科学、客观、全面地评估翻修手术的疗效。在髋关节置换术之前应该与患者和家属进行充分的医患沟通。而髋臼内陷的髋关节置换手术是一个高度不定型的手术，术中可能根据具体情况随时改变手术方式。因此，在手术之前，一方面要打消患者和家属的顾虑，把手术的必要性交代清楚；另一方面一定要实事求是地向患者和家属强调手术风险，取得患者和家属的理解与支持。只有医患双方齐心协力，才能最终取得手术成功。影像学检查包括以下两方面：

　　1. 术前的骨盆正位和髋关节正侧位 X 线片 (图 1-29) 是髋关节置换术前最常用的影像学检查。一般而言，髋臼内陷按髋臼内缘超过 Kohler 线的距离分为三度：1 ～ 5mm 为轻度；6 ～ 15mm 为中度；超过 15mm 为重度。

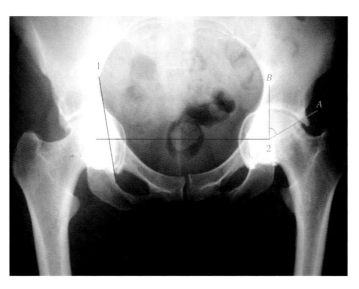

图 1-29　髋臼内陷 X 线片

髋臼突破 Kohler 线 (髂坐线 1)，同时伴有髋臼角 (角 2) 增大

　　2. CT 扫描　CT 可以帮助我们了解髋臼的完整性及骨质缺损情况。螺旋 CT 可以大大提高诊断骨质缺损的灵敏度和特异性。

　　手术器材：髋臼内陷关节置换术所需的器械要比初次手术多得多。如果是以前生产的假体，则需在术前准备特制的专门器械。

手术切口的选择：手术切口和入路的选择应该考虑假体取出和重建方案两个方面。由于每个医师的手术习惯不同，髋关节初次置换可以采取不同手术切口和入路，翻修手术时则建议采用自己最熟悉的切口和入路，而不必拘泥于前次的手术切口。

选择植入假体：髋关节内陷患者往往伴有不同程度的骨缺损。常用的髋臼和股骨骨缺损分类包括 AAOS 分类、Paprosky 分类和 GROSS 分类等，需要根据骨缺损的分类选择髋臼假体。对于髋臼骨缺损可以使用结构植骨或打压植骨，髋臼可以选择如同初次置换的非骨水泥臼杯或巨大非骨水泥臼杯，或加强环 + 骨水泥臼杯，或 TM 臼杯等。早期一般使用骨水泥填充骨缺损，直接安装骨水泥型髋臼假体，术后有很高的松动和再内陷发生率。因为大块骨水泥难以对假体提供长期的稳定支撑，所以固化时产生的聚合热导致菲薄的内侧壁骨坏死，造成进一步骨缺损；且骨水泥型假体难以准确恢复髋关节解剖中心，远期效果不佳。因此，对髋臼内侧壁缺损应使用植骨修复，通过移植骨与宿主骨的骨性愈合达到为假体提供长期稳定性的目的，从而减少松动和再内陷的发生。

手术技巧及原则

在髋臼内陷中，骨质缺损是最为常见的，如何处理髋臼骨质缺损往往成为髋臼内陷人工髋关节置换术能否成功的关键。

1. 髋臼骨质缺损的分型　是相应治疗的基础，目前主流的分型是美国骨科医师协会 (AAOS) 分型和 Paprosky 分型。

(1)AAOS 分型系统 (表 1-1，图 1-30)：AAOS 分型是文献中最常用的髋臼骨缺损分型系统，其主要根据髋臼骨缺损的形态及位置进行分类，但在 AAOS 分型中骨缺损的量并没有涉及。在 AAOS 分型中，髋臼骨质缺损分为五型： I 型，即节段缺损型，指髋臼半球形结构缺损。根据缺损的不同部位分为周围型骨质缺损和中央型骨质缺损，其中周围型骨质缺损又分为顶柱、前柱、后柱的骨质缺损。Ⅱ型，即腔隙型缺损，指髋臼骨性包容结构缺损，不累及支持结构。根据缺损的不同部位分为周围型骨质缺损和中央型骨质缺损，其中周围型骨质缺损又分为顶柱、前柱、后柱的骨质缺损。Ⅲ型，即混合型缺损，指节段型与腔隙型骨缺损并存。Ⅳ型，即骨盆连续性中断型缺损，指骨缺损累及髋臼的前柱和后柱，导致骨盆的连续性中断。V型，即关节融合型，指髋关节骨性融合，导致髋臼位置难以确定。

表 1-1　AAOS 髋臼骨质缺损分型

I 型	节段型骨缺损
	周围型 (上部、前部、后部)
	中央型 (内侧壁缺失)
Ⅱ型	腔隙型骨缺损
	周围型 (上部、前部、后部)
	中央型 (内侧壁完整)

Ⅲ 型	节段型与腔隙型骨缺损并存
Ⅳ 型	骨盆连续性中断
Ⅴ 型	关节融合

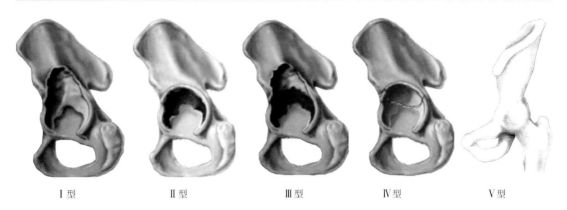

Ⅰ 型　　　　　Ⅱ 型　　　　　Ⅲ 型　　　　　Ⅳ 型　　　　　Ⅴ 型

图 1-30　AAOS 髋臼骨质缺损分型

(2)Paprosky 分型 (表 1-2，图 1-31)：由美国 Paprosky 等提出。该分型将髋臼骨缺损分为三型、六个亚型，针对每一种亚型都提出了相对应的手术治疗方案，对临床实践具有较高的应用价值。Ⅰ 型髋臼骨缺损：髋臼边缘和髋臼柱具备完整的结构性支撑作用，髋臼仅有轻微骨量丢失。Ⅱ A 型髋臼骨缺损：髋臼边缘和髋臼柱具备完整的结构性支撑作用，髋臼假体向外上方移位小于 2cm。Ⅱ B 型髋臼骨缺损：髋臼边缘和髋臼柱具备完整的结构性支撑作用，髋臼假体向内上方移位小于 2cm。Ⅱ C 型髋臼骨缺损：髋臼边缘和髋臼柱具备完整的结构性支撑作用，髋臼假体向内移位，但未突破 Kohler 线。Ⅲ A 型髋臼骨缺损：髋臼假体向内上移位超过 2cm，严重的坐骨溶解，但未突破 Kohler 线。Ⅲ B 型髋臼骨缺损，髋臼假体向内上移位超过 2cm，严重的坐骨溶解，突破 Kohler 线，进入盆腔内。

表 1-2　Paprosky 髋臼骨质缺损分型

Ⅰ 型	髋臼缘正常
Ⅱ 型	髋臼形态不正常，但髋臼缘完整，可支持髋臼杯安装
	Ⅱ A 型髋臼上内缺损
	Ⅱ B 型髋臼上外缺损
	Ⅱ C 型髋臼内侧 / 前侧缺损
Ⅲ 型	髋臼缘不完整，无法支持髋臼杯
	Ⅲ A 型髋臼缘缺损 <1/3，髋臼杯与宿主骨有 40% ~ 60% 的接触
	Ⅲ B 型髋臼缘缺损 >1/3，髋臼杯与宿主骨接触 <40%

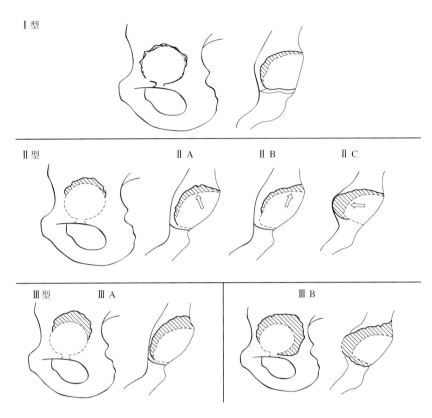

图 1-31　Paprosky 髋臼骨质缺损分型示意图

2. 髋臼处理　由于股骨向内侧偏移，因此坐骨神经较正常人更接近髋关节，手术中应注意保护。为改善暴露，可行大转子截骨。如股骨头脱位有困难，应先截断股骨颈。松解臀大肌股骨止点和髂腰肌腱，然后用拔头器取出股骨头。如股骨头与髋臼有粘连，可用咬骨钳将其分块夹出，然后刮除髋臼软骨面，此处需特别注意避免穿透髋臼内壁。

髋臼内陷患者髋臼边缘一般结构完整，但由于股骨头向内、上方移位，因此髋臼开口变形，需用髋臼锉先扩开臼口，再造出一个能够容纳假体的髋臼。磨削过程中髋臼锉不应向髋臼内壁用力加压，且需多次检查髋臼前壁和上壁，以免人为造成二次骨质缺损。在彻底清除髋臼关节面残存软骨、纤维组织等后，选择一个比髋臼锉大 2～4mm 的假体植入臼床，此时假体的稳固作用主要来自髋臼周缘骨组织，髋臼假体底部与髋臼内侧壁可能仍有间隙，应用松质骨填充。

髋臼假体中心和髋中心的位置关系与假体的使用寿命密切相关。确定髋关节旋转中心的解剖位置可能比较困难，可于术前在 X 线片上进行模板测量，并根据 Kohler 线、Shenton 线和骨盆高度之间的关系来初步确定髋中心。术中根据髋臼假体与残留髋臼缘的关系进一步确定髋旋转中心。总的来说，应将髋中心放置于靠下、靠外的位置上。然而，将假体旋转中心外移至髋关节解剖中心势必造成髋臼内侧壁缺损，必须进行修复，为假体提供足够的内侧支撑，才能维持稳定性。

髋臼底常有一层膜包绕，需刮除，如存在软骨面，可用直径小于髋臼环的锉轻微磨锉或仅用刮匙刮除即可，必要时使用克氏针钻孔至有新鲜血渗出。注意不要过度磨锉髋臼底，以免锉穿造成进一步的骨量丢失和骨缺损。

3. 术中植骨（图 1-32）　对于Ⅰ度内陷的患者，采用自体股骨头颗粒骨打压植骨一般已经足够，而对于Ⅱ度内陷的患者，有的已伴有明显的股骨头囊性变和骨关节炎的表现，如果股骨头骨量不够，可加用异体颗粒骨打压填充。在伴有较严重髋臼内陷的病例，髋臼内壁通常较薄，可用刮匙刮除残留在髋臼上的软组织，露出骨面，将截断的股骨头表面软骨祛除，置入髋臼内，再用髋臼锉成形，植骨块可与髋臼很好贴合，髋臼杯植入后也很稳定。

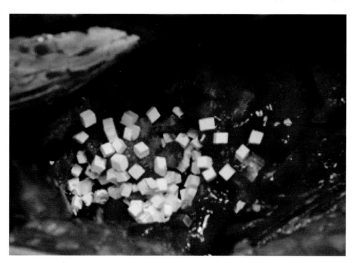

图 1-32　术中采用自体骨与人工骨混合植骨纠正髋臼骨质缺损

内陷髋臼的臼环薄弱，对假体提供的机械性支撑较普通全髋关节置换弱；髋臼假体外移放置后，其承受的内上方应力增加，很容易发生松动和再次内陷。在此情况下，植骨技术就显得非常重要了。植骨不仅仅是填充骨缺损，还能辅助臼环为假体提供机械性支撑，并在中远期提供骨性稳定。合理的植骨技术可提高植骨强度、促进早期愈合和防止再次内陷。

髋臼骨缺损的处理方法主要有以下三种：

(1) 腔隙型骨缺损的处理：本类型骨缺损比较容易处理。如果缺损较小，可以通过简单地将缺损锉大增加假体与髋臼的接触面，从而像普通全髋关节置换一样完成手术。如果缺损较大，将髋臼锉大可能导致节段性骨缺损。用自体骨或者异体骨填充空腔时，需用最后型号的髋臼锉打磨，并且使用较大型号的髋臼假体。大的上方和中央空腔型缺损需要植骨。如单纯压配型假体稳定度欠佳，可用螺钉加强固定。

(2) 节段型骨缺损的处理：范围很小的节段型缺损或者髋臼前部的缺损可以不予处理。如果假体后方和上方有较好的骨性包绕，髋关节活动中心已恢复，可以不需要植骨。中央节段型骨缺损很少需要处理，处理方法和腔隙型骨缺损类似。较大的后方和上方节段型骨缺损需要结构性植骨。对于年轻的患者，即使是较小的节段型骨缺损也应考虑植骨，可使未来的翻修手术更加容易。对于单纯的上部节段型骨缺损，可以考虑长椭圆形髋臼假体。后部骨缺损还可以考虑用钛网重建髋臼。

(3) 混合型骨缺损和骨盆不连续型骨缺损的处理：对于混合型骨缺损，如节段型骨缺损需要结构性植骨，需要首先重建髋臼缘。残留的腔隙型骨缺损需用颗粒型植骨。对于骨盆不连续型骨缺损，需要用钢板重建前柱或后柱，或者同时重建前柱和后柱，或者用髋臼重建环并植骨。如髋臼严重缺损，可能需要异体全髋臼移植。手术复杂，手术难度高，而且预后不佳。

较大的髋臼上壁、内壁缺损可取切下的股骨头、近端股骨髓腔松质骨、对侧髂嵴或异体骨移植。用电锯或咬骨钳去除股骨头表面的残存软骨，按髋臼缺损形状修整植骨块。对需要用松质骨螺钉固定的较大的植骨块，操作时务必注意螺钉拧入方向。应朝向髂骨翼，不要偏向髋臼内侧壁，此时髋臼底薄弱，不能承担螺钉拉力，更重要的是以免螺钉尖端突破本已十分薄弱的髋臼内侧壁进入盆腔，损伤血管神经。如果髋臼内侧壁骨缺损范围虽大，但尚表浅时，可将股骨头切成多块骨薄片，选择合适大小者植入髋臼内壁，通过尺寸与待植入髋臼假体一致的髋臼锉反向旋转挤压即可获得很好的植骨片塑形作用。

在临床上，常将患者自体股骨头中的松质骨制备成骨末状，助手把持住截下的股骨头，用小号髋臼锉，经股骨头骨截面向股骨头中心研磨，然后将髋臼锉内集聚的细小松质骨骨末包埋在纱布内，用生理盐水冲洗，清洗骨末表面的凝血块、纤维组织等。挤干骨末后，即可植入髋臼骨缺损处。这种自体骨使用股骨头或异体骨植骨移植方法的最大优点是，移植骨能完全按照骨缺损的实际形状需要进行任意的调整，能最大限度地填充骨缺损病灶，假体与骨移植床间不留任何空隙，有利于在安置骨长入非骨水泥固定型髋臼假体时，假体与骨组织获得更好的紧压配合，从而取得良好的生物固定效果。当然这种骨末状植骨潜在的缺点是不能提供假体支撑作用，另外存在被过早吸收的可能性。对大块缺损，笔者仍建议采用整块的骨移植。

经上述处理后将颗粒骨植于臼底，反锉压实，必要时使用打压器打压，使植骨达到一定强度，为髋臼假体提供牢固的内侧支撑。植骨完成后，按照已扩锉髋臼的角度，使用直径大2mm的髋臼假体，应用压配技术安装。

4. 特殊及辅助假体的应用

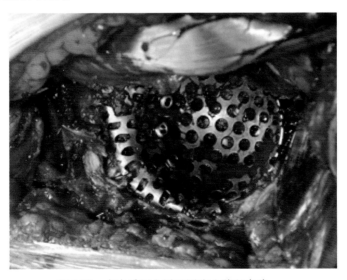

图1-33　术中采用金属丝网防止髋臼内陷

(1) 金属丝网 (图 1-33)：植入假体前先向髋臼内置入金属网，根据缺损情况用剪刀进行修整，然后用短螺钉固定。将自体或异体骨咬剪成小颗粒 (0.5 ～ 1mm)。铺垫在髋臼腔内，用髋臼冲压器，尺寸由大到小，逐层打压松质骨颗粒，缩小髋臼腔，直至能够容纳 50mm 直径的髋臼假体。注意髋臼窝重建位置也在髋臼横韧带水平以上。最后植入骨水泥和相应的假体。

(2) 特制假体 (图 1-34)：植骨加强假体 (craft augmentation prosthesis，CAP) 边缘环状突出可获得髋臼周围正常骨组织的良好支撑，髋臼假体下有一个吊钩，上有两个固定钢板，用于加强髋臼固定效果。类似的结构还有抗髋臼内陷笼。先用它们加强髋臼底壁，然后植入假体；或在术中采用超大半径髋臼杯，由于其半径较大，边缘可与真臼周围骨质相连。

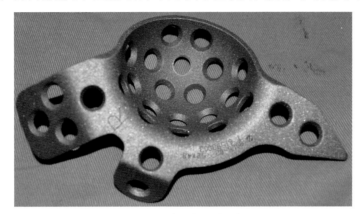

图 1-34　防止髋臼内陷髋臼加强环

（叶树楠）

（二）血友病性关节炎关节置换术

难　点

血友病 (hemophilia) 是凝血因子缺陷导致的出血性疾病，具有 X 连锁隐性遗传性。临床上，此病以关节、肌肉、内脏和深部组织自发性或轻微外伤后出血难止为特征。血友病患者出血速度不比正常人快，但出血时间比正常人长。

本病为遗传性疾病，由于缺乏凝血因子Ⅷ、Ⅸ、Ⅺ所致。它根据缺少凝血因子的特点分为三类：血友病 A，为凝血因子Ⅷ缺陷症，由凝血因子Ⅷ (FⅧ) 基因突变所致，是最常见血友病；血友病 B，又称 Christmas 病，为凝血因子Ⅸ缺陷症，由凝血因子Ⅸ (FⅨ) 基因突变所致；血友病 C，属于轻型血友病，为凝血因子Ⅺ缺陷症。各类型患者由于缺乏因子程度不同，病情轻重亦不同，一般情况下，凝血因子含量低于正常 15% ～ 20% 才出现临床症状。据估算，全世界受血友病困扰的人数约为 400 000。男性人群中，血友病 A 的发病率约为 1/5000，血友病 B 的发病率约为 1/25 000。所有血友病男性患者中，血友病 A 占 80% ～ 85%，血友病 B 占 15% ～ 20%，但是女性血友病患者却极其罕见。

出血是血友病患者的重要临床特征，主要表现为自发性出血或者与损伤程度不符的过度出血。其特点如下：①自发性、轻微外伤后出血难止或创伤，手术后严重出血多见；②出血的部位常见于负重的大关节（如膝关节、髋关节、肘关节、踝关节、腕关节、髂关节、肩关节等）和肌肉/软组织（腰方肌、上肢肌、下肢肌等），关节出血占所有出血表现的70%～80%；③致命性出血主要有颅内出血、神经系统出血、咽颈部出血和无准备的创伤、手术出血等。

对　策

重度血友病患者常伴有间歇性疼痛和慢性疼痛，关节和肌肉出血会对感觉神经造成压力，随后经常性出血，导致关节损伤，滑膜病变伴随着持续疼痛和反复出血。骨科手术通过切除发炎和肥大的滑膜或严重受损的软骨与相邻骨端以及人工关节植入，可以打破慢性滑膜炎的恶性循环，进而减少关节疼痛，提高关节功能和患者生活质量。但是，对于血友病患者的手术治疗需要采取慎重态度，贸然手术是危险的，需要骨科医师、血液科医师及ICU医师的密切协作。

充分的术前准备要做到以下几方面：①术前及时通知血液科医师：尤其在急诊情况下，以使手术与止血治疗的间隔时间尽量缩短。②提供书面、详细的止血方案：术前制订择期手术围手术期止血的初始计划，包括止血治疗的持续时间和剂量，需考虑患者抑制物滴度、先前用过的止血药物及其效果和手术可能导致的预期出血的风险与程度。③其他血液学相关评估：针对有抑制物的血友病患者急需手术的紧急情况需在术前评估旁路因子的止血效果（尚未普及），包括TGT（凝血酶生成试验）、TEG（血栓弹力图），这些可作为有抑制物的血友病患者在围手术期止血管理的优化手段。围手术期，血友病A首选应用重组人凝血因子FⅧ（rhFⅧ）制品或血浆源性FⅧ浓缩物（抗血友病球蛋白，AHG）。在无上述制品时，可用冷沉淀或新鲜冷冻血浆（FFP）。患者有严重出血时，可选用重组人活化凝血因子FⅦ（rhFⅦa）制品。围手术期使用FⅧ/FⅨ制品的剂量参照2010年版血友病诊断和治疗的专家共识，见表1-3。术前麻醉一般将鼻喉管插至声带之上可预防会咽血肿引起的窒息。吸入麻醉用于血友病患者的手术是禁忌的，气管切开应该避免。术中要严格控制电灼的使用，过度应用电灼易于引起继发感染、出血及组织坏死，从而影响正常组织的修复。术后易引发胃溃疡的药物（如水杨酸盐及类固醇等），除非必须，尽量不用，应用时也应联用适当的抗胃溃疡的药物。在凝血缺陷纠正后，方可在抗生素保护下进行血友病性关节炎髋关节置换术。

表1-3　血友病诊断及治疗专家共识

手术类型	FⅧ/FⅨ制品剂量 (U/kg×次/天)			
	术前12小时、术日、术后1天	术后2～3天	术后4～7天	术后8～14天
大型	(40～50)×3△	(30～40)×2	(20～30)×2	(15～20)×1
中型	(30～40)×3△	(20～30)×2	(15～20)×1	
小型	(20～30)×2*	(15～20)×2*	(10～15)×1	
实验监测	每天2次	每天1次	每2天1次	每周2次

注：以FⅧ∶C/FⅨ∶C或APTT测定结果作为调节剂量的参考。

△若为血友病B，可每12小时1次；若为血友病A，每8小时1次。*若为血友病B，可每天用1次；若为血友病A，每12小时1次；实验监测：检测APTT和FⅧ∶C/FⅨ∶C水平。

（田洪涛）

（三）成人发育不良性髋关节脱位关节置换术

难　点

发育性髋关节发育不良 (developmental dysplasia of the hip，DDH) 是一种常见的发育性髋关节疾病，是指股骨头与髋臼的位置关系异常。DDH 的发病与遗传因素、环境影响和生活习惯等有关。成年 DDH 患者常见于年轻患者，起病隐袭，表现为腹股沟区的疼痛或髋关节痛，许多患者伴有下肢不等长，而跛行是最常见的功能障碍。髋关节高脱位的患者由于髋关节外展肌群的平衡降低，使步态效率降低，跛行尤为明显。由于异常的解剖结构，其继发的生物力学异常包括髋臼缘负荷过重，常常继发髋关节骨关节炎，最终导致显著的髋关节痛和功能受限。

DDH 患者通常合并严重的解剖畸形，包括髋臼畸形、股骨畸形及软组织畸形。髋臼畸形常表现为真臼发育不良，真臼低平，髋臼前倾角增大，髋臼骨缺损 (常为髋臼前侧和上方的缺损)，髋内翻或外翻；股骨近端常见前倾角增大，股骨头通常较小，股骨颈变短，股骨髓腔变直变窄，大转子的位置偏后偏上；软组织畸形包括髋关节关节囊的增生。

1. 解剖特征　尽管每个 DDH 患者都有独特的解剖结构，但对于髋臼和股骨近端的解剖特征都有很好的描述。髋臼常见前侧和上方的缺损，而股骨近端常见前倾角增大，髓腔变细，直线轮廓，髋内翻或外翻。近来 CT 研究证明发育不良的股骨均表现为前倾角增大，股骨颈变短，髓腔变细，并且发育不良的程度越严重，股骨前倾角越大。减小的髓腔直径和更细的皮质厚度也使得发育异常的髋关节易于骨折。因此，在为 DDH 患者实施 THA 之前要特别注意每位患者的解剖特点。

对于 DDH 患者，软组织的因素也要考虑。严重的 DDH 患者常常合并外展肌群的肌力减退，导致跛行甚至 Trendelenburg 步态。慢性关节脱位导致髋关节内收肌群、屈肌群和伸肌群的肌肉萎缩。如果肢体延长大于 3cm，坐骨神经也很容易损伤。据文献报道，THA 治疗髋关节发育不良时坐骨神经麻痹的发生率是 5.2% ~ 13%。

2. 诊断和分型　DDH 的诊断主要依靠患者的临床症状和体征并结合放射学检查结果。而通过放射学检查可以确定诊断，明确髋臼和股骨近端解剖异常的特点。因此，放射学检查对于 DDH 患者手术方案的确定非常重要。标准的放射学检查包括骨盆的正位片和髋关节的侧位片，通过髋关节的正侧位片，可以明确髋臼对股骨头的包容情况。而髋关节 CT 有助于评估髋臼骨缺损的类型及严重程度，并能够测量髋臼前倾角。通过以上影像学检查可以明确 DDH 的诊断和解剖畸形，并根据影像学检查进行 DDH 的分型。

成人 DDH 有多种分型标准，其中最常用的分型标准是 Crowe 分型和 Hartofilakidis 分型，Crowe 分型为定量分型，Hartofilakidis 分型为定性分型。Crowe 分型通过两种方法对髋关节发育不良进行量化：量化方法一，通过比较股骨头上移程度分型；量化方法二，通过计算股骨头上移比值，即泪滴线 - 头颈交接线间距与坐骨结节线 - 髂骨翼顶点线间距比值分型。

Ⅰ型：股骨头半脱位，脱位率 <50%；或股骨头上移比值 <0.10(图 1-35)；股骨头半脱位，

脱位率 <50%；距离 A 为坐骨结节线 - 髂骨翼顶点线间距，距离 B 为泪滴线 - 头颈交接线间距，$B/A<0.10$。

Ⅱ型：股骨头半脱位，脱位率 50% ～ 75%；或股骨头上移比值 0.10 ～ 0.15(图 1-36)。股骨头半脱位，脱位率 50% ～ 75%；距离 A 为坐骨结节线 - 髂骨翼顶点线间距，距离 B 为泪滴线 - 头颈交接线间距，0.10<B/A<0.15。

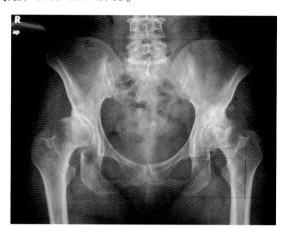

图 1-35　Crowe Ⅰ型 DDH

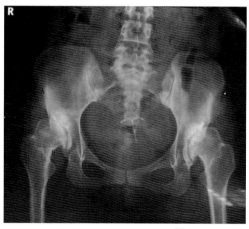
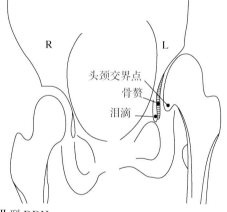

图 1-36　Crowe Ⅱ型 DDH

Ⅲ型：股骨头半脱位，脱位率 75% ～ 100%；或股骨头上移比值为 0.16 ～ 0.20(图 1-37)；股骨头半脱位，脱位率 75% ～ 100%；距离 A 为坐骨结节线 - 髂骨翼顶点线间距，距离 B 为泪滴线 - 头颈交接线间距，0.16<B/A<0.20。

Ⅳ型：股骨头全脱位，脱位率>100%；或股骨头上移比值 > 0.20(图 1-38)。股骨头全脱位，脱位率>100%；距离 A 为坐骨结节线 - 髂骨翼顶点线间距，距离 B 为泪滴线 - 头颈交接线间距，$B/A > 0.20$。

Hartofilakidis 分型根据股骨头脱位的程度将 DDH 分为三类：股骨头在真臼中；股骨头低脱位，在假臼中，假臼与真臼部分关联；股骨头高脱位，股骨头不在真臼及假臼中。许多外科医师认为这种分型更有助于指导手术。

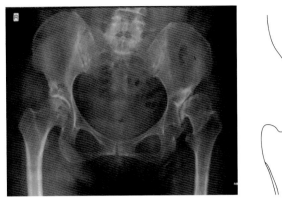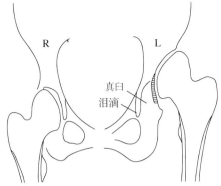

图 1-37　Crowe Ⅲ 型 DDH

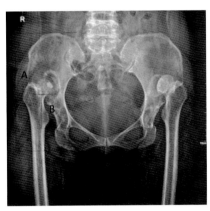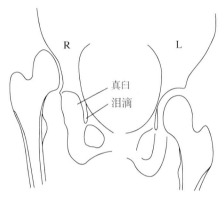

图 1-38　Crowe Ⅳ 型 DDH

　　A 型：髋关节发育不良，股骨头在真臼中，股骨头半脱位，脱位率 <50%，股骨头仍在真臼中 (图 1-39A)。

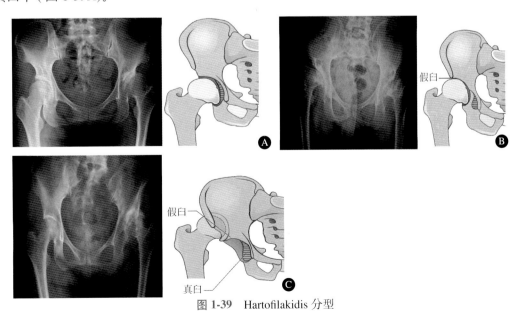

图 1-39　Hartofilakidis 分型

B 型：髋关节低脱位，股骨头在假臼中，假臼覆盖部分真臼；股骨头半脱位，脱位率 50% ~ 75%(图 1-39B)。

C 型：髋关节高脱位，股骨头完全不在真臼中，股骨头上移。股骨头半脱位，脱位率 75% ~ 100% (图 1-39C)。

对 策

标准的手术入路包括髋关节前侧入路、前外侧入路及后侧入路。对于严重的髋关节发育不良伴股骨头半脱位的患者，后侧入路更有利于股骨头和髋臼的充分暴露。

1. 髋臼重建

(1)Crowe Ⅰ 型的髋关节，髋臼假体通常直接放置于真臼中。其臼杯可以与髋臼有充分的骨接触。Garvin 等指出髋臼外上方大约 20% 的不接触不会增加手术失败的风险。对于 Crowe Ⅰ 型的髋关节，骨水泥型和压配型的臼杯假体都可以考虑，骨水泥型似乎有更高的机械失败率。

(2)Crowe Ⅱ 型和Ⅲ型髋臼外上方的骨缺损造成了臼杯的不充分骨接触，影响臼杯假体的安放。这些是髋关节重建中最常见的问题。特殊的假体，小髋臼杯可以解决髋臼假体骨接触不足的问题。髋臼缺损可以通过下面的几种方法改善：①通过骨块在髋关节的解剖中心重建髋臼 (图 1-40)；②结构性骨移植重建髋臼加网杯重建髋臼 (图 1-41)；③在假臼外侧

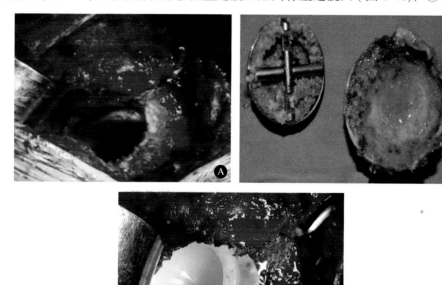

图 1-40　显露真臼 (A)；取自体股骨头造盖 (B)；髋关节解剖中心重建髋臼 (C)

重建髋臼（图 1-42）。通过骨块重建髋臼，臼杯有更多的解剖位置，在未来翻修手术中髋关节也有更多的骨量。

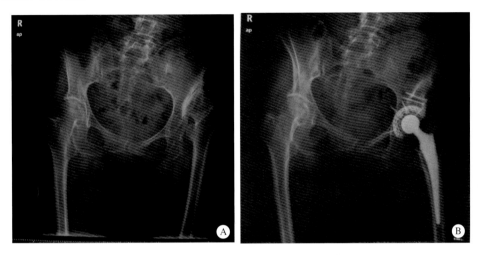

图 1-41 结构性骨移植重建髋臼加网杯重建髋臼

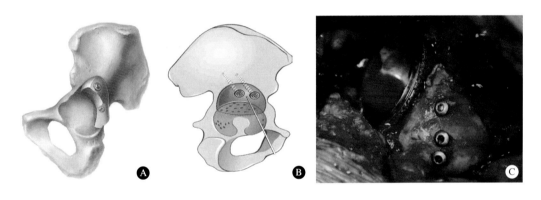

图 1-42 结构性骨移植重建髋臼

A、B.示意图；C.实例

使用大块的股骨头自体移植是一种有效的方法，髋臼骨缺损的部位提供了一个良好的有血供的植骨床，而且股骨头的松质骨部分可以很好地塑形以匹配髋臼缺损，并由两枚或更多的螺钉固定在髂骨上。为了预防移植物的机械失败，Mulroy 和 Harris 指出，宿主骨对髋臼杯的骨接触应大于 70%。

（3）Crowe Ⅳ 型髋关节，同样是髋臼发育不良，但是其髋臼上方的缺损并不比 Crowe Ⅱ～Ⅲ 型髋关节更严重。因此，可以选择在髋关节解剖中心放置一个较小的非骨水泥型臼杯。通常并不需要骨块移植。

2.股骨重建　与一般的全髋关节置换术相似。但是由于 DDH 患者的髓腔常常较窄及股骨前倾角大，可以选用锥形的细柄，包括骨水泥型假体柄及非骨水泥型假体柄。细柄骨水泥型假体柄可以控制前倾角；如果选用非骨水泥型的压配型假体，术者必须注意避免前倾角过大，因为股骨本身存在一定的前倾角。股骨近端常常存在解剖结构变异或其生物力学不足以固定假体。Crowe Ⅰ型和Ⅱ型髋关节，其大转子上移的距离较短，股骨重建后股骨头的复位一般并无困难，而且下肢肢体延长的长度一般不会超过4cm，因此也不易造成坐骨神经牵拉损伤。而Crowe Ⅲ型和Ⅳ型DDH患者，如果大转子上移的距离不足4cm，股骨端也无需特殊处理。部分Crowe Ⅲ型和Ⅳ型的DDH患者，由于大转子上移的距离过大，肌肉的挛缩以及延长肢体带来的神经牵拉损伤，髋关节的复位几乎不可能。而且髋臼重建后，如果将其复位至正常髋臼水平，其下肢延长的长度将超过4cm，但是在全髋关节置换术中，下肢延长一般不能超过4cm，以避免发生坐骨神经牵拉损伤。目前，有两种常用的解决办法：其一，在全髋关节置换术中行股骨短缩截骨；其二，在全髋关节置换术前先行髂股牵引。我们对其中两例Crowe Ⅳ型的DDH患者采取了髂股牵引。

3. 软组织松解　在DDH患者，特别是Crowe Ⅲ型和Ⅳ型的DDH患者，由于髋关节高脱位，股骨头上移，髋关节周围软组织也发生一系列病理性改变，包括髋关节关节囊增生肥厚，尤其髋关节关节囊的外侧壁和上壁，使得关节囊呈漏斗形，从发育不良的髋臼盂唇的窄端延伸至股骨头、外展肌群的方向。

由于上述软组织畸形，在全髋关节置换术中，必须切除增生肥厚的关节囊、髋关节周围的纤维、瘢痕组织及骨赘等。对于Crowe Ⅲ型和Ⅳ型的DDH患者，术中为了将高脱位的股骨下移，将股骨头恢复至真臼水平，必须行髋关节周围软组织松解，减少髋关节痛，改善髋关节功能，同时避免损伤坐骨神经。此外，通过髋周软组织松解，髋关节外展肌群的力臂延长，内收肌的张力降低，从而增强外展肌群的肌力，改善患者步态。

DDH患者的跛行症状并不仅仅是由髋关节痛和下肢不等长引起的，还与髋关节外展肌群的萎缩和功能障碍有关。股骨头的发育异常还会引起大转子的发育异常，大转子增生，位置高于股骨头水平。向外上方脱位的股骨头还会导致外展肌群的横向紧张，进一步减弱外展肌群肌力。尽管全髋关节置换术能够改善患者肌力、纠正跛行，患者步态和肌力的改善还需要通过纠正髋关节周围软组织的平衡来实现（图1-43）。

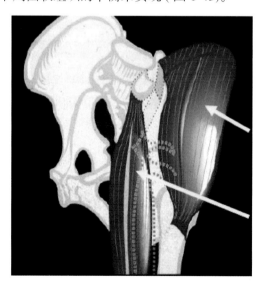

图1-43　通过纠正髋关节周围软组织的平衡改善步态和肌力

4.股骨短缩截骨全髋关节置换 成人 Crowe Ⅳ型发育性髋关节发育不良的晚期常发展至终末期骨关节炎，常伴有严重的疼痛和功能受限。由于髋关节严重的解剖畸形，全髋关节置换术的难度大大增加，髋关节复位时可能引起神经损伤。而股骨转子下短缩截骨术能够显著改善术后肢体平衡，并能有效避免髋关节复位时肢体延长可能引起的神经损伤。

(1) 术前准备：首先 Crowe Ⅳ型 DDH 患者在术前必须进行完善的体格检查，确定髋关节的活动度、下肢肌力、肢体短缩畸形的程度，计算髋关节 Harris 评分。随后，需要进行骨盆正位片、双下肢全长正位片和髋关节 CT 检查，明确髋关节的 Crowe 分型、髋关节的骨性畸形情况，特别是髋臼的骨缺损情况和股骨髓腔的发育情况、股骨颈的前倾角等及双下肢长度差异。通过在 X 线上测量 Ranawat 三角，画出预测髋关节旋转中心并测量大转子高度 (图 1-44)。

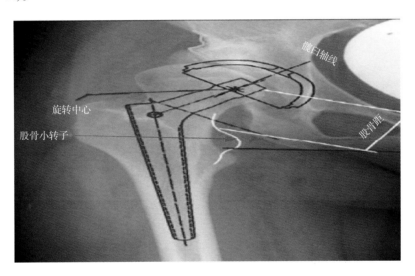

图 1-44 画出预测髋关节旋转中心并测量大转子高度

根据 Pagnano 等和 Stans 等所描述的方法，通过 Ranawat 三角测量髋臼假体的水平和垂直位置。该方法使用骨盆高度评估真臼的位置和髋关节真正的旋转中心。通过 Kohler 线泪滴点外侧 5mm 点作垂线，画等腰直角三角形，该点为三角形顶点之一，三角形的直角边长为骨盆高度的 1/5，而斜边的中心即是估测的髋关节的旋转中心。在骨盆平片上标注股骨头假体的中心，并测量其到估测的髋关节旋转中心的水平距离和垂直距离。大转子高度是大转子顶点至估测的髋关节旋转中心的垂直距离。

(2) 髋臼暴露：全身麻醉后，患者取侧卧位，患侧在上。采取髋关节后外侧切口，逐层暴露，显露髋关节关节囊，完全切除延长增生的关节囊，松解周围肌腱和筋膜，包括髂腰肌在小转子上的附着处，股骨颈截骨截取脱位的股骨头，沿股骨头脱位的方向向下寻找真臼，清除真臼中及真臼周围的软组织，显露髋臼泪滴，评估髋臼骨缺损的严重程度。

(3) 股骨转子下短缩截骨：在股骨转子下选择合适的截骨线，确定截骨平面及截骨长度，并利用电刀做好标记，包括截骨线的标记及股骨轴向标记，选用丝锯截骨。截骨后，将截

033

骨段的骨材料保留备用，将股骨近端连同附着的肌群向髋臼外上方翻转，充分暴露髋臼，以利于髋臼处理 (图 1-45)。

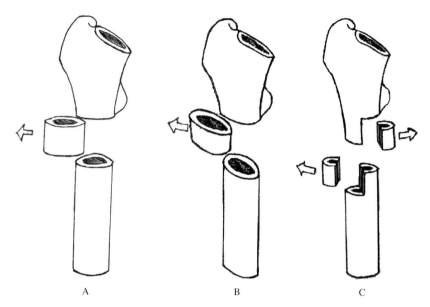

图 1-45　不同类型股骨转子下短缩截骨示意图

A.横行截骨；B.斜行截骨；C.梯形截骨 (Z 形截骨)

(4) 髋臼重建：用从小到大的髋臼锉按前倾角 15°、外展角 45° 逐渐磨锉髋臼，用试模测试髋臼深浅及大小。对于重度髋臼发育不良，髋臼严重骨质缺损，可采取在充分磨锉扩大髋臼的基础上髋臼打压植骨的方法重建髋臼。选用的植骨材料包括自体髋臼松质骨、自体股骨头松质骨、同种异体松质骨条等。在完成植骨后，选用合适尺寸的钛网重建髋臼结构，并调节钛网重建髋臼的外展角、前倾角等。由于髋臼植骨面积较大、植骨较大，为了保证钛网的稳定性，可在髋臼内壁及髋臼外上方分别攻入螺钉。骨水泥固定高分子聚乙烯臼杯内衬，调节外展角和前倾角 (图 1-46)。

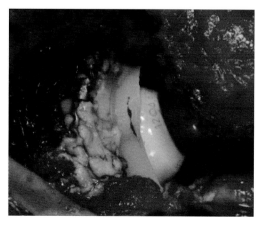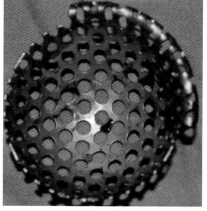

图 1-46　钛网重建髋臼

（5）股骨端处理：用从小到大的髓腔锉处理股骨髓腔，满意后用大量生理盐水冲洗髓腔，沿截骨时股骨上的标记复位股骨近端及股骨远端，避免截骨端愈合后存在旋转畸形。植入非骨水泥锥形抗旋转股骨假体柄并注意调节好前倾角，选择标准 28mm 的陶瓷股骨头假体，复位髋关节。复位后检查髋关节的稳定性及活动度、有无髋关节撞击（图 1-47）。

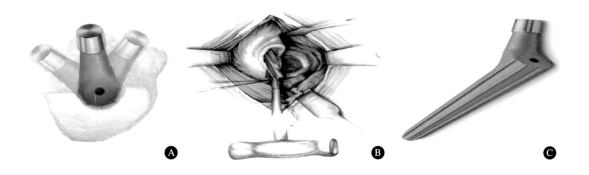

图 1-47　非骨水泥锥形抗旋转股骨假体柄 (A)；术中操作示意图 (B)；可调节前倾角 (C)

（6）股骨截骨端的特殊处理：由于患者存在严重的股骨发育异常，髓腔非常细小，截骨后复位的股骨，特别是骨折端难以承受髋关节的负重，为了保证髋关节的稳定性，避免未来可能发生的股骨端假体松动、假体周围骨折等问题，可采用自体股骨头松质骨植骨钢缆固定的手术方式（图 1-48）。

股骨转子下近端截骨；股骨假体柄植入股骨近端，并将其复位至重建后的髋关节中；比较股骨近端和股骨远端，重叠的股骨段的长度即为股骨转子下短缩截骨的长度，按照此长度截骨；处理股骨远端，植入股骨假体柄，截骨端可以松质骨颗粒植骨，周围可采用自体股骨截骨段或同种异体皮质骨加钢缆固定（图 1-49）。

在某些情况下，如果重建髋关节解剖中心，也可能需要股骨短缩截骨。股骨短缩截骨在 Crowe Ⅳ 型髋关节中的应用更为常见。

Anwar 等报道通过股骨近端短缩截骨，29% 的患者骨不连，Trendelenburg 步态的频率增加。因此，近来更推荐选择转子下截骨术，其能够维持外展肌群的稳定并纠正旋转畸形。

短中期的随访研究表明，对于 Crowe Ⅳ 型髋关节发育不良患者，通过转子下股骨短缩截骨术，并使用非骨水泥型股骨假体柄，髋关节解剖中心重建，术后骨愈合率较好。总的研究结果表明，随访 14 年，生存率为 75%，通过转子下截骨并股骨假体重建后，Harris 髋关节评分较术前改善。而使用新一代的高交联聚乙烯内衬的长期随访结果尚待研究。

5.肢体延长平衡长度再行全髋置换　采取分次手术的方法，首次手术行软组织松解和肢体延长器延长。术中即行延长 1～2cm，术后每天延长 3～5mm。纠正肢体短缩即股骨头下移至真臼水平后行全髋关节置换术。THA 术前即可纠正双下肢不等长并使得置换术中臼杯可以安置在真臼水平，避免截骨导致的肢体短缩畸形和一次性延长可能导致的神经损伤。

035

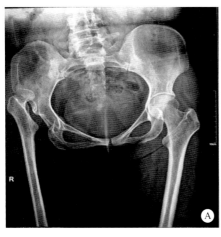
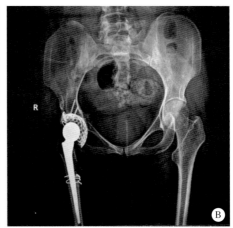

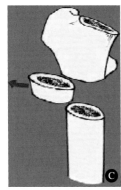
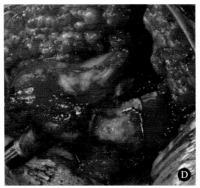

图 1-48　患者，女性，28 岁。右髋 DDH 钛网重建髋臼，股骨转子下短缩截骨自体股骨头松质骨植骨并钢缆固定

A、B. 手术前后 X 线片；C. 股骨转子下短缩截骨的示意图；D. 术中钢缆固定

图 1-49　患者 1，女性，65 岁。右侧 Crowe Ⅳ型 DDH，右侧全髋关节置换术，术前骨盆正位片上画出 Ranawat 三角，画出预测髋关节旋转中心，并测量大转子高度 (A、B)。患者 2，女性，65 岁。右侧 Crowe Ⅳ型 DDH，右侧髋臼植骨钛网重建转子下短缩截骨全髋关节置换手术前后 X 线片及示意图 (C ~ E)

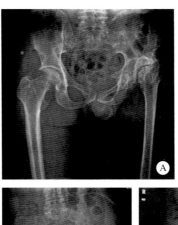
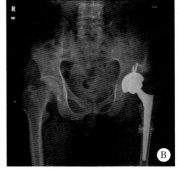
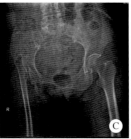
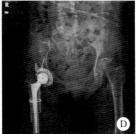
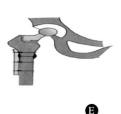
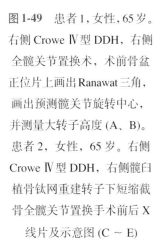

手术操作为首次手术采用髋外侧切口，长 8 ~ 12cm。切开皮肤、皮下及深筋膜，暴露大转子顶部和前后部。钝性分离臀大肌和阔筋膜，沿大转子后嵴"十"字形切开阔筋膜，向上沿臀大肌纤维走向分开部分臀大肌纤维束。钝性分离后暴露关节囊外脂肪层，切除前方增生的关节囊和纤维组织，适当松解前方股直肌及内收肌止点，必要时再剥离髂腰肌止点，使股骨头可从假臼中脱出。各用 3 枚外固定钉平行固定在髂嵴和同侧股骨的中远段，由一单边外固定延长器相连。术中即行延长 1 ~ 2cm(图 1-50)。一般肢体延长后 2 周左右，股骨头下移至真臼水平行第二次手术全髋置换。

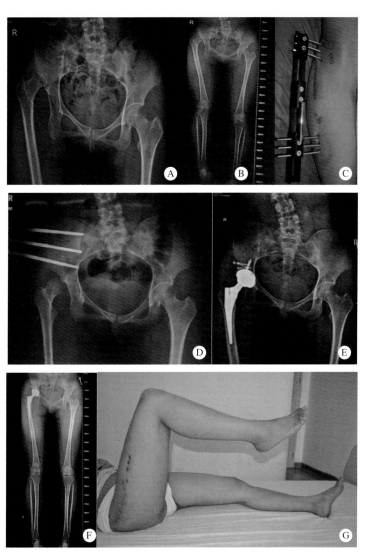

图 1-50　患者，女性，18 岁。Crowe Ⅳ 型 DDH

A、B. 术前骨盆平片及双下肢全长片示右髋 Crowe Ⅳ 型 DDH，双下肢不等长，相差 7.0cm；C. 使用外固定延长器的大体观；D. 术后外固定延长器延长，每天延长 3 ~ 5mm，2 周后，股骨头下移至真臼水平，肢体长度得以恢复；E、F. THA 术后 6 个月随访，骨盆平片及双下肢全长片示假体骨性覆盖良好，假体位置满意，无髋臼假体松动、植骨块明显吸收等，下肢基本等长；G. 术后末次随访，右髋肌力恢复正常，获得良好的髋关节、膝关节功能术后按髋关节置换术后常规处理：应开始预防性抗凝治疗，以减少深静脉血栓形成的风险。术后第一天开始鼓励患者加强股四头肌肌力训练，术后 1 周以后、3 个月以内，鼓励患者加强功能锻炼，借助扶拐或助行器适度下床步行训练，手术患肢避免负重。有病例术后出现患侧大腿疼痛，可能与术中肢体延长，术侧坐骨神经紧张有关，我们建议患者休息时采取髋关节部分屈曲位，疼痛有所缓解，术后两周疼痛症状基本消失。术后 3 个月复查后根据病情恢复程度逐步增强负重训练。

人工髋关节脱位是全髋关节置换术后的常见并发症之一。文献报道，通过增大髋臼杯尺寸和股骨头假体尺寸，可以降低髋关节脱位的发生率。非骨水泥型臼杯具有更好的生存率。对于股骨假体柄，通过长期随访发现，骨水泥型假体柄具有更高的无菌性松动率。采用骨水泥型假体柄，截骨端骨不连的发生率也相对较高。此外，考虑到因 DDH 行全髋关节置换术患者年龄相对较小，初次全髋关节置换术中也应首选生物性假体柄。股骨短缩截骨术的常见并发症为骨折和截骨端骨不连。文献报道，股骨假体植入过程中术中骨折的发生率为 5% ～ 22%，而术后截骨端骨不连的发生率为 8% ～ 29%。对于术中股骨骨折，通常采取钢丝环扎固定。对于术后截骨端延迟愈合或不愈合，通常采取截骨端植骨或接骨板，促进截骨端骨折的愈合。

（杨述华　刘先哲）

（四）髋部骨折固定失败后的人工全髋关节置换术

1. 股骨颈骨折 / 转子间骨折　股骨颈骨折占髋关节周围骨折的 50% 以上，采用内固定治疗的远期股骨头缺血性坏死发生率可达 20% 以上，内固定失效率也高于转子间骨折，常需进行二期人工全髋关节置换。而对于绝大多数的转子间骨折都可以通过内固定来治疗，内固定物失效的发生率很低，一般报道为 3% ～ 12%，其中骨折不愈合率为 2% ～ 5%，内固定装置自骨内穿出率为 2% ～ 12%(图 1-51)。转子间骨折内固定失败后，对于局部骨质破坏严重的病例和老年患者可考虑行髋关节置换。

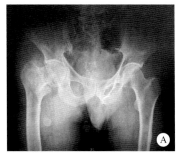
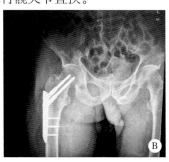
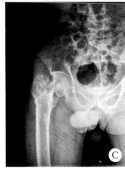
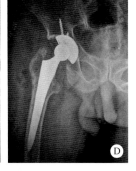

图 1-51　患者，男性，68 岁。两年前粗隆间骨折 (A)，行骨折切开复位 PCCP 内固定术 (B)，复诊发现骨折愈合，但经颈螺钉从股骨颈穿出，取出内固定后 (C) 患者行走疼痛，改行全髋关节置换术 (D)。术中发现股骨近端解剖形状改变，扩髓后与股骨柄无法完美匹配，打紧后仍存在微动，术后嘱患者晚负重，目前已随访两年无松动

难点：

股骨颈骨折、转子间骨折内固定术后二期进行全髋关节置换，术中会遇到如下问题：①股骨近端解剖结构改变，包括股骨近端髓腔硬化，骨折愈合部位以及钉道周围骨质硬化，尤其是股骨距部位骨质明显增厚；股骨颈短缩，前倾角改变；粗隆间骨折可造成股骨近端髓腔形状改变（图 1-51）。②股骨近端钉孔的存在，可造成骨骼强度降低，易形成应力集中点导致骨折。③可能存在骨折不愈合，股骨颈骨折不愈合处理比较简单（图 1-52），而股骨转子间骨折不愈合的处理则相对困难，如股骨距部无足够支撑的问题和大转子重建的问题。④髋臼周缘、臼底骨赘形成，影响术中臼底深度、髋臼角度的判断（图 1-51D 可见术中判断不准确导致髋臼假体选择偏小、外展角偏大）。这些问题的处理是手术的难点所在，处理不当则容易出现假体早期松动、关节脱位、假体周围骨折等并发症。

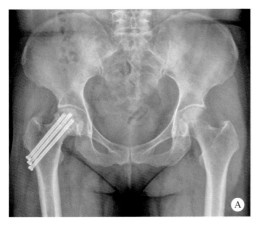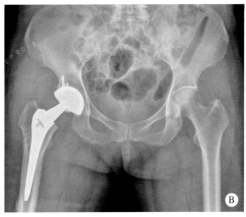

图 1-52　患者，女性，63 岁。右侧股骨颈骨折行固定术后 1 年股骨头坏死 (A)，全髋置换术后 (B)。股骨颈骨折不愈合或股骨头坏死行全髋关节置换术相对比较简单，因为股骨近端的解剖接近于正常

对策：

(1) 术前评估：由于每个个体骨折类型、固定失败原因、第一次手术复位情况、骨折愈合情况存在差异，术前应认真分析，给每个患者制订一个个体化手术方案。术前拍摄骨盆X 线片，确定股骨头中心、泪滴等位置，明确髋关节旋转中心、髋臼位置和大小。术前髋关节 CT 扫描也很重要，可以了解股骨近端髓腔形状，有利于假体的选择。

(2) 髋臼的处理：术中参照横韧带位置，凿除髋臼卵圆窝周缘骨赘，确定真实臼底。髋臼周缘骨赘一般无需提前凿除，它对生物型髋臼杯有一定稳定作用。髋臼杯安置后，如骨赘与假体之间出现撞击时可部分凿除，注意避免髋臼骨折甚至髋臼假体松动。

(3) 股骨近端解剖结构改变的处理：如存在股骨颈短缩，可沿股骨颈后方皮质向上切除股骨头后部，完全显露股骨颈，股骨距部骨折后硬化，需反复切割直至完全切断，应注意防止该部位劈裂。股骨扩髓时，先用峨嵋凿逐步凿除股骨距内侧硬化骨质，避免髓腔锉外移造成大转子或股骨近端骨折。采用生物型假体时，末次锉髓时，髓腔锉一定要坐实，否

则假体无法压配牢固，可能导致早期松动。如因局部骨质硬化或股骨近端髓腔形状改变，髓腔锉实在无法坐实，存在微动，则应更换为骨水泥型假体。

(4) 转子间骨折不愈合的处理：对于转子间粉碎骨折不愈合的病例和股骨距部位存在骨缺损而不能提供足够支撑的病例，可以采用骨水泥型假体或组配型假体，骨折块间的纤维组织需彻底清除，复位后用钢丝固定捆绑在假体近端周围。此时应注意，组配型假体初期要靠远端固定，可在小转子上或小转子下进行截骨，这取决于骨折线的位置，截骨后应确保假体柄在髓腔内能够坐实，且在后内侧承重区有足够坚强的皮质骨。

(5) 钉孔的处理：由于有钉孔的存在，假体周围骨折的风险增高，假体柄应足够长，要跨越所有的钉孔。有学者建议使用骨水泥型假体，但为了防止骨水泥从钉孔中渗出而不应采用加压技术，尽管没有采用加压技术，目前还没有证据表明松动率会增加。但也有学者认为只要螺钉孔直径小于股骨干直径的20%，则对股骨干断裂强度的影响不大，假体长度不一定要超过股骨远端螺钉孔。

2. 髋臼骨折　经切开复位内固定治疗后效果良好，但仍有部分病例因骨折移位严重、骨折类型复杂而无法获得满意复位与坚强固定，最终导致固定失败或形成创伤性关节炎。有研究报道即使髋臼骨折获得解剖复位，仍有大约20%的患者最终需要接受全髋关节置换术。需行二期全髋关节置换术的原因有创伤后关节炎、股骨头坏死、髋臼骨坏死、骨折不愈合等，手术技术要求比较高，术后髋臼假体10年影像学松动率达58%，髋臼翻修率达13.7%，显著高于退行性关节病接受全髋关节置换者。

难点：

髋臼骨折内固定手术软组织剥离范围较广，特别是植入内固定物较多和复位困难的病例，术后会遗留许多问题，如局部软组织瘢痕、异位骨化及解剖层次不清使全髋关节置换术时间延长、出血量增多、易导致神经血管损伤。异位骨化、瘢痕增生、金属植入物的干扰、骨缺损硬化、骨不愈合、畸形愈合等情况的处理是手术的难点所在。

对策：

(1) 术前评估：认真分析患者受伤当时和骨折内固定术后的影像学资料，结合CT三维重建图像，对髋臼的大体形态和骨缺损状况进行评估，骨折不愈合或畸形愈合多发生在Letournal分型中复杂型骨折、双柱骨折、T形骨折。术前重视以下情况：若患者出现局部疼痛或牵涉痛，并伴有跛行、功能障碍，应想到创伤后关节炎或股骨头坏死的可能性；骨盆不稳，活动时伴随响声，应考虑骨不连的可能性；如患髋出现僵硬或挛缩畸形，应想到异位骨化的可能性；创伤重、体重大的患者，也应想到股骨头坏死的可能性；髋臼骨折术后，髋关节深部出现持续性疼痛，不要忘记深部感染的可能性。体格检查要特别注意坐骨神经损伤情况，因为坐骨神经对二次损伤非常敏感，即使术前存在轻微的坐骨神经损伤，术中一个很小的神经牵拉动作也会导致严重的后果，Osterman将此称为双重损伤综合征。术前应常规检查红细胞沉降率 (ESR) 和C反应蛋白 (CRP) 以排除感染。怀疑深部感染者，应穿刺活检。如仍不能明确且高度怀疑感染者，术中活检行快速冷冻切片病理检查，如高倍镜视野下存在的白细胞数超过10个，则应按感染处理。

(2) 手术入路：应综合考虑，如髋臼骨折畸形愈合程度轻，可根据术者的习惯，常规采用前外侧入路或后外侧入路；如存在骨不连、骨缺损、骨折严重畸形愈合、异位骨化等并发症，则需要根据情况采用各种改良切口，如髂股延伸入路。

(3) 内固定物的处理：如果内固定物暴露困难且对手术操作影响不大，应予保留 (图 1-53)。因为倘若彻底取出内固定物，必然增加损伤、延长手术时间、增加出血量，甚至会引起坐骨神经损伤。笔者曾遇到一例术中并未暴露坐骨神经，而内固定物取出后出现永久性足下垂的病例。对于骨折不愈合的病例，保留内固定物还可以防止打入髋臼杯时造成骨裂缝增大或新发骨折，同时可以保证髋臼负重的稳定性。当内固定物暴露于术野或断裂，或重建钢板、螺钉等金属植入物妨碍髋臼磨锉、髋臼杯植入以及螺钉固定操作，则需取出。如取出困难，可采取如下措施：①用磨钻磨除外露钉头，使其不影响骨床制备；②用钝器缓慢敲击钉头，使其稍稍退入盆腔；③如前述方法无法奏效，可以采用打压植骨结合骨水泥髋臼杯的方案。金属杯植入前后进行 C 臂机透视证实其未与保留的内固定物抵触。

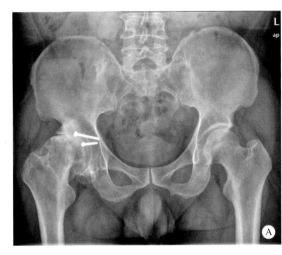 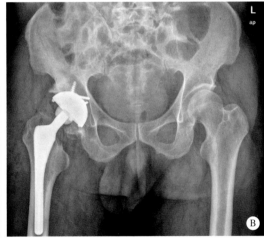

图 1-53　患者，女性，50 岁。右侧髋臼骨折行固定术后 2 年股骨头
坏死 (A)，全髋置换后 (B)。术中发现骨折髋臼骨折已经愈合，螺钉并
未影响髋臼假体植入，故予以保留

(4) 异位骨化的处理：异位骨化组织使髋臼周围软组织平衡失调，影响关节的活动度，原则上应尽量切除。对于Ⅰ型、Ⅱ型的异位骨化，骨化组织一般限于关节囊内，容易切除，治疗效果理想。Ⅲ型、Ⅳ型异位骨化，骨化组织因广泛侵犯髋周肌肉，桥接于髂骨和股骨之间，关节囊可完全消失，骨化组织与正常组织无法区别。此时，内固定物可作为界线，区分骨化组织和正常骨组织。术中可将臀小肌、外旋肌群及股直肌的反折头切除，臀中肌可以部分切除，但必须保留臀中肌在大转子的止点。

(5) 髋臼骨缺损的处理：髋臼重建时，应确保髋臼杯有足够的骨性覆盖和负重面积。对于空腔型骨缺损，当缺损 <25mm 时，植入自体骨颗粒即可；若缺损 >25mm，则需进行结构性植骨，通常是将截除的股骨头修整后嵌入骨缺损区，残留间隙进行颗粒植骨。如果缺损大，自体股骨头不能满足植骨需求，则需进行自体骨和异体骨混合植骨。节段性骨缺损，如仅涉及髋臼边缘一小部分，不影响假体的稳定性，无需处理。若涉及髋臼顶或髋臼前壁、后壁，影响髋臼的稳定性，则需进行结构性植骨。通常先切除骨缺损处的瘢痕、死骨及骨床表面的硬化骨，然后按照骨缺损的大小和形状修整切下的股骨头，用拉力螺钉或钢板固定，残留的间隙用自体颗粒骨填充。

（赵继军）

（五）炎性关节病及其他影响骨质量的疾病患者的全髋关节置换术

1. 强直性脊柱炎　多数强直性脊柱炎患者病情发展缓慢，有自限性，少数进展迅速，在早期出现髋关节严重畸形，非手术治疗无效。一般认为，该病患者股骨头骨骺钙化完成，也就是 20 岁以后，髋关节 Harris 评分在 50 分以下，X 线检查示 Bath Ⅲ级以上均是手术的适应证。由于该病髋关节强直后肌肉萎缩导致手术难度增加，术后康复困难。因此，患者出现髋关节疼痛、强直经药物治疗效果不佳就可以考虑行全髋关节置换术。

强直性脊柱炎患者手术时的麻醉方式要考虑到脊柱关节融合的问题，对于颈椎腰椎骨性融合的患者，麻醉师要准备细支气管镜插管。若患者髋关节融合在非功能位置还需采用非常规体位手术。在手术切口的选择上，由于患者股骨与髋臼之间存在骨性或者纤维性融合，髋关节周围肌肉挛缩，手术暴露困难。笔者倾向于后外侧入路，同时对髋关节周围肌肉包括髂腰肌、股直肌、髂胫束等进行松解，可比较充分地暴露髋关节。全髋关节置换手术的难点在于对关节骨性强直的处理，术中很难分辨髋臼的真正界线。可采取先截骨后髋臼成形的方法。必须充分清理髋臼周围软组织才能看清头臼的关系，进而清除髋臼内软组织，即使关节骨性融合也能找到软骨痕迹或者纤维组织。再者，把握髋臼的深度很难掌握，要尽量避免磨穿髋臼底，磨损前壁及前上壁（图 1-54）。

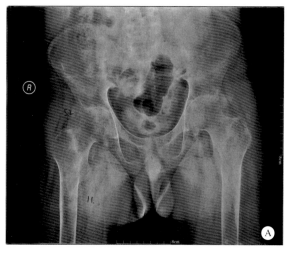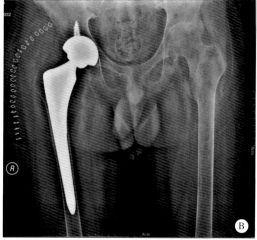

图 1-54　AS 患者术前 X 线片：关节间隙狭窄，融合 (A)；AS 患者 THA 术后 X 线片：假体位置良好 (B)

2. 类风湿关节炎　类风湿关节炎患者本身髋部病变导致的疼痛、功能障碍、严重影响生活质量等均可作为手术指征。该类患者大多存在长期激素或免疫抑制剂用药史，全身功能状况较差。术前必须排除心肺等器官功能不良的患者。

在假体的选择上，髋臼可使用非骨水泥或骨水泥假体。对于严重骨质疏松症患者，使用骨水泥固定髋臼可以获得满意的初期稳定性。在髋臼局部存在骨缺损的情况下，可以考虑配合使用髋臼钢板辅助固定。在股骨柄假体的选择上需要考虑患者骨皮质及骨质量的情况。年龄较轻、骨质量较好的患者可选择抗旋转的矩形柄以获得较满意的初期稳定性，而年龄大、骨质量较差的患者，往往骨髓腔也较大，使用骨水泥柄不失为一种不错的选择。

多数类风湿关节炎患者存在不同程度的髋关节纤维强直，髋臼侧和股骨侧骨质多较疏松。术中要尽可能操作轻柔，松解关节囊，暴露关节。在关节脱位、关节复位及假体植入等操作时，切忌使用暴力，以免造成医源性骨折。在锉磨髋臼时，去除了软组织及纤维组织后，不可过多地锉磨自体骨 (图 1-55)。

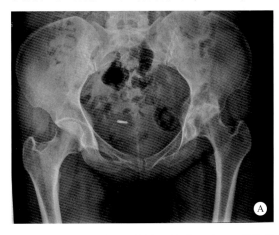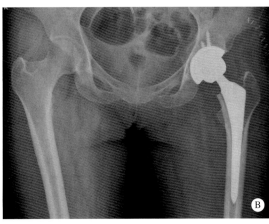

图 1-55　类风湿关节炎术前 X 线片显示，左髋关节强直 (A)；类风湿关节炎左髋关节置换术后 X 线片 (B)

3. 系统性红斑狼疮 (SLE)　是一种多发于青年女性的累及多脏器的自身免疫性炎症性结缔组织病，该病患者通常因股骨头坏死需行髋关节置换术，笔者认为全髋关节置换要优于半髋关节置换。

4. 银屑病性关节炎　对于该病患者的髋关节置换术，最重要的手术原则是手术切口尽量远离活动的银屑病皮肤损伤处，因为局部细菌密集，容易导致术后伤口感染及延迟愈合。也可以通过积极的术前皮肤用药治疗来避免上述情况。

5. 戈谢 (Gaucher) 病　又称脑苷脂病，系葡萄糖苷代谢遗传性缺陷疾病，为常染色体隐性遗传。其发病机制与大量 Gauch 细胞聚集在骨髓腔内有关，股骨为好发部位。异常细胞增殖团块增大，压迫骨内毛细血管，使骨内血供减少或完全阻断，继而骨小梁坏死、吸收、增生，髓腔扩大。

目前，在该病患者 THA 手术假体的选择上存在较大争议。笔者认为，股骨假体可选择骨水泥型，因为该病患者通常股骨髓腔较大，非骨水泥假体不容易固定。而髋臼选择非骨水泥假体，附加螺钉固定，翻修时可以考虑打压植骨。

6.骨硬化症　是一类以骨密度增高、破骨细胞吸收功能障碍为主要特点的遗传性骨病，根据临床表现和致病基因可分为常染色体显性遗传骨化症(ADO)、常染色体隐性遗传骨硬化症(ARO)和罕见X连锁遗传骨硬化症(XLO)。

该病患者骨质硬化、变脆，髓腔变小甚至消失，使得全髋关节置换术中骨床的准备及假体的固定难度增加。因此，在X线透视下避免穿透股骨则显得尤为重要。目前的报道显示，骨水泥型假体和非骨水泥型假体均已成功应用，且以骨水泥假体多见。

7.骨软化症　是由于低磷血症和活性维生素D产生不足造成的，以骨骼矿化不良、骨软化或佝偻病为主要特征的一组疾病。只有在患者营养情况改善或者骨软化纠正后才能行髋关节置换术。

8.成骨不全症　是一种由遗传或基因突变引起的结缔组织疾病，临床表现包括多发骨折、蓝巩膜、进行性耳聋、新生儿肋骨串珠、骨质疏松及颅盖骨闭合异常等，其本质为Ⅰ型胶原结构异常。

目前，关于成骨不全患者行髋关节置换术的报道较少，难以提出明确的指导意见。但多数患者骨质较为疏松，使用骨水泥型假体固定效果较好。

9.血友病　本节"血友病性关节炎关节置换术"部分对相关髋关节置换进行了系统的讨论。

10.色素绒毛结节性滑膜炎　是一种局部浸润性肿瘤样病变，虽为良性，但手术彻底切除比较困难，术后复发率很高。其滑膜病变可导致关节间隙进行性破坏，即使在全髋关节置换术后仍有复发的可能，因此彻底清除滑膜是该病患者行髋关节置换手术的重点。

11.Paget病　是由不明原因引起的骨质代谢障碍，主要表现为骨代谢增强，从而出现骨小梁肥大、骨样硬化、囊性变，最终形成畸形性骨炎。对于股骨无畸形的患者行全髋关节置换术时可采取常规方法，若髋关节内翻畸形或股骨干弯曲畸形则会使扩髓步骤变得更加困难。该病患者还可遇到髋臼突出的情况，若合并严重内翻畸形可考虑原位股骨颈截骨或转子间截骨，使脱位时更加容易，减少术中医源性骨折。在假体的选择上，目前推荐非骨水泥型髋臼假体辅助螺钉固定，股骨假体也采用非骨水泥型。此外，Paget病患者手术出血较多，术前要准备充分，术后要做好监测工作。

12.镰状细胞病　又称为Herrick贫血、Herrick综合征、镰状细胞C病等，是由于红细胞形态结构异常所引起的一种家族性遗传性异常血红蛋白病，非洲及欧美黑色人种多见。异常血红蛋白寿命极短，机体为了弥补体内红细胞的数量，骨髓必须加快生成红细胞。为此，这种异常红细胞的生成速度比正常的快6～10倍。大量异常红细胞在骨髓静脉窦中堆积，引起骨血管梗死进而出现骨坏死。股骨头较多受到侵害。股骨头坏死在镰状细胞病中的发生率占20%～50%，多在7～15岁起病，临床表现为髋部疼痛，随着股骨头塌陷的发生其症状呈进行性加重，后期发展为骨关节炎。该病患者如果选择全髋关节置换，主管医师应请相关科室专家会诊，包括血液科、麻醉科、ICU等，各个科室负责处理相关方面的问题。手术的成败取决于多种因素，包括技术、假体类型、对并发症的认识及骨溶解等。文献报道总的失败率达31%～63%，四五年翻修率达到34%。在假体的选择上，笔者倾向于髋臼及股骨均采用非骨水泥型假体，近期的研究亦表明非骨水泥型全髋关节置换的早期结果更好。

（田洪涛）

（六）肥胖患者的人工全髋关节置换术

随着物质生活水平的提高，肥胖已经成为全球性的社会公共卫生问题。BMI 是判断肥胖使用最广泛的指数（表 1-4）。

表 1-4 肥胖 BMI 诊断标准

肥胖诊断	BMI(kg/m^2)
WHO	
正常	19.5 ～ 24.9
超重	25.0 ～ 29.9
肥胖	≥ 30
普遍接受的定义	
病态肥胖	≥ 40
超级肥胖	≥ 50
肥胖的分类	
Ⅰ 级	30.0 ～ 34.9
Ⅱ 级	35.0 ～ 39.9
Ⅲ 级	≥ 40

BMI=body mass index。

肥胖患者全髋关节置换术后并发症发生率增高，肥胖既是一种独立的疾病，又是糖尿病、心血管疾病、骨关节炎及其他慢性疾病的重要危险因素。Abdollahi 研究表明，肥胖患者全髋关节置换术后发生静脉血栓的风险明显增高。肥胖意味着皮下脂肪过多，手术常需要更长的切口，这导致脂肪坏死和伤口并发症发生率增高，引流管留置时间延长，感染率约为正常人的 4.2 倍。BMI>40kg/m^2 的肥胖患者行 THA 容易并发髋臼位置不良和假体脱位，BMI>50kg/m^2 的重度肥胖患者感染发生率是正常人群的 20 倍，其他并发症发生率 >50%。也有部分研究认为前面的数据有点危言耸听，肥胖患者并没有那么可怕。总的来说，关节置换术对于肥胖患者甚至病态肥胖患者的临床疗效良好，术后患者功能改善、满意度高，但与正常人群相比，其临床疗效欠佳。

难 点

术前计划：需考虑肥胖者所有特殊需要。它一般包括术前评估、电解质、血液分析、血糖、心电图、肾功能等，若心电图出现任何心力衰竭征象，需完善心脏彩超。应进行全面的体格检查，评估髋部及双侧大腿软组织的肥厚程度。影像学检查应包括骨盆（包含双侧髋关节）正位 X 线片和患侧股骨近侧半的正侧位 X 线片。在模板测量中，尤其注意股骨偏心距的恢复。同时，应注意骨盆倾斜度和腰椎柔韧性的评估。

<h2 style="text-align:center">对　策</h2>

由于肥胖患者髋关节周围软组织非常肥厚，骨性标志难以触及清楚，患者体位摆放困难。手术采取侧卧位时，应确保骨盆前后固定托分别固定于耻骨联合和骶骨上，固定好骨盆，以免在术中发生旋转和倾斜。同时，确保手术侧髋关节活动自如，且不受前后固定托限制。确定骨盆垂直于床面。

手术入路常选择后外侧入路，由于皮下脂肪较厚，手术野常较深，故需要充分的手术显露，确保有手术野直视条件，避免为暴露术野而大力牵拉髋周围组织，从而保证术中骨盆位置的稳定。髋臼假体的安放应适当减少外展角度，建议外展 40°、前倾 15°。股骨准备和假体植入时，手术侧肢体屈髋 90°，尽可能内旋内收髋关节，向上翘起股骨颈，以利于股骨假体植入的操作。由于肥胖患者大腿近端软组织周径较大，影响假体植入后的稳定性，故选择股骨假体时应适当增加偏心距的长度，选择较大直径的球头，以减少软组织的撞击和增加髋关节的稳定性。

（梅荣成）

（七）伴有神经疾病患者的人工全髋关节置换术

由于伴有神经疾病患者髋关节周围肌肉的麻痹、挛缩和震颤，导致肌肉张力异常，在行全髋关节置换术后结果是很复杂的。除了易出现关节脱位和假体松动外，如果患者在很早的儿童时期即存在髋关节周围肌肉张力不平衡时，可以导致股骨和髋臼结构发生异常，使全髋关节置换术施行更加困难。因此，很少对该类患者实行全髋关节置换术。

偶尔患慢性神经疾病，如脑瘫、帕金森病的患者，可因骨折或发育不良伴疼痛性半脱位，需要行全髋关节置换。尽管这类病变包括多种疾病和综合征，可以是原发的，也可以是获得的，但某些处理原则对所有病变都适用。

全身性神经疾病患者更容易出现并发症，因此要特别注意皮肤、肺和泌尿系统的护理，防止这些部位的感染。早期活动可预防肌肉进一步萎缩，如坐轮椅或负重活动。

屈曲、内收联合挛缩畸形常见，但当发生急性骨折时该畸形常被掩盖。这种联合畸形容易造成术后脱位，尤其是行后外侧入路时，因此最好选用前侧或前外侧入路。前关节囊松解、腰大肌松解及经皮下内收肌切断可能都需要。安装髋臼假体时加大前倾，也可使髋关节更为稳定。如果术中发现髋关节的稳定性不满意，或患者的髋部肌肉不能充分满足防脱位的要求，则需用髋人字石膏固定 4～6 周，直到软组织愈合能有效稳定关节。偶尔，需用一种限制性髋臼假体来防止术后脱位。

当存在髋部发育性异常时，可能有股骨前倾角的增大、髋外翻、髋臼发育不良和由于偏心距的减少而致股骨颈短缩。在需行全髋关节置换时，用带可调节前倾角的组配式股骨假体柄置换能更好地解决这类股骨解剖结构异常的患者。

（梅荣成）

（八）髋部肿瘤髋关节置换术

髋关节周围骨肿瘤是指累及髋臼周围、股骨头颈和股骨上段的常见肿瘤，是全身骨肿瘤的好发部位。髋关节作为全身最大负重关节，肿瘤的侵袭、病理性骨折将给患者带来极大的痛苦，严重影响患者生存质量，也使临床治疗变得非常棘手。

难　　点

一直以来，不少学者对保肢治疗的效果存有疑义。尽管保肢治疗与截肢相比，在术后生存率方面无显著区别，但保肢手术由于可以保留肢体功能，改善患肢生活质量，已被越来越多的患者所接受。随着外科技术、手术后康复技术、影像学诊断技术和病理诊断水平的提高，在化疗、放疗和免疫治疗的基础上，根据患者的年龄、肿瘤性质、部位、外科分期、预后，施行保肢手术已成为恶性肿瘤的主要发展方向。恶性骨肿瘤的保肢方法主要有人工假体置换、骨移植（包括自体、异体骨移植）、瘤骨灭活回植等。近年来，肿瘤型人工假体系列产品逐渐多样化，计算机辅助设计与计算机辅助制造在骨肿瘤假体定制中的应用也有了很大发展，并且人工假体还可以与大段异体骨复合重建。目前，肿瘤切除、人工关节假体置换已成为髋周肿瘤切除重建的重要手段。其主要应用于累及髋臼及股骨上端的能行边缘扩大切除的原发恶性肿瘤、单灶性转移瘤、髋关节破坏严重的良性肿瘤。手术的目的在于缓解疼痛，最大程度上恢复肢体功能，提高生活质量。由于骨转移癌患者的预期生命较短，治疗上不需要考虑骨折愈合问题。假体置换具有肿瘤切除彻底、复发率相对较低、立刻恢复骨骼的连续性及关节功能、早期并发症少等优点，已成为治疗髋周肿瘤的首选方法。

047

对　　策

任何肿瘤关节手术，术前均需经穿刺活检或切开活检来明确诊断。局部行 X 线、CT、增强 MRI 检查以了解肿瘤大小、边界、侵袭范围。DSA 动脉造影或髂股血管 MRA 了解肿瘤与重要血管的关系，可以通过 DSA 行供瘤血管栓塞或局部灌注化疗。行胸部 X 线或 CT 及全身骨扫描了解有无全身转移情况。术前根据 MRI 检查结果确定瘤段截除平面。对于侵入骨髓腔内的肿瘤，可在肿瘤信号改变外 3 ~ 5cm 处确定为截骨平面。以对侧正常侧肢体骨 X 线片作为参照，设计和定制假体。对于髋臼肿瘤患者，术前还需进行常规肠道准备。

1.股骨上端瘤段切除、人工假体置换术　手术选择髋后外侧切口，距离肿瘤 1 ~ 2cm 处切断外旋外展肌群、髂腰肌。若关节囊未受侵犯，从股骨颈环形切断髋关节囊，保持其完整性。保护坐骨神经、股动静脉，将股骨上端游离，距离肿瘤 3 ~ 5cm 切除股骨上端。安放髋臼杯，扩大髓腔，安装股骨假体，骨水泥固定。关闭切口前逐一重建髋关节周围软组织。髋关节囊包裹股骨头，外旋外展肌群固定于假体大转子环上，髂腰肌、耻骨肌固定于小转子环上。假体较长时，宜在假体与宿主骨界面周围大量植骨，以提高假体的远期稳定性。

2.髋臼肿瘤切除、人工半骨盆置换术　手术选择扩大的Smith-Petersen切口联合腹股沟切口，切口类似"T"字形。沿髂嵴到达髂前上棘转向大腿上端前外侧，另辅助一切口沿腹股沟指向耻骨联合，切开腹外斜肌、腹横肌、腹内斜肌。从髂前上棘切断腹股沟韧带，保护股血管及股神经，拉开腹膜暴露髂血管，结扎髂内动静脉。在Smith-Petersen切口下段，将臀大肌从大转子部分切下，保护坐骨神经，暴露髋关节囊，"T"形切开，按照标准髋关节置换手术截骨方法截断股骨颈。骨盆内侧肿瘤包膜外分离，从肿瘤侵犯区外切断髂骨、耻骨及坐骨，将肿瘤组织彻底切除。安装人工半骨盆假体，髋臼侧假体分别和髂骨、耻骨、坐骨残段螺钉固定，股骨侧使用普通股骨柄假体。

注 意 事 项

术中合理的手术切除范围很重要。经典肿瘤手术要求在正常组织中完整切除肿瘤，切除区域包括肿瘤、肿瘤包膜、反应区及周围至少1cm以上的正常组织。但由于髂股血管神经、坐骨神经的解剖重要性，对于大多数髋部肿瘤保肢手术这个外科边界是难以实现的。因此，在重要血管神经区域，应尽量完成对血管神经外层包膜的切除。对于肿瘤周围的正常肌肉组织应尽量保留，以便肿瘤切除后进行软组织重建，尤其是臀中肌、臀小肌等外展肌群的保留和重建。对于截骨平面，应充分参考MRI提供的信息，一般在MRI显示肿瘤范围外2～3cm应该比较安全。

术中应充分考虑假体的稳定性。由于肿瘤破坏广泛，切除后安装人工关节杠杆力量大，加之缺乏周围软组织固定，容易出现假体松动。股骨上端肿瘤人工假体置换手术中应尽量扩大髓腔，并保证假体与宿主骨充分黏合。同时，要重视假体周围软组织的重建，特别是韧带、肌腱与假体的直接附着，不仅可以恢复关节功能，而且对平衡与减少假体负荷、降低置入物的松动与下沉也有意义。在处理臀肌、髂腰肌止点时，若无肿瘤浸润肌腱止点，可保留薄层骨皮质，连同远侧的骨膜一起掀起。

术后保持患肢外展中立位，患肢抬高约20°。由于肿瘤切除后，髋周软组织不同程度受到损伤，早期加强患肢肌力的功能锻炼显得尤为重要：其一可以提高患肢功能；其二可以防止关节脱位发生。早期自主练习肌肉等长舒缩活动，借助CPM机进行伸屈关节功能锻炼。皮下注射低分子量肝素约1周，可有效预防血栓形成。2～3天拔除引流管，10～12天拆线。1周时逐渐练习坐起、坐床边。10天后在助步器协助下练习行走。同时，配合适当的放、化疗。平常生活工作中，不建议患者过多行走负重，尤其是对于行半骨盆置换的患者。迄今为止，半骨盆置换病例中，髋臼侧假体松动率依然很高。

肿瘤型髋关节置换术术后，除了常规髋关节置换的并发症之外，由于髋周软组织破坏，定制假体较长，杠杆力量大，因此术后假体松动、脱位的概率远远高于普通关节置换手术。另外，由于肿瘤患者的血液处于高凝状态，下肢深静脉血栓的概率也较高。同时，肿瘤的局部复发和远处转移也是其并发症之一（图1-56、图1-57）。

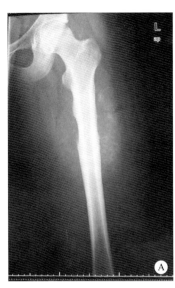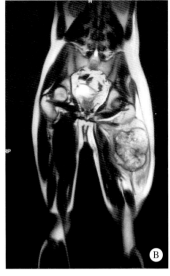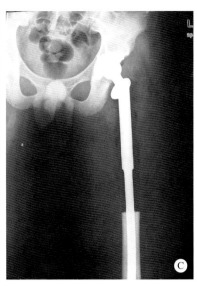

图 1-56 患者，女性，19 岁。左股骨骨肉瘤。行肿瘤切除 + 肿瘤型人工髋关节置换术。分别为术前 X 线片 (A)、
术前 MRI 图像 (B)、术后 X 线片 (C)

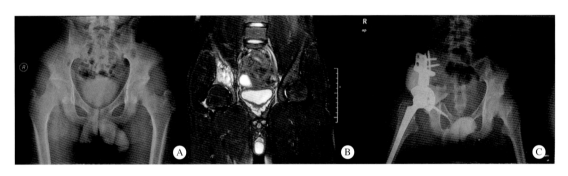

图 1-57 患者，男性，17 岁。右髋臼恶性神经鞘瘤骨转移。行肿瘤切除 + 半骨盆人工关节置换术。分别
为术前 X 线片 (A)、术前 MRI 图像 (B)、术后 X 线片 (C)

（吴 强 邵增务）

（九）年轻患者及早期股骨头坏死治疗

股骨头坏死是由于股骨头血供中断或受损引起骨细胞和骨髓成分死亡及随后的修复，
继而导致股骨头结构改变、股骨头塌陷、关节功能障碍的疾病。

目前对该疾病的认识有了很大的提高，但其发病机制尚未完全明了，治疗的方法很多，
但对各种方法的选择及其疗效仍存在争议。骨坏死主要有两种形式，一种是髓内骨坏死，
通常是静止的，仅影响骨髓腔及其骨小梁；另一种是髓内骨及皮质骨同时受累，常发生在
软骨下骨区域，呈进行性发展并伴有骨关节疼痛，最初命名为"骨无菌性坏死"，此后又
称"骨缺血性坏死"，但因骨坏死发生数周后，部分又出现骨再生，目前多认为"骨坏死"
才应是其标准名称。

难　点

早诊断、早治疗对股骨头坏死患者的预后起着至关重要的作用，详细的全身体检是正确诊断的基础。首先要对患者进行仔细的全身体检，并详细地询问病史。骨坏死早期，患者可没有任何症状；随着病变的进展，大多数患者将会出现关节疼痛，开始仅在受累关节负重时出现，后期休息时也出现疼痛。如果骨坏死逐步进展至关节面塌陷，疼痛将明显加剧，这将严重地影响患者受累关节的活动。从症状的出现到关节功能的丧失，不同的患者经历的时间是不一样的，从几个月到几年不等。一旦怀疑骨坏死，就要选择性地进行以下检查：X线、MRI、CT、骨扫描、活组织检查。X线检查是基本的诊断工具，当症状出现时，一般都有典型的X线表现。较早期的骨坏死，常规X线则无法发现，建议行MRI检查。研究证实，MRI是诊断早期骨坏死最敏感的方法，其敏感率和特异性均达99%，假阳性和假阴性率均在1%以下。CT扫描可以提供骨质的三维结构图及薄层断面，比X线更清晰，有助于确定骨质病变的范围。一次骨扫描可以显示全身所有受累的部位，可以减轻患者辐射暴露程度，但不能用于骨坏死的早期诊断。活组织检查是确诊骨坏死的决定性方法，但因手术创伤大，目前很少采用。

1. 股骨头坏死的诊断标准

(1) 临床症状：站立或行走时髋关节或大腿疼痛，有激素治疗或嗜酒史。体征和病史：以腹股沟和臀部、大腿部位为主的髋关节痛，髋关节内旋活动受限，有髋部外伤史、皮质类固醇应用史、酗酒史。

(2) X线片改变：股骨头塌陷，不伴关节间隙变窄；股骨头内有分界的硬化带；软骨下骨有透X线带，呈新月征，软骨下骨折 (图 1-58)。

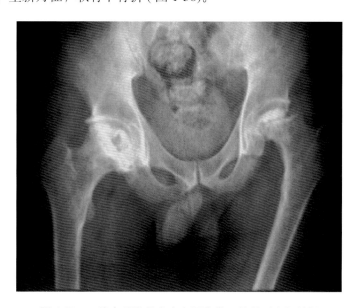

图 1-58　X线表现股骨头内有硬化带，软骨下有新月征

(3) 股骨头MRI的T_1加权像呈带状低信号 (带状类型) 或T_2加权像有双线征 (图 1-59)。

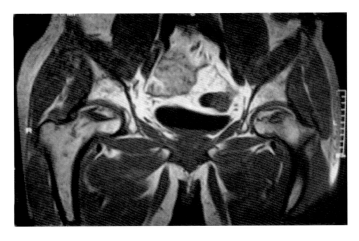

图 1-59　MRI 显示股骨头内低信号点双侧股骨头坏死

(4) 骨闪烁成像显示热区中的冷区，组织活检证实骨坏死，骨闪烁显像显示热区或冷区损害。

2.鉴别诊断　对具有类似的 X 线改变或 MRI 改变的病变，应注意鉴别。

(1) 中、晚期骨关节炎：当关节间隙轻度变窄，出现软骨下囊性变时可能会混淆，但其 CT 表现为硬化并有囊变，MRI 改变以低信号为主，可据此鉴别。

(2) 髋臼发育不良继发骨关节炎：股骨头包裹不全，髋臼线在股骨头外上部，关节间隙变窄、消失、骨硬化、囊变，髋臼对应区出现类似改变，与股骨头坏死容易鉴别。

(3) 强直性脊柱炎累及髋关节：常见于青少年男性，多为双侧骶髂关节受累，其特点为 HLA-B27 阳性，股骨头保持圆形，但关节间隙变窄、消失甚至融合，故不难鉴别。部分患者长期应用皮质类固醇可合并股骨头坏死，股骨头可出现塌陷但往往不严重。

(4) 类风湿关节炎：多见于女性。常见股骨头关节面及髋臼骨侵蚀，鉴别不难。

(5) 具有类似 MRI 改变疾病的鉴别诊断

1) 暂时性骨质疏松症：可见于中年男性及女性患者，属暂时性疼痛性骨髓水肿。X 线片示股骨头、股骨颈甚至转子部骨量减少。MRI 可见 T_1 加权像呈均匀低信号，T_2 加权像呈高信号，范围可至股骨颈及转子部，无带状低信号，可与股骨头坏死鉴别。此病可在 3 ～ 6 个月内自愈。

2) 软骨下不全骨折：多见于 60 岁以上老年患者，无明显外伤史，表现为突然发作的髋部疼痛，不能行走，关节活动受限。X 线片示股骨头外上部稍变扁，MRI 的 T_1 及 T_2 加权像显示软骨下低信号线，周围骨髓水肿，T_2 抑脂像显示片状高信号。

3) 色素沉着绒毛结节性滑膜炎：多发于膝关节，髋关节受累少见。累及髋关节的特点为：青少年发病，髋部轻中度痛伴有跛行，早、中期关节活动轻度受限。CT 及 X 线摄片可显示股骨头、股骨颈或髋臼皮质骨侵蚀，关节间隙轻、中度变窄。MRI 示广泛滑膜肥厚，低或中度信号均匀分布。

4) 股骨头挫伤：多见于有髋关节外伤史的中年患者，表现为髋部痛及跛行。MRI 示位于股骨头内的 T_1 加权像呈中等强度信号、T_2 加权像呈高信号，内侧较多。

5) 滑膜疝注：为滑膜组织增生侵入股骨颈部皮质的良性病变，MRI 示 T_1 加权像呈低信号、T_2 加权像呈高信号的小型圆形病灶，多侵蚀股骨颈上部皮质，通常无症状。

对　策

对股骨头坏死进行分期有助于医师对这一疾病进行诊断，并预测股骨头坏死的演变过程，有利于医师根据不同的病变时期选择最有效的治疗方法，进行个体化治疗，并准确评估治疗效果和预后。众多分类中目前被广为接受的有以下几种：

1. Ficat 分期法　1980 年，Ficat 和 Arlet 根据 X 线片和骨功能检查提出股骨头坏死四期分类法。这种方法简单，临床应用最为广泛。它阐述了骨的功能检查是早期诊断不可缺少的，但其对坏死范围没有量化，也就无法判断预后。

Ⅰ期：X 线片表现正常，但有髋关节僵硬和疼痛，且伴随髋关节部分功能受限。可进行血流动力学、核素和组织病理学检查以确诊。

Ⅱ期：X 线片上有骨重建的迹象而股骨头外形及关节间隙无改变。表现为坏死区骨质疏松、骨硬化和囊性变。临床症状明显，髓芯活检肯定有组织病理学改变。

Ⅲ期：X 线片上骨的连续性遭到破坏，股骨头顶端可有塌陷或变扁，尤以与髋臼接触处明显。死骨局限于相应受压部位，可有断裂和嵌压，并可见呈圆锥状下陷，出现新月征，关节间隙正常。临床症状加重。

Ⅳ期：X 线片示股骨头进一步塌陷，关节间隙变窄，呈典型的骨关节炎表现。臼顶变形以与扁头相对应，圆形关节变为椭圆形状。临床疼痛明显，关节功能障碍，只保留伸展功能，外展和旋转功能完全丧失。

2. Steinberg 分期法（宾夕法尼亚大学分期法）　1995 年，Steinberg 根据股骨头坏死 X 线改变、骨扫描检查及 MRI 表现将股骨头坏死分为七期。这种方法首次对坏死范围进行了量化，并指出骨坏死的预后和疗效主要取决于病损的大小。它第一个将 MRI 作为骨坏死分期的明确方式，并第一次将测量坏死形状和大小的方法引入骨坏死的分期体系。

0 期：怀疑股骨头坏死，X 线片、骨扫描和 MRI 表现正常或非诊断性。

Ⅰ期：X 线片正常，骨扫描和（或）MRI 异常。

Ⅰ A：轻度，MRI 股骨头病损范围小于 15%。

Ⅰ B：中度，MRI 股骨头病损范围 15% ～ 30%。

Ⅰ C：重度，MRI 股骨头病损范围大于 30%。

Ⅱ期：X 线片显示股骨头内囊变和硬化变等异常表现。

Ⅱ A：轻度，X 线片股骨头病损范围小于 15%。

Ⅱ B：中度，X 线片股骨头病损范围 15% ～ 30%。

Ⅱ C：重度，X 线片股骨头病损范围大于 30%。

Ⅲ期：软骨下骨折产生新月征，X 线片上表现为软骨平面下 1 ～ 2mm 处的细小透亮线，延伸到整个坏死范围。

Ⅲ A：轻度，软骨下塌陷（新月征）不足关节面的 15%。

ⅢB：中度，软骨下塌陷 (新月征) 占关节面的 15% ～ 30%。

ⅢC：重度，软骨下塌陷 (新月征) 超过关节面的 30%。

Ⅳ期：股骨头关节面塌陷。

ⅣA：轻度，关节面塌陷小于 15% 或压缩小于 2mm。

ⅣB：中度，关节面塌陷 15% ～ 30% 或压缩 2 ～ 4mm。

ⅣC：重度，关节面塌陷大于 30% 或压缩大于 4mm。

Ⅴ期：髋关节间隙狭窄和 (或) 髋臼软骨发生改变。

Ⅵ期：股骨头和髋关节进一步退行性改变，关节间隙逐渐消失，关节面显著变形。

3. ARCO 分期法 (国际分期法)　1992 年，国际骨微循环研究协会 (ARCO) 在 X 线、MRI、骨扫描等检查基础上提出了更系统、更全面的 ARCO 分期。此分期考虑到了股骨头坏死的部位在分期中的作用。

0 期：骨活检结果显示有缺血、坏死，其他检查正常。

Ⅰ期：骨扫描阳性或 MRI 阳性或两者均阳性。病变根据部位划分为内侧、中央、外侧。

ⅠA：病变范围小于股骨头的 15%。

ⅠB：病变范围占股骨头的 15% ～ 30%。

ⅠC：病变范围大于股骨头的 30%。

Ⅱ期：X 线片异常，示股骨头斑点状表现，骨硬化，囊性变，骨质稀疏。X 线检查及 CT 扫描无股骨头塌陷，骨扫描及 MRI 呈阳性，髋臼无改变。病变根据部位划分为内侧、中央、外侧。

ⅡA：病变范围小于股骨头的 15%。

ⅡB：病变范围占股骨头的 15% ～ 30%。

ⅡC：病变范围大于股骨头的 30%。

Ⅲ期：X 线片上可见新月征。病变根据部位划分为内侧、中央、外侧。

ⅢA：病变范围小于股骨头的 15% 或股骨头塌陷小于 2mm。

ⅢB：病变范围占股骨头的 15% ～ 30% 或股骨头塌陷 2 ～ 4mm。

ⅢC：病变范围大于股骨头的 30% 或股骨头塌陷大于 4mm。

Ⅳ期：X 线片上见股骨头关节面变扁，关节间隙变窄，髋臼骨硬化，囊性变，边缘骨赘形成。

股骨头坏死正确而良好的分期有助于医师对这一疾病进行诊断，并预测股骨头坏死的演变过程，有利于医师根据不同的病变时期选择最有效的治疗方法，进行个体化治疗，并准确评估治疗效果和预后。

治　疗

1. 保守治疗　是指在无创伤的条件下利用一切有效措施进行治疗。目前，对股骨头坏死的保守治疗仍属探索阶段，尚无疗效确实可靠的药物。近些年，有不少研究评估骨坏死药物治疗的效果，具体如下：

(1) 降脂药物：骨坏死发生的众多假说中有两种与脂质相关，一种假说提出病变关节骨髓中脂肪细胞数目增多；另一种假说指出细胞中脂肪含量增多会导致细胞功能障碍或死亡。鉴于此，科学家们开始探索降脂药物是否可以阻止骨坏死的发展。一项临床研究证实，服用高剂量皮质激素的患者同时应用降脂药物，其骨坏死的发生率仅为 1%，远低于常规的 3% ~ 20% 的发生率。

(2) 抗凝药物：越来越多证据显示，骨坏死患者血液凝固系统特异性因子呈现异常水平。一项抗凝药物临床试验，26 例骨坏死患者 (35 髋) 采用依诺肝素 (抗凝血药) 治疗 12 周；2 年随访发现大多数髋仍处于早期 (Ficat Ⅰ期和Ⅱ期)，且多不需要进一步手术治疗 (26/35)。

(3) 抗高血压药物：许多研究发现骨坏死与骨内压增高有关，髓芯减压即基于此。髓芯减压可降低骨内压，缓解疼痛，降压药物的效果值得期待。一项研究纳入 17 例早期骨坏死患者，采用扩血管药降低血压；1 年后随访，患者疼痛改善明显，骨质水肿明显减轻，临床功能评分显著增高。硝苯地平治疗也发现类似的效果。

(4) 二膦酸盐：是一类治疗骨质疏松的药物。最新一项研究评估了阿伦膦酸盐 (二碳磷酸盐化合物) 在减轻骨坏死患者骨质丢失方面的效果。所有 60 例患者 1 年后症状均有改善。虽然随访最长达 5 年，但仅有 6 例患者 (10 髋) 进展到晚期，需手术治疗。最近，人们又关注到二碳磷酸盐化合物治疗与颌骨坏死发生率增高可能相关。在评估药物治疗效果的同时，其潜在的并发症不容忽视。目前，应用药物治疗股骨头坏死的报道较少，药物治疗效果尚不能肯定，但对骨坏死药物治疗前景不要悲观。对于股骨头坏死的药物治疗仍属探索阶段，所有的这些药物只有经过临床机构更加全面的研究和评估，才能被医师和患者所接受。保守治疗除药物治疗外，还包括关节活动范围锻炼、避免负重、电刺激、放血疗法、高压氧治疗等。尽管这些保守治疗方法的单独及联合作用已进行了大量的实验研究，但是这些治疗方法很少能持久性改善关节功能，因此大多数患者最终还是需要通过手术治疗。

2. 手术治疗　自 20 世纪 60 年代以来，人们相继提出并应用几种手术技术治疗股骨头坏死，如髓芯减压、截骨术、植骨术和带血供的骨移植等。

(1) 干细胞治疗：病理生理学研究发现，股骨头坏死患者股骨近端成骨细胞的增殖活性降低，骨髓造血间室和基质部分基质干细胞的活性降低、数量减少，骨坏死可能是一种骨细胞和基质细胞相关性疾病。骨髓干细胞是人们迄今研究最多、认识最深刻的干细胞类型，其中包含具有成骨特性的成体干细胞，如造血干细胞、基质干细胞、多能干细胞等。因此，骨髓干细胞移植治疗可能是治疗骨坏死的一种有效方法。Hernigou 等回顾性分析了 116 例 (189 髋) 患者行髓芯减压及骨髓移植术的疗效。患者获得 5 ~ 11 年随访，平均随访 7 年。提示骨髓移植对早期骨坏死的治疗是有效的，但其疗效及安全性还需要大规模的临床实验进一步验证。随着干细胞技术的日臻成熟、股骨头坏死发病机制和骨修复生理学研究的不断深入，利用骨髓干细胞移植治疗股骨头坏死将呈现出良好的发展前景。

(2) 同种异体骨支撑架结合自体骨植入：此方法为杨述华等设计，为防止股骨头塌陷，为坏死股骨头软骨下骨板提供足够的力学支撑。此方法中设计了呈圆柱状中空带螺纹同种异体骨支撑架，通过髓芯减压隧道植入到坏死区软骨下骨板下，防止股骨头塌陷，同时将自体松质骨和 DBM 放入支撑架内，治疗早期股骨头坏死，取得了满意的效果，为股骨头的治疗提供了一种崭新的思路。骨支撑架为中空圆柱状，近端钝圆，骨笼外径有不同型号，其范围为 9 ～ 16mm，长 34mm，骨笼壁厚 2 ～ 3mm，周围有散在的小孔，直径 1.5mm，表面螺纹间距 2.5mm，螺纹深 1.5mm，笼的尾部有深 1 ～ 2mm、宽 1.5mm 的横槽（图 1-60）。

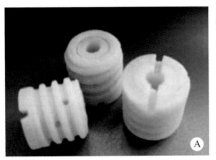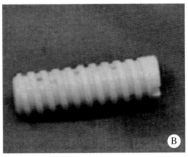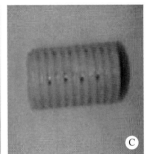

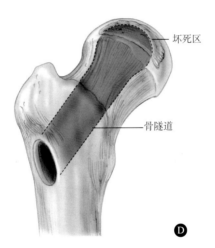

图 1-60 杨述华教授等设计的同种异体骨支撑架结合自体骨植入材料 (A ～ C)；中空圆柱状骨笼 (B)；
人同种异体骨支撑架 (C)；骨材料植入区域和工作隧道 (D)

生物力学支撑对负重区的软骨下骨提供足够的力学支撑，防止其塌陷。微创——尽可能减少手术对股骨头血供的破坏和手术给患者带来的创伤。载体——结合自体松质骨和 DBM 等，促进骨修复。生物相容与自体骨融合，可爬行替代。在髓芯减压的基础上，使用一体螺纹骨笼结合脱钙骨基质和自体骨治疗早期股骨头缺血性坏死。异体螺纹骨笼是通过同种异体骨经过深冻、清洗、去髓、冻干、辐射灭菌等处理，具有免疫源性低、成骨能力强等优点，同时具有和自体骨一样的孔隙结构和弹性模量，有利于骨的传导和爬行替代，具有一定的力学强度，能满足相应的力学支撑。而脱钙骨基质结合自体骨是目前临床上广为应用的生物材料，有良好的骨诱导及骨传导生成作用，可加速愈合过程。通过生物材料装配的异体螺纹骨笼可对关节软骨提供足够的结构支撑，加速骨愈合以平衡骨质爬行替代，修复骨坏死组织或延缓其进展。

　　手术技巧：麻醉成功后，将患者置于可透视的骨科手术床上，患侧髋部垫高 30°，患肢维持外展内旋位固定，常规消毒铺巾；于大转子下 1cm 处向下做长约 5cm 的外侧中线纵行切口，切开外侧筋膜，沿肌纤维方向钝性分离股外侧肌，暴露股骨近端外侧皮质；在 C 臂 X 线机监视下将 1 枚导针经股骨颈钻入到软骨下骨的骨坏死区中央 (图 1-61)，用直径 9 ～ 13mm 的空心钻头沿导针钻开股骨外侧骨皮质，达到骨坏死区，采用特制的器械，经股骨颈刮除骨坏死区死骨，继续沿导针钻入至软骨下骨约 5mm 处，用外径 11 ～ 16mm、螺纹深 1.5mm 的配套攻丝小心攻出螺纹至软骨下骨约 5mm 处；取钻孔时收集的自体松质骨，在 X 线透视下用植骨器植入骨坏死区域，用植骨打压器尽可能填塞压实；将自体松质骨颗粒置于同种异体骨支撑架内，填塞紧密，将装有自体松质骨颗粒的支撑架拧入攻丝好的隧道内；支撑架后的隧道用自体髂骨填塞紧密；分层缝合伤口。

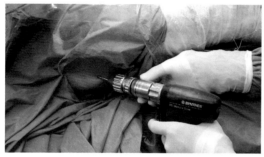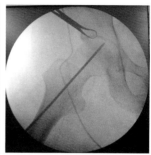

图 1-61　在 C 臂 X 线机监视下将 1 枚导针经股骨颈钻入到软骨下骨的骨坏死区中央

　　临床随访结果表明，该手术方式的出发点是，综合治疗缺血性骨坏死几种方法的优点，用改良的髓芯减压术减轻股骨头骨内压力，以增加其血供和减轻患者疼痛；同种异体骨支撑架的植入可对坏死股骨头负重区软骨下骨起到有力的持续机械支撑，降低局部应力；将具有骨诱导活性的自体松质骨置入同种异体骨支撑架后一起植入软骨下骨来加强其成骨过程，使骨吸收和新骨形成过程达到平衡，加强骨愈合，为关节软骨提供足够的力学支撑。同种异体骨支撑架的植入，能为软骨下骨板提供足够的力学支撑，且不影响新骨的长入。临床证实有效率为 95.8%，无并发症发生 (图 1-62)。

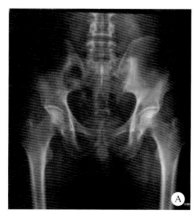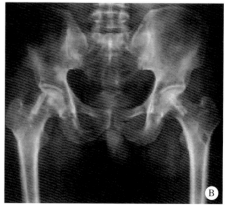

图 1-62　患者，男性，43 岁。双侧股骨头坏死，同种异体骨支撑架结合自体骨植入，

图为手术前后 X 线片

该方法在 2006 年的卫生部科研成果鉴定中获得较高的评价。鉴定委员会认为，研究者从临床实际出发，设计出中空圆柱形带螺纹的同种异体冻干辐照骨支撑架，并结合自体松质骨颗粒移植，用于股骨头坏死的早中期治疗。动物实验及临床研究结果证实，该方法能为软骨下骨提供足够的力学支撑，且自体松质骨颗粒具有骨诱导作用，可加速骨修复。项目密切结合临床，设计合理，构思巧妙，既有前期的动物实验，又有早期临床应用，资料翔实，数据可靠，结论可信。该方法创伤小，操作简单，巧妙地解决了股骨头内减压同时支撑软骨及成骨修复这一难题，是治疗股骨头坏死的新方法，成果达到国际先进水平，具有很好的临床推广价值。

(3) 髓芯减压同时填入骨诱导材料：在众多治疗治疗方法中，髓芯减压的疗效最受肯定，使用也是最广泛的。Ciombor 等比较了单纯髓芯减压与髓芯减压结合脱钙骨基质植入的临床疗效：早期随访效果不错，但远期随访发现后者较前者在 Ficat Ⅰ期髋生存率方面仅提高 11%。Leali 等采用了另一种改良技术，在髓芯减压基础上，拧入 2 枚空心螺钉至软骨板下以提供结构支撑，同时填入骨诱导材料 (如脱钙骨基质) 以加速骨痂愈合进程，其临床疗效有待于临床随访评估。目前，各学者对髓芯减压的效果报道不一，髓芯减压最佳手术技术也还未确定。武汉协和医院杨述华等采用具有人体松质骨成分和多级结构、可以完全吸收的新一代人工骨修复材料进行手术，操作简单，效果确实 (图 1-63)。

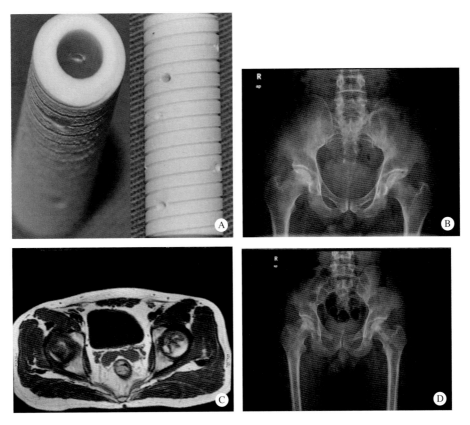

图 1-63　患者，男性，41 岁。双侧股骨头坏死，行髓芯减压术同时填入新一代人工骨修复材料
A. 新一代人工骨修复材料；B、C. 术前 X 线及 MRI 诊断；D. 术后骨盆 X 线平片

(4) 转子间内翻截骨术截骨联合植骨术：主要适用于 Ficat Ⅱ期及Ⅲ期且病变范围较小的患者。Simank 等评估并比较，髓芯减压和转子间截骨的疗效相当 (图 1-64)。

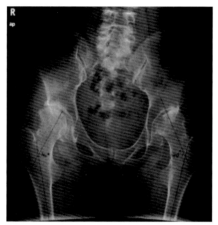
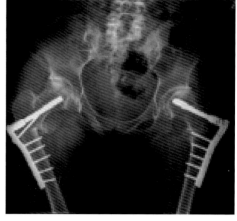

图 1-64　患者，女性，17 岁。双侧股骨头坏死，行转子间内翻截骨术，图为手术前后 X 线片

(5) 腓骨移植：Plakscychuk 等回顾性分析了带游离血管和不带血管的腓骨移植患者各 50 例；5 年随访平均 Harris 评分提高者分别为 70% 和 36%。带血管腓骨移植比非血管化骨移植的疗效要肯定得多。除提供结构支撑外，带血管的腓骨移植可提供大量的骨髓间充质干细胞及界线清晰的血管联结，这些能加速再血管化进程，更有利于坏死股骨头的修复。带血供的骨移植可应用于 Ficat Ⅱ期、早期的Ⅲ期而病变范围较大不适于行普通植骨术的患者。Soucacos 等改进了髓芯减压技术，在减压的同时行同种异体骨移植，对股骨头提供结构性支撑。Behrend 等进行了类似的改进，将植入物改为自体或同质腓骨或髂骨。尽管短期效果还不错，但远期生存率比较低 (图 1-65)。

(6) 多孔钽棒植入：多孔钽金属具有人体松质骨结构特点的蜂窝离体棒状结构，弹性模量与腓骨相当，具有生理性应力分布和高摩擦系数，提论上提供对股骨头的结构性支撑，刺激骨修复，增强坏死区的再血管化并避免出现应力遮挡。多孔钽棒支撑技术是在髓芯减压和腓骨移植的基础上发展形成的，其手术适应证为早期股骨头坏死。根据其理论与相关基础研究，美国食品药品监督管理局 (FDA) 于 2000 年 6 月开始评价多孔钽假体治疗早期股骨头坏死的安全性和有效性。起初其在美国境内进行临床试验，又在欧洲及其他地区应用，而后进入中国临床 (图 1-66)。

多孔钽螺钉植入是一种微创手术，能够缓解患者症状，对股骨头坏死的早期治疗有一定效果，但 2 年随访疗效较 1 年随访股骨头坏死发生明显进展，我们认为异体骨笼治疗早期股骨头坏死的近期疗效优于多孔钽棒 (图 1-67)。

(7) 全髋关节表面置换术：适用于年轻、活动量大的患者，自 Smith-Petersen 首次采用股骨头金属单杯假体治疗髋关节疾病以来，表面髋关节置换技术发展至今已有 60 年的历史。现代全髋关节表面置换假体的特点：高碳钴铬钼合金的金属对金属假体；髋臼均为压配，表面为多孔或羟基磷灰石喷涂，股骨头帽采用短细柄保持位置，股骨头假体骨水泥固定；

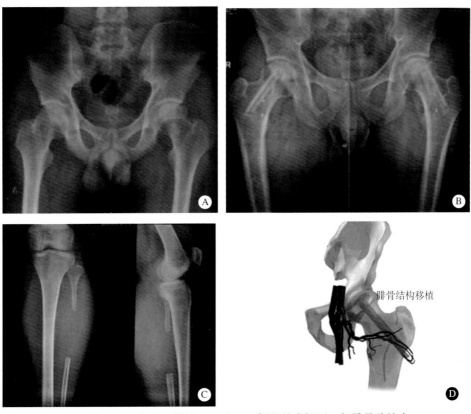

图 1-65 患者，男性，37 岁。双侧股骨头坏死，行腓骨移植术

A、B.手术前后 X 线片；C.取腓骨处术后正侧位 X 线片；D.带血管腓骨移植示意图

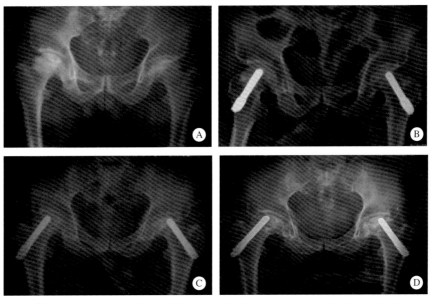

图 1-66 患者，男性，43 岁。双髋疼痛 4 年余。患者患髋为 Steinberg 分期 Ⅱ 期，行双侧多孔钽棒植入治疗股骨头坏死，10 个月后出现双髋股骨头塌陷，双髋疼痛加重，影响行走，21 个月后复查双侧股骨头塌陷进一步加重，双髋疼痛，股骨头坏死进展明显

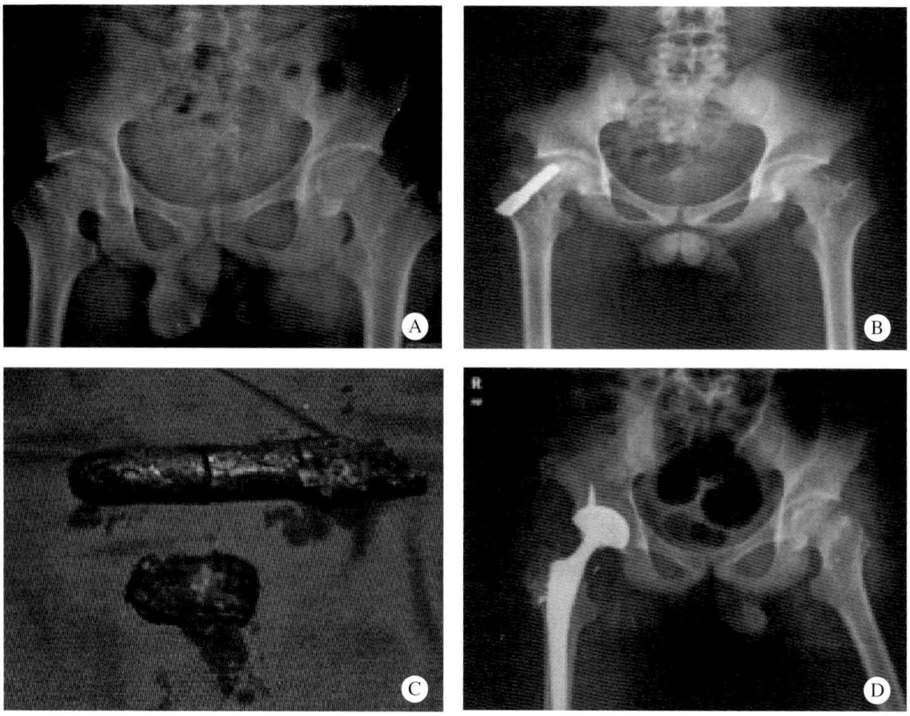

图 1-67 患者，男性，20 岁。右髋疼痛伴跛行 3 年加重 4 月余

A.患者患髋为 Steinberg 分期 Ⅱ 期；B.行右侧多孔钽棒植入治疗股骨头坏死，16 个月后出现股骨头塌陷，右髋疼痛加重，影响行走；C.后取出钽棒，见多孔钽棒上有大量骨长入；D.行关节置换术

较大直径的球头假体、降低脱位率；合适的接触摩擦，减小磨损。较传统的全髋关节置换术而言，表面置换术有其显著优势：较完整地重建了髋关节的解剖结构，最大程度上保留了髋关节骨质，为以后的全髋翻修术提供了良好的基础，翻修手术难度降低，股骨上的力学传导接近生理状态，它能最大限度保留本体感觉，适用于年轻且活动量大的患者 (图 1-68)，Daniel 等在 446 例髋关节表面置换的患者随访中发现，90% 患者术后恢复体育活动，术后 2 ～ 8 年的随访中仅有 1 例进行了翻修。

(8) 短柄关节置换：有以下两种。

1) Metha 短柄关节置换术：Metha 短柄人工髋关节是一种全新的髋关节假体，它的设计理念来源于 Bernard 等在 20 世纪 80 年代中期提出的"三点支撑"理论 (图 1-69)。

2) 和原始 Tri-Lock 相比，新一代 Tri-Lock 骨保留柄更加符合生物动力学，外肩内缩保护大转子，允许微创手术，长度缩短约 20mm，为 DORR A 型股骨提供近端皮质接触，远端改为弧形，有利于各种入路时假体的植入。先进 Gription 微孔涂层，摩擦系数 1.2，高于钽金属涂层 36%，最大化骨保留，比填充式柄多 43% 骨保留。

相比传统的人工关节假体，短柄髋关节假体更适于年轻、活动量大、髋关节功能要求高的患者。其优势与特点：更小的手术切口，宜为患者所接受；截骨量少，更多地保留股骨颈骨质，提供更好的正常生理负载；肌肉软组织损伤小，关节功能恢复快；更符合生物力学原

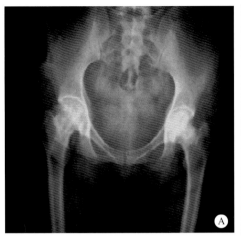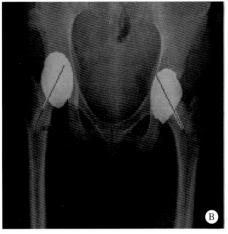

图 1-68　患者，女性，19 岁。双侧股骨头坏死，行全髋关节表面置换术

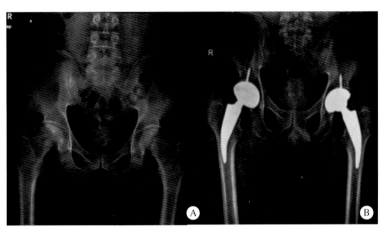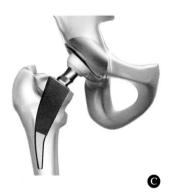

图 1-69　患者，男性，37 岁。股骨头坏死双侧 Metha 短柄关节置换

A、B.手术前后 X 线片；C.短柄关节示意图

理；应用非骨水泥假体；为以后的全髋翻修提供了良好的基础，翻修手术难度降低（图 1-70）。

适应证：年轻及高活动量患者为首选，原发性髋关节骨关节炎，创伤性髋关节骨关节炎，类风湿髋关节炎，Perthes 病，股骨头坏死，股骨头骺滑脱症。该项技术适应证必须严格控制，对于骨质疏松症、髋关节发育不良、股骨颈畸形和有过敏体质的患者需慎重选择。

陶瓷对陶瓷假体：在过去的 30 年中，陶瓷材料被不断地应用于人工关节，陶瓷的发展可以分成三个阶段。20 世纪 70 年代生产的第一代陶瓷，临床应用取得了很大成功，然而股骨头破碎发生率高达 13%。第二代陶瓷提高了陶瓷的密度，并将晶体从 4.5nm 减小到 3.2nm。第三代陶瓷进一步提高了陶瓷最终产品的纯度。

第四代陶瓷材料的基质是 75% 氧化铝、24% 氧化锆和痕量的氧化铬与氧化锶，将晶体颗粒的大小从 2nm 减小到 1nm，把这种陶瓷的韧性增强到接近纯氧化锆的水平而仍旧保持氧化铝的硬度和耐磨性能（图 1-71）。

欧洲已有多个针对陶瓷人工关节长期随访研究，Bizot 等的 128 例陶瓷对陶瓷的髋关节

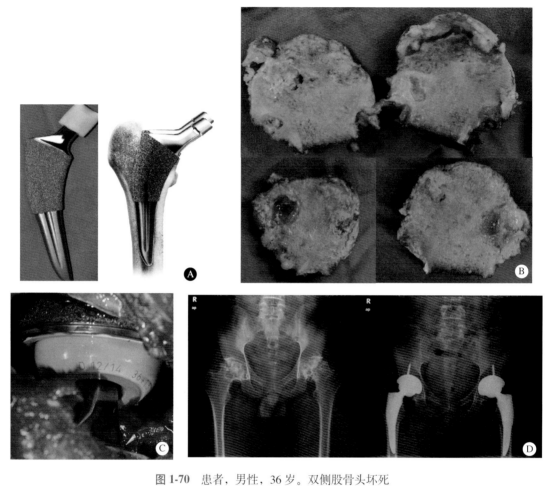

图 1-70 患者，男性，36 岁。双侧股骨头坏死

A. 使用新一代 Tri-Lock 骨保留柄大体照；B. 术中股骨头病理解剖大体照；C. 术中假体关节大体照；D. 患者行双侧 Tri-Lock 骨保留柄关节置换术前后 X 线片

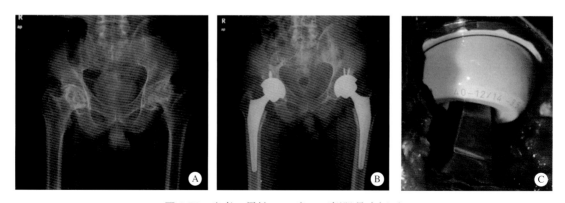

图 1-71 患者，男性，49 岁。双侧股骨头坏死

A、B. 第四代 40mm 大头陶瓷对陶瓷髋关节置换手术前后 X 线片；C. 第四代 40mm 大头陶瓷髋关节置换术中假体关节大体照

置换术中，对所有患者年龄小于 40 岁的髋关节置换术中的 88 例髋臼放射学随访 2 ～ 22 年，7 年使用率是 94.1%，因而得出结论，陶瓷对陶瓷是一种有价值的表面磨合材料。

　　股骨头坏死的治疗方法很多，效果很大程度上取决于骨坏死的分期、骨坏死的部位及范围、致病因素是否继续存在。股骨头坏死的治疗可分为可逆阶段和不可逆阶段，早期诊断，在其可逆阶段进行治疗可望逆转病变的发展，中心减压对早期股骨头坏死的治疗效果已得到大部分学者承认，结合骨移植、电刺激等措施可提高其疗效，一旦骨坏死进入不可逆阶段，则各种治疗方法均不太理想，只能是延缓病程的发展，其最终结局是股骨头塌陷并继发骨关节炎。对于出现骨关节炎的患者，只能将关节置换作为最佳选择，但由于此类患者关节置换效果较其他患者差，因此在出现骨关节炎前，采取各种保存股骨头的治疗方法延缓病程的发展，推迟全髋置换的时间仍属必要。

（王　晶）

五、术后监测与处理

　　髋关节置换术后对患者体温、脉搏、呼吸、血压实行严密监测。体温是反映早期感染的一个重要指标，持续高热、髋关节周围软组织肿胀，是术后感染征象。硬膜外麻醉要平卧 4 ～ 6 小时，全身麻醉尚未清醒前，患者头偏向一侧，应防止口腔内呕吐物或者分泌物误吸引起肺炎。保持伤口敷料清洁干燥，负压引流通畅，观察引流液的颜色、性质及引流量，防止引流液倒流。切口换药时严格无菌操作，术后 3 天体温超过 38.5℃，应监测 CRP、ESR 及血常规，排除感染。对于高龄患者，术后长期卧床容易发生肺部及泌尿系统感染，要鼓励患者做有效的咳嗽和深呼吸，预防坠积性肺炎。留置导尿管期间注意保持导尿管通畅及会阴部清洁。

　　术后密切观察肢体情况，若有下肢肿胀，肢体温度降低，发紫或者发绀，应该立即行下肢血管 B 超检查，排除深静脉血栓，若发现血栓形成，立即在监测凝血时间情况下行溶栓治疗。术后应该保持患肢外展中立位，早期可用丁字鞋固定，注意观察双下肢是否等长，是否疼痛，关节活动功能是否正常，活动有无疼痛和异常，预防关节脱位。

六、术后康复

　　科学系统的康复训练，是促进功能早日康复、有效减少人工髋关节置换术后并发症的有效手段。术后功能锻炼应该掌握两点：一是早期；二是循序渐进。髋关节置换术后患肢穿丁字鞋，两腿中间垫软枕，保持外展中立位。术后即开始踝关节的屈伸活动，术后 1 ～ 3 天：患肢保持外展中立位，防止髋关节脱位。开始下肢肌肉收缩练习，同时关节可作小角度运动。踝关节和趾间关节可以进行主动的背伸和跖屈练习，主要目的是保持肌肉张力，促进下肢血液回流。同时进行深呼吸练习。术后 2 ～ 3 天后，可以坐起，进行轻度屈伸练习。术后 3 ～ 7 天：采用骨水泥固定，可以鼓励患者早期下地站立。注意坐起活动时，屈髋不能大于90°，否则将导致髋关节脱位。双拐保护下开始行走。术后8~14天，采用骨水泥固定的患者可以负重，而采用非骨水泥固定的应不负重或部分负重，待术后6~8周后负重。术后3周~3个月：患者在活动时屈曲不能超过90°，不坐矮凳，不做下蹲动作。不做盘腿动作，不洗盆浴，不过度内旋或外旋下肢。不侧身睡觉，如非要侧身，则要在两腿间放置厚垫，防止关节内收、内旋。弃拐时间因人而异，一般要在行走平稳且无疼痛时。

康复不仅与疾病本身和手术操作技术有关，还与患者的信心、精神状态及对康复治疗配合程度密切相关。术后心理康复护理也很重要。良好正确的术后功能锻炼有助于建立良好的人工关节功能，维持关节稳定，增加肌力，并可以避免一部分术后并发症的发生。

七、术后常见并发症的预防与处理

（一）术后感染

假体周围感染是人工髋关节置换术后常见的并发症之一，术后3个月以内的感染称手术期感染，超过3个月者为迟发性感染。预防感染的措施主要是针对感染源、细菌的生长环境及机体抵抗力下降这三个环节。

预防措施包括：①正确评估术区皮肤条件，正确准备手术部位的皮肤，彻底清除手术切口部位和周围的皮肤污染，尽可能在手术当日备皮，避免刮刀刮伤皮肤。②及时治疗潜在感染，提高机体抵抗力，鼓励患者做深呼吸及有效咳痰，预防泌尿系统感染。③术前预防性应用抗生素，控制高血糖，尽量缩短术前住院时间，降低院内交叉感染的发生。④术中使用双层手套，严格无菌操作，缩短手术时间，彻底止血，高压脉冲冲洗并充分引流。⑤术后预防措施：防止血源途径感染，对免疫力低下或使用免疫抑制剂等感染风险较大的患者，都应预防性应用抗生素。对迅速增大的血肿或持续渗液者应及时切开。

早期诊断、早期治疗是髋关节术后假体周围感染的处理原则。对于浅表的局限性蜂窝织炎，应仔细进行伤口护理并应用抗生素。对深筋膜浅层化脓性感染，应早期切开清创引流和静脉应用抗生素。

感染后假体是否取出可根据假体是否松动进行处理，如无松动可以进行病灶清除和持续冲洗；如术后感染发生在2周内，可不必取出假体，单纯清除血肿及感染组织；超过2周者则倾向于取出假体，术后超过3个月的慢性感染一定要取出假体，并择期再植入（图1-72）。对深部感染，主要采取以下几种措施：

1. 单纯抗生素治疗　适用于老年患者及身体条件差无法耐受再次手术、假体无松动、细菌毒力低、对抗生素敏感者，但易导致耐药菌株的产生，临床成功率低。

2. 清创保留假体　适用于术后早期急性感染（<2周）且假体未松动者。保留假体，局部彻底清创，缺点是抗生素治疗持续时间长，失败率高。

3. 一期翻修术　主要适用于老年患者或无法耐受多次手术的患者。其无需旷置过程，在彻底清创后，一期植入新假体。术后恢复快、功能好、费用低廉。其问题是无法根据细菌培养结果术中选择含敏感抗生素的骨水泥。

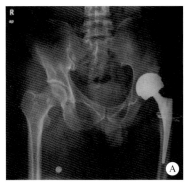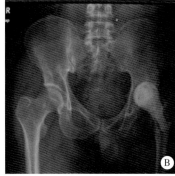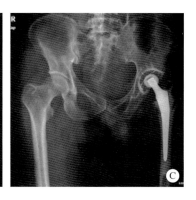

图 1-72 患者，男性，36 岁。左髋全髋关节置换术后感染 (A)；关节旷置术后 6 个月 (B)；再行骨水泥全髋关节置换术 (C)

4. 二期翻修术 是目前治疗关节置换术后深部感染效果最为肯定的方法。通常的做法是：取出假体，彻底清创，持续非肠道途径应用敏感抗菌药物至少 6 周；复查 CRP、ESR 连续 3 次以上均正常，在感染控制的基础上，再次植入假体。一期旷置后能够较彻底清除坏死组织和异物，有充足的时间来确定细菌的种类和敏感抗生素，并在再置换术前得到有效应用；允许在假体再植入前进行治疗效果的评估。缺点：面临再次麻醉、手术风险；延长住院总时间，增加医疗费用，加重软组织修复难度，时间跨度长。

5. 最后挽救手术 主要包括关节融合术、截肢术等。

（二）脱位

人工髋关节脱位是全髋置换术的早期主要并发症，其发生率各家报道不同，为 1.7% ~ 5.1%。人工髋关节置换术后脱位的原因很多，引起人工假体脱落的原因主要有：股骨距切除过多，髋周围软组织剥离、松解过大或高龄患者髋周软组织松弛等。术后搬运不当或术后患肢体位放置错误也是原因之一。因其对患者精神和身体的影响很大，故防止假体脱位非常重要。不同因素引起的脱位处理方式也不尽相同。Dorr 等根据平片检查结果将髋关节脱位原因分为四型，不同类型脱位处理方式如下。

1. 体位性脱位（Ⅰ型） 其假体位置正确，软组织平衡，此类脱位最常在术后搬运患者的情况下发生，尤其是在内收位从手术台到推床，然后又从推床搬运到病床时发生脱位，也可能因患者在不正确的时间不正常的使用造成。此类脱位通常可在麻醉下手法复位，手法复位困难者可采用切开复位，复位后采用支具固定 2 ~ 3 周（图 1-73）。选用较大头颈比的假体，术后进行良好正确的功能锻炼往往可降低此型脱位的发生率。

2. 软组织失衡性脱位（Ⅱ型） 凡是由于软组织失衡造成的脱位均可归入此型。它包括大转子截骨愈合不良、高位臼杯、股骨颈截骨过多等情况，髋关节周围肌力过低，如脑梗死后遗症患者、老年女性患者及软组织过分松解患者等；髋关节周围肌力失衡，如后入路

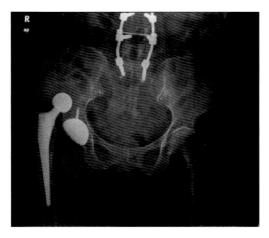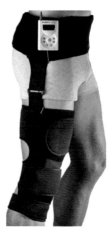

图 1-73　髋关节脱位后支具固定

破坏后方肌群，脱位较前入路为高；术中损伤臀中肌；术中修复旋后肌群不足等。

3. 假体不良性脱位（Ⅲ型）及混合型（Ⅳ型）　假体的放置位置一直被认为是决定髋关节稳定性的关键因素，但仍无绝对统一的标准。如果臼杯前倾和外翻不够，髋臼后方覆盖不够，则髋关节容易发生后、外上方脱位；如果臼杯前倾和外翻过多时，髋臼的前外侧覆盖不够，髋关节易发生前脱位。髋臼的旋转中心点也被认为是影响假体不稳的另一个重要因素。正常或稍内移的髋臼旋转中心点能使臀中肌保持良好的张力，较好地恢复髋关节软组织平衡；外移或上移的髋臼中心点会使臀中肌力矩减小，臀中肌松弛，难以维持软组织平衡进而步态失衡，容易发生脱位。再次手术调整假体位置往往是解决这两型不稳的最好选择。

（三）骨折

随着老年人口的增多、人工关节置换的发展，人工髋关节置换数量逐年递增，高龄患者生存期延长及活动量增加，使得股骨假体周围骨折的发生率及复杂性增加，假体周围骨折也渐渐引起人们的关注，文献报道其发生率为 0.1%～3.2%。大多数假体周围骨折发生在股骨侧，手术操作不当是导致早期假体周围骨折的主要原因，晚期假体周围骨折多由外伤、骨溶解、骨质疏松及假体周围骨质吸收引起，临床可根据骨折的位置和移位情况选择不同的治疗方法。

根据骨折的部位，Vancouver 分型将假体周围骨折分为 A、B、C 三型。

A 型：分为 A_G 型（大转子骨折）和 A_L 型（小转子骨折）。

B 型：根据股骨假体的稳定性及可利用的骨量分为 B_1 型（股骨假体稳定）、B_2 型（股骨假体松动，无明显股骨骨量丢失）、B_3 型（股骨假体松动，股骨骨量丢失）。B_2 型与 B_3 型的区别在 B_2 型无明显骨量丢失。

C 型：骨折位于假体远端，不影响假体稳定性。

股骨假体周围骨折的预防措施包括以下三方面：

1.术前需要对某些可能导致股骨假体周围骨折发生的因素进行分析，如患者年龄、骨质质量、假体类型、假体固定方式等，任何降低骨强度的全身和局部因素均可引起术后股骨假体周围骨折，应引起重视。术前应拍摄双髋关节正位片，其中包括有股骨中上段侧位片，了解骨量情况、股骨中上段有无畸形，经测量后准确选择与之相匹配的假体。

2.术中充分松解股骨周围软组织，切忌强行牵拉、扭转股骨近端。在行髋关节脱位时，可切断部分阔筋膜张肌、臀大肌止点和臀中肌后缘的紧张部，必要时行大转子截骨。插入股骨的髓腔锉或髓腔钻，应靠向大转子，保持与股骨干平行，防止发生股骨皮质穿透骨折。打入髓腔锉、试模或假体遇到阻力时必须仔细检查，切忌强行锤入而引起股骨骨折。

3.术后应指导患者进行正确的功能锻炼，避免摔伤。高龄是假体周围骨折的一大危险因素，所以对高龄特别是合并骨质疏松的患者，应考虑骨折发生的可能性，故术后应正确、科学地指导患者进行肌肉训练和关节活动度的训练，负重时应进行步态训练和协调性训练，持续抗骨质疏松治疗。术后定期随访，常规进行影像学检查。

假体周围骨折的治疗一直以来都是困扰骨科医师的难题，无论采用何种治疗方案，其最终目的都是使骨骼尽早愈合，恢复假体的稳定性及肢体的功能，促使患者早期活动。

1.A型骨折　绝大部分的A型骨折是稳定的，只有轻微的移位，可采用卧床休息、制动等非手术治疗。只有当大转子骨折块明显移位、不稳定，骨质疏松时才考虑行手术复位并进行钢丝或钢缆环扎，螺钉或环抱钢板固定以及近年来推出的大粗隆爪形钢板钢缆系统。

2.B型骨折　此型骨折好发于假体近端，有时也发生于假体柄末端。B型骨折为临床最常见类型，发生率为80%，保守治疗并发症发生率较高。

(1) B_1型骨折：此型骨折假体柄稳定，宜在保持原假体的情况进行稳定的切开复位内固定。国外曾有文献报道，采用非手术治疗此种骨折有着较高的骨折不愈合等并发症发生率，目前比较公认的方法是钢丝钢缆、钢板螺钉、记忆合金环抱器或几种内固定材料联合使用。

(2) B_2型骨折：此型骨折假体已松动，需行翻修手术取出已松动的假体。该型骨折的治疗最主要的是保证术后假体的稳定，推荐髓内固定技术，长柄生物型远端固定型假体是首选假体。因为在髋关节翻修术中，髓腔内广泛硬化，骨水泥很难获得良好的交锁，故使用骨水泥型假体翻修的临床效果远不如初次置换；而且骨水泥有可能从骨折端渗出，继而影响骨水泥的加压效果和骨折的愈合，所以应尽可能地使用生物型长柄假体。对于假体周围骨折来说，假体的最远端应超过骨折端至少5cm或2倍于股骨直径的长度，以减少应力集中，远端固定的假体更适合假体周围骨折的翻修病例。此外，应根据术中情况，同时联合使用钢丝钢缆、交锁螺钉及异体皮质骨板等，从而有助于患者术后愈合。

(3) B_3型骨折：多发生于全髋关节置换后晚期，假体柄松动且柄周围或股骨近端出现较广泛的溶骨性骨缺损，治疗难点在于骨量严重缺失下既要恢复假体的稳定性，又要达到骨折断端间的牢固固定。对于同时伴有假体松动，近端骨量丢失严重的B_3型骨折，非骨水泥翻修假体结合同种异体皮质骨板移植是目前常用的方法，有时还需要特殊设计的假体和技术。

3. C 型骨折　这类骨折发生于假体柄远端以远的部分，无假体松动及骨缺损，治疗上以单纯的股骨远端或股骨髁上骨折的治疗原则处理，与髋关节假体无关，可采用捆绑带、LISS 钢板或逆行髓内钉等。但无论采用哪种固定方法，都要注意假体柄尖端与髓内钉或钢板之间的股骨承受的应力明显增加，因此应避免保留的此段股骨过短。

总之，股骨假体周围骨折的治疗具有挑战性，常常难以处理，最重要的方法是预防其发生。结合患者年龄、性别、骨质质量、假体类型、假体固定方式、关节功能、全身情况等，确定高危人群，定期随访，常规检查髋关节功能、进行 X 线检查，提出个体化的预防和治疗方案，才能有效降低股骨假体周围骨折的发生率。

（四）血管、神经损伤

1. 血管损伤　全髋置换术发生动脉损伤者非常罕见，威胁生命的血管损伤的发生率大约是 0.12%，开放或隐蔽性的大出血可导致休克，或者给患肢带来严重的功能障碍。最常损伤的血管是髂外动脉和股动脉及其分支与伴随静脉。损伤主要是由在髋臼顶用点状骨撬和髋臼的内植物及带有骨水泥的骨块突入小骨盆引起。带螺钉臼杯及其自攻螺纹、螺钉、骨凿及导针同样能引起血管损伤。

血管损伤的预防措施：骨撬应在直视或用手指保护下放置在髋臼的前侧。应尽可能避免骨水泥灌注入小骨盆，要小心地取出过多的骨水泥。应特别小心的是，安置髋臼加强环和防内陷网时螺钉应朝骶髂关节方向拧入。术中大出血时应采用可使用的所有局部止血措施，并通过前下腹膜后的腰部切口结扎或夹住髂外动脉，然后由血管外科医师进行动脉修复。术后出血和缺血的危险信号包括迅速增大的血肿，循环衰竭，或下肢和足部变冷，或感觉迟钝及严重的疼痛。检查方面首先确定脉搏的状态，如没有足背动脉搏动，可用多普勒超声测定踝动脉梗阻压（正常值 40 ～ 50mmHg）。骨科医师应知道如何做此检查和解释其结果。超声图能迅速地提供有价值的资料。最重要的诊断项目是介入动脉造影，除可确定主干血管出血外，同样能用于栓塞血管。彩色超声因费时很少使用。曾有肾功能损害者可选择具有对比影像的 MRI 扫描检查。

2. 神经损伤　全髋关节置换术可并发神经损伤的发生率为 0.5% ～ 2%，受累神经主要是股神经、坐骨神经、臀上神经，偶见闭孔神经或股外侧皮神经损伤。最常见受累的神经是股神经（1.3%）和坐骨神经（0.3%）。全髋关节置换术 (THR) 后出现的神经损伤恢复期可持续 2 ～ 3 年，而且功能的改善往往不理想。

神经损伤的预防及治疗：手术前需确认患者是否处于神经损伤的高危状态，包括曾有神经损伤的患者（即根性或多元性神经病理损伤）、内陷性髋关节病和计划做下肢延长的患者，下肢平均延长 4cm 后可发生坐骨神经损伤。在术中对主要神经采取必要的保护措施，细致地使用骨撬特别重要。患者体位的选择应能使主要的神经尽可能处于松弛状态。控制不必要的下肢延长。经臀肌入路时应特别小心，仅允许在大转子顶端上劈开臀中肌 4cm，以免危及臀上神经。

术后即刻做细致的主要神经功能试验，定期对较轻度损伤的主要神经如坐骨神经和股神经反复检查，完全负重时对臀上神经和闭孔神经进行检查，对任何已知的神经系统并发症做定期随访，神经震荡或轴索中断（少数病例除外）一般采用保守治疗，主要包括物理治疗和疼痛的处理，偶尔采用矫正方法，很少需外科手术。如有大的血肿伴有瘫痪，手术处理，血肿清除是适应证；如临床和电生理检查提示完全或部分神经离断，神经探查是适应证，但这种情况很少。

（五）术后疼痛

全髋人工关节置换术对骨骼、肌肉、软组织的创伤较大，大部分患者在围手术期有中重度的疼痛刺激，患者会产生系列的生理、病理和心理变化，包括焦虑、烦躁、失眠、免疫力下降等。疼痛往往是患者害怕手术的主要原因，减轻患者疼痛，可以帮助患者早期功能锻炼，减少住院时间，提高患者满意度。多模式镇痛的观点近年来在临床上受到越来越多的关注和应用。它包括：术前的疼痛宣教、超前镇痛、麻醉技术、手术技术、术中镇痛药物的局部注射、术后镇痛。

1. 患者的教育　术前宣传教育对于促进患者早期康复非常重要。重视患者的心理变化，积极地与患者交谈，用通俗的语言讲解手术基本原理、疼痛控制方法、术后康复方案及手术可能带来的并发症，并告知患者多数情况下术后当日就可以实施术后康复方案，这一方案可以促进患者早日康复。良好的术前教育有助于患者积极配合治疗，使其消除紧张、焦虑的情绪，减少术后镇静剂的使用。

2. 超前镇痛　人工关节置换术的手术创伤从两个方面改变了中枢神经系统的应答反应：一方面，手术创伤使传入神经元的兴奋性阈值降低导致外周致敏；另一方面，手术创伤使脊髓神经元的兴奋性增加导致中枢致敏。这两方面的因素导致术后痛觉过敏，从而增加了有害刺激应答，并且降低损伤部位及其周围组织的痛觉阈值。所谓超前镇痛，其广义是指减轻术后一段时间内的疼痛，其狭义是指镇痛措施应用于术前较术后更有效，超前镇痛就是在伤害性刺激作用于机体之前，采取一定措施防止中枢神经系统敏化，以消除或减轻术后疼痛。尽管如此，超前镇痛依然很少被应用。大多数情况下，患者往往是在疼痛症状开始的时候才被很好地给予止痛药。Skinner 等研究发现，持续周期性给药比标准的需要时给药能更有效地缓解疼痛，而且前者能够减少麻醉药物的需求量，这也是该方法的一个明显优势。术前口服 COX-2 型非甾体抗炎镇痛药不仅有外周镇痛的效果，而且手术期间控制疼痛过程中还表现出一定的中枢麻醉药效应。

3. 术中麻醉　传统疼痛控制方式采取全身麻醉或硬膜外麻醉，全身麻醉联合静脉短效麻醉剂患者自控镇痛成为手术镇痛的金标准。患者自控镇痛泵通常在术后 24 ～ 48 小时内使用，然后改为口服止痛药。尽管麻醉泵的使用能控制疼痛，但是其不良反应如恶心、呕吐、瘙痒症、尿潴留、呼吸抑制等都能延缓患者的康复过程。新的麻醉方法的目的在于，采取多种模式的镇痛方案控制疼痛而不依赖或尽可能少地依赖麻醉剂，减少麻醉剂应用引起的不良反应。目前已经证实，局部麻醉比全身麻醉在控制术中失血、深静脉血栓形成及术后疼痛控制上有明显的优势。单次剂量硬膜外麻醉和连续硬膜外浸润麻醉技术用于全髋关节置换术后镇痛，单次剂量注射通常能够提供 4 ～ 12 小时的短效镇痛效果，而且通常需要补充口服药物或者静脉镇痛因子。使用或不使用吗啡的局麻药连续硬膜外浸润麻醉能显著延长术后镇痛的作用时间，但是无法避免其带来的恶心、呕吐、瘙痒症、尿潴留、低血压等不良反应，而且连续硬膜外麻醉需要一根留置导管，可能干扰外科医师对预防血栓栓子的治疗。局麻药单次剂量脊髓麻醉联合新型缓释吗啡（长效硫酸吗啡缓释脂质体注射剂，Depo-Dur）单次剂量硬膜外麻醉能产生 24 ~ 48 小时的镇痛效果。对于接受 Depo-Dur 麻醉的患者需要给予相应的辅助处理措施，尽可能减少恶心、瘙痒等并发症，同时密切监测低血压的出现也是必要的。

4. 手术技巧　　轻柔的外科技术能减少髋部周围软组织损伤、降低术后疼痛，在术中对软组织要尽量锐性分离，钝性分离和撕拉都能加重软组织创伤。手术切口要有足够长度，以提供充分的深部显露，盲目采用小切口可以加重软组织损伤，增加术后患者疼痛。

5. 局部关节周围注射　　关节周围注射混合镇痛药物是比较新颖的人工关节置换术后镇痛方法，也称鸡尾酒疗法，可以起到比较好的术后镇痛效果和减少不良反应。目前，用于局部关节周围注射的局麻药成分各异，但其主要成分通常为局部麻醉药、阿片类药、肾上腺素、类固醇激素及生理盐水的混合制剂，部分混合制剂中还含有抗生素和 COX-2 类非甾体抗炎药。关节周围注射各种药物的疗法尚在发展中，但是在多模式疼痛控制方案中它确实显示出了这种治疗方案的可行性。鉴于其出色的镇痛效果和很少的不良反应，并且操作容易，最终大多数临床医师会选择采用局部关节周围注射来用于关节置换术后镇痛。

6. 其他辅助疗法　　采用上述任何方法实现手术镇痛时，都会出现上述方法无法控制的疼痛，此时必须给以辅助处理措施镇痛。目前的辅助镇痛主要依赖口服阿片类速效或缓释剂型，从而增强上述方法的麻醉效果。例如，羟氢可待酮缓释剂能够发挥持续镇痛效果，而且较少出现并发症。在有些病例使用弱效镇痛药，如泰诺林、COX-2 型非甾体抗炎药、盐酸羟考酮和对乙酰氨基酚片剂，也能起到一定镇痛作用。随着制药工业对控制术后疼痛的重视程度不断增加，将有更多的辅助药物和设备用于术后镇痛。最近，一种患者自控的芬太尼透皮贴麻醉贴，其主要成分为一种阿片类止痛剂，已经在国内获得批准上市，它避免了静脉通道的建立。

通过局部麻醉和多模式疼痛控制方案，在尽可能避免不必要使用麻醉剂的情况下，可以达到无痛性全髋关节置换。这一观念被目前多数学者所推崇，并处于不断的发展中。另外，髋关节置换术后中远期并发症，如假体脱位及不稳、假体感染、假体无菌性松动、异位骨化及腰椎源性疾病也会引起术后疼痛，预防和处理方式本小节不再赘述。

（六）下肢不等长

下肢不等长根据产生原因和评估方式可以分为实质性不等长和功能性不等长。实质性不等长是指因股骨、胫腓骨等下肢骨骼长度不等导致的下肢长度差异。功能性不等长是因为脊柱畸形、骨盆倾斜、髋关节内收或外展、屈曲挛缩畸形等原因造成的双下肢长度差异。

下肢不等长分为真性下肢不等长、功能性下肢不等长和混合性下肢不等长三类。真性下肢不等长指因骨结构不相等造成的不等长，常由生长障碍或创伤引起，也可因髋关节或其他部位病变所致；功能性下肢不等长指继发性软组织改变或骨盆倾斜等引起的不等长；混合性下肢不等长则由骨本身原因和不同程度功能性因素综合形成。

双下肢不等长最常见的表现是术侧肢体的延长，而不是缩短。术后肢体延长的原因包括：①软组织过多松解；②股骨颈截骨时保留残端过多；③髋臼未安置在正常解剖位置，旋转中心外移；④ DDH 患者，臼杯安置于真臼位置；⑤假体柄外翻位植入髓腔；⑥假体柄颈部过长；⑦使用加长股骨头。相反，如果术中股骨颈保留过少、髋臼旋转中心上移或内移、使用假体柄颈部过短等有可能导致术侧肢体的缩短。

术后下肢不等长最常见症状为跛行，神经牵拉症状是严重下肢不等长最早出现的症状。一般认为，双下肢长度差异在 2cm 以内时，可以通过调整鞋子高度及患者感觉适应来解决。超过 2.5cm 的长度差异可能会引起一些临床症状，包括神经麻痹、跛行、骨盆倾斜、腰背痛、假体受力改变致寿命缩短等，其中最常见的问题是术后肢体过度延长所致坐骨神经麻痹。

手术的关键是恢复双下肢的功能性长度。例如，对于骨盆倾斜的患者需要仔细考虑处理方法，若患者长时间存在固定骨盆倾斜，矫正双下肢的实质性不等长会导致双下肢功能性不等长，从而引起一系列临床症状，除非患者的骨盆倾斜是可复性的，方可尝试恢复双下肢的实质性等长。为了达到这一目的，要求术前、术中准确地评估下肢的长度。

1. 术前计划　体格检查时注意患者的步态、体位、髋关节畸形、骨盆倾斜等。通过 Allice 征，观察股骨、胫骨是否存在长度上的差异。下肢长度的测量主要有以下两种方法：一种方法是传统的测量方法，是从髂前上棘至内踝下缘的长度，如下肢外展挛缩，骨盆倾斜畸形时，可通过测量脐与两内踝间距差来估计双下肢长度差；另一种方法是通过前后位的骨盆 X 线平片，经左右坐骨结节下缘作一连线，分别测量两侧小转子上缘到坐骨结节连线的垂直距离，两者的差值，即双下肢长度的真实差距。术前标出假体尺寸，标记术中需要的界线，精确计划以保持术后两腿等长（见图 1-18）。

2. 术中测量　要获得理想的下肢长度需要术中进行精确的测量。我们常采用术中触摸髌骨、足跟，对比双下肢长度的办法，来粗略评估双下肢的长度差异。但这种方法准确性有限，要求双下肢保持在伸直位，稍有内外翻改变即可影响测量值。也可以通过测量固定于髂骨和股骨上的一些特定的固定点来评估双下肢的长度差异。通常是在髋臼和股骨近端各取一固定点，用克氏针或螺钉固定作为标志，通过测量假体安置前后两点间的距离差值来计算肢体长度的改变值。

3. 术中处理　对于术前测量双下肢等长的患者，要求术中髋臼假体安装在解剖位置，臼杯固定后，选择合适的股骨假体调整下肢长度。股骨颈切除水平和股骨头长度的不同组合均可得到同样的腿长，但偏心距可能不一样。对于术前测量双下肢不等长的患者，我们力求恢复双下肢功能性长度。例如，在手术中，当计划缩短下肢超过 2cm 时，应考虑行转子下截骨。当下肢延长超过 2cm 时或患者有创伤、感染所致的神经粘连或神经走向改变时，应将坐骨大切迹到臀大肌肌腱附着处逐步暴露。

如前所述，术中可通过髋臼假体位置的改变、股骨颈切除高度以及假体头和颈长度的不同组合等来达到改变下肢长度的目的。术中必须重视股骨偏心距、外展肌张力及假体稳定性。当双下肢长度和偏心距合适但稳定性较差时，可以通过骨赘的切除、股骨或髋臼前倾角度的改变、转子位置调整等方法进行处理。

（七）异位骨化

异位骨化是指在软组织出现成骨细胞并形成骨组织。其多半发生在大关节周围，如髋关节、肘关节等，常见于神经瘫痪的患者。本病发病机制不清楚，诱发因素可能是神经和生物电因素。其基本病理改变是在纤维结缔组织中，原始细胞增殖活跃伴有丰富的毛细血管网，钙盐沉积，形成骨。成熟的异位骨化具有骨的结构，外层包裹纤维结缔组织，里面是成骨细胞，具有小梁结及类骨组织，中心是活跃的原始细胞。全髋关节置换术后异位骨化的发生率为 0.6% ～ 90%，有明显症状的为 2% ～ 7%，有些可使髋关节功能严重受限，影响术后康复，异位骨化的发病机制目前尚不清楚，现尚无有效的治疗方法，关键在于预防。

异位骨多位于臀肌间或大、小转子处，可表现为髋关节周围软组织中的孤立骨岛或股骨近端和骨盆骨刺形成。其常见临床表现为进行性关节活动受限，轻者关节周围红肿、疼痛，重者关节活动障碍甚至关节强直，伴有不同程度的疼痛、红斑。此类表现多出现在术后 1 ～ 4 个月内，亦有 1 年后出现者。

异位骨化的发生主要通过 X 线检查观察，术后最初 4 ～ 6 周，可见模糊的钙化，随着异位骨形成的进程发展，在术后 15 周左右出现，经过 4.5 ～ 6 个月的继续发展达到最显著的程度而稳定。必要时可行核素骨扫描、CT 或 MRI 以辅助诊断。

对于已经形成的异位骨化，手术切除是已知的唯一的治疗方法。若异位骨化对髋关节功能无明显影响，无需治疗。手术适应证为明显髋关节疼痛或关节功能障碍的患者，待异位骨化灶成熟后，方可行手术切除。术中细致轻柔操作、彻底清洗和清创、围手术期抗生素和抗凝药物的合理应用以及术后闭式引流等措施可有助减少异位骨化的发生。二膦酸盐类药物、放射治疗等可用于异位骨化的预防，但前者长期应用可引起骨软化，也有人认为它只能延期而不能预防异位骨化，后者术后需搬动患者，增加痛苦，还有引起人工关节脱位的危险。因此，非甾体抗炎镇痛类药物成为目前公认的最有效的预防异位骨化形成的药物。非甾体抗炎镇痛类药物是前列腺素合成的抑制剂，可阻止前列腺素及其相关物质的合成，而这些物质在创伤后的炎症反应过程中可诱导软组织，特别是肌肉组织中的未分化的间充质细胞分化成为成软骨母细胞，通过软骨内成骨方式形成新生骨组织。这类药物有较严重的不良反应，与食物同服或饭后服用可以减少对胃肠道的刺激。

（八）深静脉血栓 (DVT)

骨科大手术后静脉血栓栓塞症发生率较高，是患者围手术期死亡的主要原因之一，也是医院内非预期死亡的主要原因。静脉血栓栓塞症是指血液在静脉内不正常的凝结，使血管完全或不完全阻塞，属静脉回流障碍性疾病。它包括两种类型：深静脉血栓形成和肺动脉血栓栓塞症，即静脉血栓栓塞症在不同部位和不同阶段的两种临床表现形式。国外文献数据显示全髋关节置换术后深静脉血栓形成总发生率为 42% ～ 57%，其中于下肢近端的发生率为 18% ～ 36%。2009 年中华医学会骨科学分会制订了《中国骨科大手术静脉血栓栓塞症预防指南》，以降低发生静脉血栓栓塞症的风险，减轻患者痛苦。其中，"骨科大手术"特指人工全髋关节置换术、人工全膝关节置换术和髋部周围骨折手术。

静脉血栓栓塞症的早期诊断：静脉血栓栓塞症通常起病较急，在深静脉血栓阶段，血栓远端肢体或全肢体肿胀是其主要特点，如影响动脉，可出现远端动脉搏动减弱或消失。血栓发生在小腿肌肉静脉丛时，可出现血栓部位肌肉压痛。患者多表现为患肢肿胀发硬、疼痛，活动后加重，偶有发热、心率加快。除以上有症状的临床特点外，一些辅助检查手段亦对于诊断深静脉血栓具有重要意义，包括：血浆 D 二聚体测定、加压超声成像、彩色多普勒超声探查、放射性核素血管扫描检查、螺旋 CT 静脉造影、静脉血管造影等，其中静脉血管造影是诊断深静脉血栓的金标准。

随着病情发展，可能随之出现的诸如突起的呼吸困难或活动后气促，不明原因的肺部阴影及不明原因的发热，低氧血症和低碳酸血症加重，肺动脉压力和中心静脉压骤增等，提示并发 PTE。无论合并或不合并呼吸困难，患者出现胸膜炎样胸痛时，应高度怀疑 PTE 的出现。为求进一步明确 PTE 的诊断则可检查 X 线胸片、心电图、血气分析、螺旋 CT 肺动脉造影、放射性核素肺扫描检查、肺血管造影等，其中首选螺旋 CT 肺动脉造影 (CTPA)(图 1-74)。

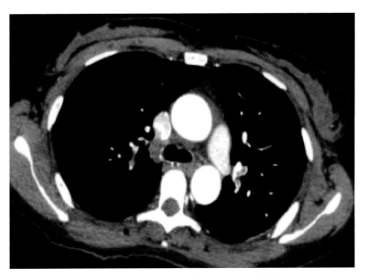

图 1-74　双上肺动脉分支可见充盈缺损

静脉血栓栓塞症的预防及处理：对接受骨科大手术患者需进行常规静脉血栓预防。预防方法包括基本预防、物理预防和药物预防。

基本预防措施主要包括：手术操作尽量轻柔、精细；术后抬高患肢，防止深静脉回流障碍；鼓励患者勤翻身、早期功能锻炼、下床活动、做深呼吸与咳嗽动作以及建议患者改善生活方式，如戒烟、戒酒、控制血糖及控制血脂等。

物理预防措施主要是利用机械原理促使下肢静脉血流加速，减少血液滞留，降低术后下肢深静脉血栓形成的发生率，如足底静脉泵、间歇充气加压装置及梯度压力弹力袜等。推荐与药物预防联合应用，单独使用物理预防仅适用于合并凝血异常疾病、有高危出血风险的患者。值得注意的是，物理预防措施有诸如充血性心力衰竭、肺水肿或下肢严重水肿、下肢血管严重动脉硬化或其他缺血性血管病及下肢严重畸形等禁忌证。

药物预防静脉血栓栓塞症常用药物包括低分子量肝素及Ⅹa因子抑制剂等。低分子量肝素的特点是可根据体重调整剂量，皮下注射，使用方便；严重出血并发症较少，较安全；且一般无需常规血液学监测。间接Ⅹa因子抑制剂，如磺达肝癸钠，皮下注射，较低分子量肝素能更好地降低骨科大手术后下肢深静脉血栓形成的发生率，安全性与低分子量肝素相似。直接Ⅹa因子抑制剂，如利伐沙班，与药物及食物相互作用少，与低分子量肝素相比，能显著减少静脉血栓发生，且不增加出血风险。需要注意的是，由于作用机制、分子质量、单位、剂量及抗Ⅹa和抗Ⅱa因子活性等存在差异，因此药物预防过程中只能使用一种药物，不能换用。每种预防药物的给药时间、方式及用量各不相同，应遵循用药说明进行。另外，对有出血风险的患者应权衡预防下肢静脉血栓形成与增加出血风险的利弊。应用抗凝药物后，应严密观察药物不良反应。出现严重出血倾向时应立即停药，根据具体情况采取相应的实验室检查或请相关科室会诊，及时做出处理。

骨科大手术围手术期深静脉血栓形成的高发期是术后24小时内，所以预防应尽早进行。但术后越早进行药物预防，发生出血的风险也越高。因此，确定深静脉血栓形成的药物预防开始时间应当慎重权衡风险与收益。骨科大手术后凝血过程持续激活可达4周，术后深静脉血栓形成的危险性可持续3个月。与人工全膝关节置换术相比，人工全髋关节置换术后所需的抗凝预防时限更长。对施行全髋关节、全膝关节置换及髋部周围骨折手术患者，推荐药物预防时间最短为10天，可延长至11～35天。

同时，经过上述抗凝预防后，仍有可能发生深静脉血栓形成和肺动脉血栓栓塞症。一旦发生上述情况，应立即请有关科室会诊，及时诊断和治疗。

（九）出血血肿

全髋关节置换和翻修术后的血肿发生率为1.1%～2.2%，个别报道达11.7%，且与性别无关，与初次置换和翻修手术也没有明显关系。Ochsner等将术后血肿分为即刻型和延迟型。关节周围的血肿表现为切口周围、腹股沟区甚至是腰背部的青紫。髂腰肌的血肿形成会压迫坐骨神经从而引起坐骨神经麻痹的一系列症状。髋关节周围的积血使得患者血红蛋白下降，出凝血时间延长，血肿的吸收使得患者的胆红素产生过多，增加了肝脏的负担，临床上肝功能减退，可出现黄疸、体温升高，血白细胞增多。血肿有速发和迟发之分，前者主要由于术中没有彻底止血、凝血功能下降和术后引流不充分而引起；后者为全髋关节置换术后才出现，多见于切口感染和慢性渗血。

术后血肿的预防：全髋关节置换通常采用外侧入路，切除部分臀中肌附着和关节囊。每一步操作，都要对切开的组织用电凝彻底止血，关闭伤口前再次检查是否有活动性出血，闭合伤口时尽量减少无效腔，伤口放置引流管可以引出积血，但并不能减少血肿的发生，放置引流管后，伤口与外界相通，增加感染风险。伤口渗液较多时，可用髋人字绷带加压包扎到术后第 2 天。若放置引流管，术后注意保持切口引流管通畅并呈负压状态，引流袋低于床单 20～30cm，记录引流液的量、性质及颜色，引流量 < 50ml 或术后 24～48 小时可拔除引流管，同时要观察伤口敷料浸湿的范围变化、手术部位有无肿胀等情况。

血肿的处理：

1. 穿刺引流　如果有明显、可触及的液性血肿，且周围有蓝绿色环绕，或者血肿有经过伤口穿出的危险时，可以考虑穿刺引流。对于深部肌肉间血肿，可在 B 超定位下穿刺引流。穿刺引流应该在手术室无菌条件下进行，穿刺操作要求术者穿手术衣和戴口罩、帽子。穿刺后伤口采用髋人字弹性绷带加压包扎 24 小时。

2. 手术切开，清除血肿　手术切开指征为：①C 反应蛋白 (CRP) 和白细胞增加，发热并疼痛，怀疑出现感染性血肿。②手术伤口在术后 6～8 天仍有渗出，可能成为病菌的侵入口。③继发血红蛋白水平下降，感到大腿紧张并伴有疼痛。手术经原手术切口切开，开放关节，吸引出血肿。清洗伤口，彻底止血，用刮匙清除所有残留物。切除有明显改变的伤口边缘。在伤口内 2～3 处常规取组织标本，做细菌学和组织学培养检查。用消毒液彻底冲洗整个伤口，分层闭合，插入 2～4 个宽大的深部引流管和 2 个皮下引流管。根据各引流管的情况，3～5 天后逐步拔管。

3. 血管介入栓塞治疗　目前血管造影术不仅可以显示出血管的影像，而且还可以阻塞血管，或有效地降低血流速度，促使血栓形成。这项技术甚至可用于如臀上动脉这样较大的血管止血，特别适用于突然恶化的继发血肿，且愿意采用这种治疗的患者，处理越早，效果越好。

（十）骨化性肌炎

骨化性肌炎系指肌腱、韧带腱膜及骨骼肌的胶原性支持组织的异常骨化现象。根据发生诱因骨化性肌炎分为外伤性骨化性肌炎和进行性骨化性肌炎，其中以外伤性骨化性肌炎最常见。骨化性肌炎可按其发生部位分为骨膜性、骨旁性和骨外性三型。骨化性肌炎的发病机制尚不明确，一般常见于儿童或青年，大都为创伤后并发症的表现，多为患者创伤处血肿吸收，但亦可继发肌肉僵硬、萎缩和骨化形成，致使受累肌肉相应关节僵直，影响关节功能。

X 线检查对骨化性肌炎的临床确诊有很大帮助，X 线检查结果往往能将该病的明显症状和特征突显出来，并能揭示其病情状况。早期骨化性肌炎的病症是活动时患处非常疼痛，活动范围受限变小，局部肿胀，有明显压痛感，有硬结出现。通过 X 线片可见患处组织内有不规则棉絮状模糊或关节周围云雾状的钙化阴影，伴随着病情不断发展，阴影面积、密度也会随之增大和加深，中期 X 线片显示患处肿物周围大量生成花边状新骨，界线清晰。中后期患处肿物会停止发展并缩小而形成骨化性团块。晚期本病会严重影响关节功能，导致关节僵硬。

髋关节置换术后骨化性肌炎如无功能障碍，无需手术。有功能障碍者，应待 X 线片显示骨化块边缘光滑、密度较高、已完全成熟后再完整地将其切除。

（十一）其他

假体无菌性松动也是髋关节置换术后常见并发症之一，微动理论和微粒理论认为微动和关节摩擦必然产生微粒，不同微粒激活异物反应形成界膜组织，产生各种局部因子，激活破骨细胞，使骨溶解，从而导致无菌性松动。对于高龄患者，除了预防上述并发症外，还应预防肺部感染及泌尿系统感染。

（张　波）

第六节　人工髋关节翻修术

随着接受 THA 手术人数的不断增多，关节假体在体内存留时间的不断延长，相应出现各类相关并发症的发生率也在不断增加，导致 THA 术后失败需要翻修的患者数量也在不断上升（图 1-75 ～图 1-77）。翻修术国内曾称二次或重复手术、修整手术等，是指关节因各种

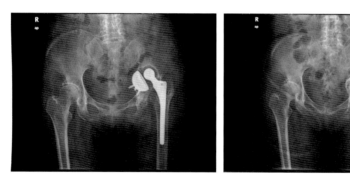

图 1-75　女性，69 岁，髋关节二次翻修

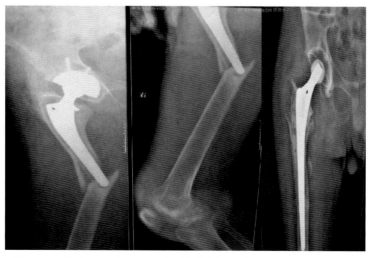

图 1-76　男性，30 岁，THA 术后假体周围骨折。行全髋关节翻修术

原因行人工关节置换术后，因磨损或其他原因导致其松动、下沉，需再次进行关节置换。由于临床上髋关节置换术开展最多，翻修术也是应用最多的。国外自20世纪60年代中期开展人工髋关节置换术，随着前期置换关节使用寿命的结束，需要行翻修术的患者日益增多。有数据显示，美国人工髋关节置换手术中约10%为翻修术。我国自20世纪70年代开展人工髋关节置换术，随着人工髋关节置换术的不断普及，需要行全髋翻修的患者也逐年增加。髋关节翻修是关节外科医生面临的挑战之一，主要困难包括术前评估准备、确定失败原因、如何在最大限度减少骨破坏的情况下安全有效地去除假体、重建骨缺损、选择与固定新的假体、术后最大限度地减少并发症及合理有效的术后康复等，以上因素与翻修手术成功密切相关。

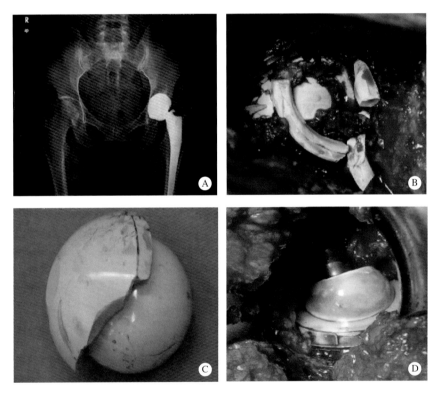

图 1-77 全陶瓷髋关节置换术后4个月X线检查示陶瓷碎裂(A)；术中可见陶瓷碎裂(B)；术中取出的假体(C)；陶瓷对陶瓷髋关节翻修术中(D)

一、适应证

（一）无菌性松动

髋关节翻修的主要原因为无菌性松动（图1-78）。松动在其早期通常是无症状的，特别是髋臼松动。后期表现可能为腹股沟或大腿疼痛。早期出现松动的主要原因是：

1.生物固定型假体尺寸不合适，与髋臼和骨髓腔不匹配，没有达到手术技术要求。

2.骨水泥固定型假体位置不良，长期存在剪切力，导致假体松动。

3.术中髋臼软骨面处理不彻底，假体不能与髋臼软骨下骨充分接触。

4.术中发生骨折，引起假体固定不切实，术后过早负重，导致假体松动下沉。

5.聚乙烯磨屑颗粒导致假体周围骨溶解。

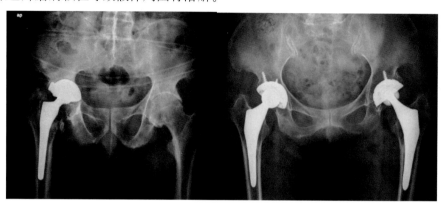

图 1-78　无菌性松动是髋关节翻修的首要原因

（二）感染

英国一项大范围回顾分析报道，关节置换术后感染率在 0.3%~2.2%。Fitzgerald 等对关节假体感染进行分型：Ⅰ型，急性暴发性感染，通常发生于 6 周内。Ⅱ型，延迟脓毒症，或慢性无痛性感染。Ⅲ型，之前良好功能的髋关节置换迟发血源性感染。大量研究显示最常见的单发菌种为凝固酶阴性葡萄球菌(47% 的病例)和甲氧西林敏感金黄色葡萄球菌(44% 的病例)。8% 转为耐药金黄色葡萄球菌，7% 转为厌氧菌。与Ⅰ型感染有关的主要因素有：①术前病人的身体状况，是否患有类风湿关节炎、糖尿病等免疫相关性疾病，是否长期使用免疫抑制药物。②手术室环境、术中无菌操作、术中出血量及手术时间长短。③术后伤口是否有延期愈合，短期内同一部位是否有二次手术。与Ⅱ型和Ⅲ型感染有关的因素主要取决于病人身体健康状况，特别是对身体其他部位潜在感染的控制。

（三）髋关节反复脱位

脱位是全髋置换最常见的并发症之一，报道显示初次全髋置换的脱位发生率在 0.3% ~ 7%。髋关节反复脱位的主要原因有：①假体位置不良：髋臼假体前倾角外展角控制不好、股骨假体前倾角太小。②髋关节周围软组织松弛：髋臼假体位置过高、过深，股骨颈截骨过多、假体颈过短。③髋关节周围肌肉萎缩，外展肌无力。

（四）假体周围骨折

假体周围一旦发生骨折，无论是生物固定型还是骨水泥固定型假体都可能发生松动。特别是骨水泥型假体，骨折使骨与骨水泥之间出现间隙。

(五)假体磨损、断裂

一般情况下,髋臼假体内衬磨损主要与假体植入时间长短、病人活动量、病人体重等因素相关。但是,髋臼假体位置不佳,髋关节假体生物力线不正,则会加速假体内衬的磨损。目前,髋臼假体陶瓷内衬的断裂也逐渐增多,这主要与术中安放陶瓷内衬时,没有使内衬与臼杯彻底服帖有关,也与厂家产品的设计缺陷相关。股骨假体柄断裂临床上比较少见。值得一提的是,前几年推出的金属对金属人工髋关节被发现有诸多问题,如体内金属离子浓度过高、金属碎屑引起局部无菌性炎症等。此类病人,临床症状重者,也需要行人工髋关节翻修。

二、术前准备

(一)病史

详细地询问病史对于缩小鉴别诊断范围和确定病因是很重要的。仔细询问患者前一次或几次手术的手术方式、手术过程、假体类型、手术切口是一期愈合还是延迟愈合、术后有无反复发热、有无深静脉血栓形成、术后髋关节疼痛类型、使用抗生素后疼痛能否减轻、术后关节是否脱位、术后创伤病史。如有可能,尽量拿到患者的病历资料和手术记录。还有要了解患者有无心血管、血液系统、内分泌系统、神经系统等基础疾病。感染常见于共存疾病如肥胖、糖尿病、类风湿关节炎和免疫抵制性疾病。及时调整平时所使用的药物,停用如阿司匹林等对凝血有影响的药物。如果患者长期服用糖皮质激素,围手术期要暂停口服激素,静脉给予氢化可的松补充应急量激素,以防止肾上腺皮质功能衰竭的发生。

(二)临床表现

1.症状　疼痛往往是病人的主要症状。疼痛的特征、起始、持续时间、频率、部位及减轻和加重因素是很重要的。疼痛和术前相似,可能提示原发病的诊断可能是错误的,全髋关节置换并没有解决病人疼痛的原因,需要排除引起疼痛的其他病因。如果疼痛和术前不同,可能和手术相关性更大。持续性疼痛,没有间隔,提示感染、骨折、撞击或非骨水泥假体初始稳定性的丧失。负重行走时疼痛,休息时不痛,多考虑假体松动。迟发疼痛见于无菌性松动、低毒感染、骨溶解,或不稳。夜间疼痛,提示化脓性感染或肿瘤。起立痛,指示假体松动。疼痛部位也是非常重要的。腹股沟痛常常和髋臼问题相关,但偶尔可因为腹股沟疝或髂腰肌激惹。偶然臀深部疼痛由髋臼松动引起,但更常和下腰背、骶髂关节、神经根性疼痛等因素相关。如果是大腿痛,则可以考虑是股骨假体的问题。然而,有些病人的假体柄固定良好,但是仍然发生无明显原因的大腿痛。

2.体格检查　要详细观察病人步态、寻找畸形的原因,检查患者髋关节周围的肌肉力量,尤其是臀中肌的肌力。当然,患肢的长度也要测量。肢体长度不一致时,应当让病人站立在递增的砖块上直到骨盆在真实水平,明显肢体长度不一致可见骨盆倾斜和脊柱侧凸。

渐进的肢体短缩可能和某一组件下沉相关。如果短缩过多,可能术后不能完全纠正,最好在术前与患者进行充分的沟通。检查髋关节活动度时,应该特别注意任何疼痛激发试验。髋关节在极度活动时疼痛,可能与撞击或松动有关。然而髋关节在活动范围中自始至终都有疼痛,可能提示炎症或感染。检查皮肤瘢痕位置、窦道、炎症、髋周包块和触诊疼痛区域。除了骨科专科检查,还要进行全面仔细的体格检查,包括心、肺、脑、肝、肾等重要器官的功能,必要时请相关科室会诊协助检查和治疗,及时纠正贫血、营养不良、高血压、糖尿病等常见疾病,对患者的全身状况做到心中有数。

(三)辅助检查

1. 实验室检查　血常规包括完整的血细胞计数。然而,白细胞计数在诊断感染时并不是特别有帮助。Canner 等报道白细胞计数升高在证实的假体感染中仅占 15%。髋关节翻修患者应常规检查血沉 (ESR) 和 C 反应蛋白 (CRP)。血沉是一种非特异性炎症标记物。在初次全髋置换术后大概 6 个月,血沉下降到 20mm/h 以下。有既往假体感染病史的病人有显著的血沉升高,平均在 66mm/h。在全髋术后,CRP 水平恢复到正常比血沉更快。Aalto 等报道 CRP 在术后第二天到达峰值,术后 3 周恢复正常。因此,再次升高的 CRP 可能提示感染。做出正确合理诊断的关键不是用单一检验,而是用多个检验的结合。CRP > 10mg/L 和 ESR > 30mm/h 有助于诊断感染。而 ESR 和 CRP 均正常是排除术后感染最有价值的指标。

2. 影像学检查

(1) X 线片:骨盆正位和髋关节正侧位 X 线片是髋关节翻修术前最常用的影像学检查。系列 X 线片是诊断假体松动的最好方法。感染早期阶段使用放射学诊断很困难。全髋置换术后最初一年内快速进展的骨溶解是感染的强指标,骨膜反应新骨形成,骨内膜扇贝壳样和骨溶解高度提示感染。

(2) CT 扫描:CT 可以帮助我们了解髋臼的前倾角。螺旋 CT 可以大大提高诊断骨溶解的灵敏度和特异性。

(3) 核医学:^{99}Tc MDP 增强吸收提示局部骨骼代谢增强。吸收增加发生于无菌性松动、感染、异位骨化、应力骨折、肿瘤和代谢性骨疾病。然而,初次全髋置换术后两年以上仍然可能存在核素吸收增强,因而减小了早期诊断可疑松动或感染的价值。但是,^{99}Tc MDP 骨扫描是最有价值的阴性预测指标,如果结果正常,则排除了很多潜在的髋关节相关病因。

3. 髋关节穿刺　所有怀疑感染的病例应当做髋关节穿刺,也应当建议那些血沉和 CRP 升高的病人做穿刺。可以在 C 形臂引导下联合关节 X 线片定位,进行髋关节穿刺以避免干抽。如果关节腔液体较少,可以缓慢注入无菌盐水,然后再次抽吸,穿刺液进行细菌培养和药敏试验。

(四)手术器材

翻修术所需的器械要比初次手术多得多,国外近年生产的假体都配有专用于翻修术的器械。如果是以前生产的假体,则需在术前准备特制的专门器械。一般来说,翻修术前需准备下列器械:C 形臂、股骨柄取出器械、手动和电动骨水泥取出器械 / 电动金属切割器械、髓腔软钻、可允许轻度弯曲的薄凿、环钻磨削器、弯凿、螺丝和金属网、捆绑钢丝和钛合金带、自体和异体植骨块。为减少术中失血，还可以使用术中血液滤过回输。如果是髋关节感染或怀疑感染，还要准备万古霉素和妥布霉素，与抗生素骨水泥一定比例混合后进行髋关节旷置。

（五）手术切口的选择

手术切口和入路的选择应该考虑假体取出和重建方案两个方面。由于每个医师的手术习惯不同，髋关节初次置换可以采取不同手术切口和入路，翻修手术时则建议采用自己最熟悉的切口和入路，而不必拘泥于前次的手术切口。

（六）选择植入假体

髋关节翻修患者往往存在不同程度的骨缺损。常用的髋臼和股骨骨缺损分类包括AAOS分类、Paprosky分类和GROSS分类等，需要根据骨缺损的分类选择髋臼和股骨假体（图1-79）。对于髋臼骨缺损可以使用结构植骨或打压植骨，髋臼可以选择如同初次置换的非骨水泥臼杯，或巨大非骨水泥臼杯，或加强环+骨水泥臼杯，或TM臼杯等。对于股骨缺损，可以选择近端固定假体，或远端固定假体，或如ZMR或S-ROM组配式假体，或全涂层假体，或打压植骨+骨水泥假体等。然而，大量临床随访资料证实，在翻修术中采用非骨水泥固定型假体的临床效果要远远好于使用骨水泥固定者。这可能是因为松动的假体与邻近的骨小梁摩擦，使骨小梁被磨平局部骨组织硬化。这样假体再次置换时，即使填入大量骨水泥也不可能像初次手术时那样在假体和骨质之间形成坚强的机械性固定。鉴于这些原因，近年来，许多医生在翻修术中喜欢使用非骨水泥固定型假体，以植骨处理骨缺损。对于THA术后不稳定、反复脱位需要翻修的患者，翻修假体尽可能选用大直径股骨头，必要时使用限制性髋臼杯等。

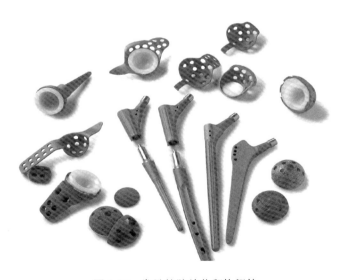

图1-79 常见的髋关节翻修假体

081

(七)术前评分

使用不同的评估体系来衡量髋关节疼痛及髋关节假体置换术后的髋关节功能方面的改善。这些评分体系各有所长，包括由医师评分的 Harris 髋关节评分系统，由患者本人评分的 WOMAC 问卷调查评估体系，以及由患者家庭成员完成的 SF-36 健康调查问卷。前两者是专门针对髋关节的疾病 - 特性评估体系，后者是用以评价患者生存质量、健康状况、精神状态、社会生活的全面共性评估体系。术后定期复查时再次评分，并与术前评分对比，得以科学、客观、全面地评估翻修手术的疗效。在髋关节翻修术之前应该与患者和家属进行充分的医患沟通。患者已经经历了第一次、第二次、甚至第三次手术，病人和家属承受了身体、心灵和经济上的巨大负担，往往顾虑重重，担心再次手术失败。而翻修手术是一个高度不定型的手术，术中可能根据具体情况随时改变手术方式。因此，在手术之前，一方面要打消病人和家属的顾虑，把手术的必要性交代清楚；另一方面一定要实事求是地向患者和家属强调手术风险，取得患者和家属的理解与支持。只有医患双方齐心协力，才能最终取得手术成功。

三、手术难点及对策

(一)髋臼假体的移除及髋臼骨缺损的修复

1. 髋臼假体的取出

(1) 骨水泥髋臼组件的取出：任何髋臼组件的取出都应先显露整个髋臼，包括髋臼缘。随后，切除髋臼缘周围"固定"内植物的软组织。移除髋臼假体的目标是尽可能多地保留髋臼残余骨质，操作中应避免暴力拧出髋臼假体而带出大块的骨块。移除一个固定良好的骨水泥型的髋臼杯，首先是切除髋臼杯的边缘。随后使用较小号薄的弯骨刀，在假体 - 骨水泥界面上，反复撬动，仔细剥离，逐步加大骨刀型号，分离更多的界面，最终使髋臼杯拔出 (图 1-80)。需要注意的是，骨刀不能从骨 - 骨水泥界面插入，否则会导致髋臼缘骨折。然后使用锋利的直骨刀切割固定良好的骨水泥壳。再使用弯骨刀在骨 - 骨水泥界面上，轻柔地撬起骨水泥，将其一块块取出。剩下的骨水泥残渣可以使用骨刀或咬骨钳去除。另外一种方法是可先在聚乙烯臼的中心钻入一根皮质骨螺钉，当螺钉拧进聚乙烯臼，旋转的螺钉可以解锁衬垫的锁定机制，从而使聚乙烯臼与骨水泥床分开 (图 1-81)。

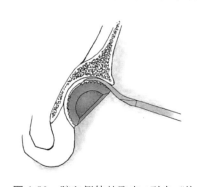

图 1-80　髋臼假体的取出 (引自《坎贝尔骨科手术学》第 11 版)

另外还可使用髋臼假体取出系统 (图 1-82)，通过来回晃动拔出器，折断骨水泥与假体的连接，从而取出髋臼假体。需要注意的是，避免用力过猛，防止人为地造成髋臼周围骨折。另外，注意避免螺钉穿过臼底，损伤盆腔内血管。术前可行血管造影，了解假体和周围血管的解剖关系，并做好术中意外损失盆腔血管的手术准备。

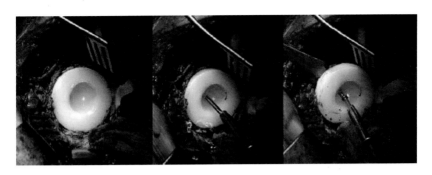

图 1-81　髋臼假体的取出

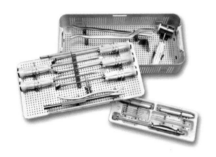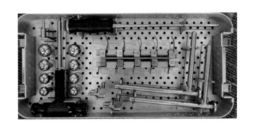

图 1-82　Zimmer 公司的髋臼假体取出系统组件

（2）非骨水泥髋臼组件的取出：固定良好的非骨水泥型髋臼杯的取出，首先彻底暴露髋臼缘，应避免髋臼侧和股骨侧额外的骨量丢失。下一步是去除衬垫和螺钉，当髋臼边缘暴露好，螺钉已取出，可使用连续的弯骨刀，小心地嵌插进假体－骨界面，逐渐松动内植物后取出，也可配合使用取出器系统。不要尝试在移除螺钉之前取出髋臼假体。这样很可能导致灾难性的骨量丢失。如果此法不成功，还可使用金属切割器将髋臼假体切割成数块，而后分别凿除。这种方法比较费时费事，操作中应注意避免碎屑在切口内散落，以及损伤周围血管神经。

2. 髋臼骨质缺损　在人工全髋关节翻修术中，髋臼骨质缺损并不少见，如何处理髋臼骨质缺损往往成为人工髋关节翻修术能否成功的关键。

（1）髋臼骨质缺损的原因：①假体松动或者感染同时伴有骨溶解；②骨质疏松；③人工股骨头置换后对髋臼的磨损；④既往有髋臼骨折史；⑤原有的骨质缺损在初次手术中未予处理；⑥手术中取出原有髋臼假体时造成的骨质缺损所致。最常见的是在使用骨水泥固定髋臼行初次全髋关节置换的病例中，常常在取髋臼假体时将骨水泥和部分髋臼骨质取出。假体无菌性松动伴骨溶解也是很多不明原因髋臼骨质缺损的合理解释。人工关节磨损产生微小颗粒，导致巨噬细胞、破骨细胞、成骨细胞、成纤维细胞等多种细胞参与炎性反应，最终产生溶骨作用而导致骨质破坏。

（2）髋臼骨质缺损的分型：髋臼骨质缺损的分型是相应治疗的基础，目前主流的分型是美国骨科医师协会（AAOS）分型和 Paprosky 分型。

1）AAOS 分型系统：AAOS 分型是文献中最常用的髋臼骨缺损分型系统，其主要根据髋臼骨缺损的形态及位置进行分类，但在 AAOS 分型中骨缺损的量并没有涉及。在 AAOS 分型中，髋臼骨质缺损分为 5 型：Ⅰ型即节段缺损型，指髋臼半球形结构缺损。根据缺损的不同部位分为周围型骨质缺损和中央型骨质缺损，其中周围型骨质缺损又分为顶柱、前柱、后柱的骨质缺损。Ⅱ型即腔隙型缺损，指髋臼骨性包容结构缺损，不累及支持结构。据缺损的不同部位分为周围型骨质缺损和中央型骨质缺损，其中周围型骨质缺损又分为顶柱、前柱、后柱的骨质缺损。Ⅲ型即混合型缺损，指节段型与腔隙型骨缺损并存。Ⅳ型即骨盆连续性中断型缺损，指骨缺损累及髋臼的前柱和后柱，导致骨盆的连续性中断。Ⅴ型即关节融合型，指髋关节骨性融合，导致真臼位置难以确定（见表 1-1，图 1-30）。

2) Paprosky 分型：由美国 Paprosky 等提出。该分型将髋臼骨缺损分为 3 型、6 个亚型，针对每一种亚型都提出了相对应的手术治疗方案，对临床实践具有较高的应用价值。Ⅰ型髋臼骨缺损：髋臼边缘和髋臼柱具备完整的结构性支撑作用，髋臼仅有轻微骨量丢失。Ⅱ A 型髋臼骨缺损：髋臼边缘和髋臼柱具备完整的结构性支撑作用，髋臼假体向外上方移位小于 2cm。Ⅱ B 型髋臼骨缺损：髋臼边缘和髋臼柱具备完整的结构性支撑作用，髋臼假体向内上方移位小于 2 cm。Ⅱ C 型髋臼骨缺损：髋臼边缘和髋臼柱具备完整的结构性支撑作用，髋臼假体向内移位，但未突破 Kohler 线。Ⅲ A 型髋臼骨缺损：髋臼假体向内上移位超过 2cm，严重的坐骨溶解，但未突破 Kohler 线。Ⅲ B 型髋臼骨缺损，髋臼假体向内上移位超过 2cm，严重的坐骨溶解，突破 Kohler 线，进入盆腔内（见图 1-31）。

(3) 髋臼骨缺损的处理方法

1) 空腔型骨缺损的处理：本类型骨缺损比较容易处理。如果缺损较小，可以通过简单地将缺损挫大增加假体与髋臼的接触面，从而像初次全髋关节置换一样完成手术。如果缺损较大，将髋臼挫大可能导致节段性骨缺损。用自体骨或者异体骨填充空腔时，需用最后型号的髋臼挫打磨，并且使用较大型号的髋臼假体。大的上方和中央空腔型缺损需要植骨。如单纯压配型假体稳定度欠佳，可用螺钉加强固定。

2) 节段型骨缺损的处理范围：很小的节段型缺损或者髋臼前部的缺损可以不予处理。如果假体后方和上方有较好的骨性包绕，髋关节活动中心已恢复，可以不需要植骨。中央节段型骨缺损很少需要处理，处理方法和空腔型骨缺损类似。较大的后方和上方节段型缺损需要结构性植骨。对于年轻的患者，即使是较小的节段型骨缺损也应考虑植骨，可使未来的翻修手术更加容易。对于单纯的上部节段型骨缺损，可以考虑长椭圆形髋臼假体。后部骨缺损还可以考虑用钛网重建髋臼。

3) 混合型骨缺损和骨盆不连续型骨缺损：对于混合型骨缺损，如节段型骨缺损需要结构性植骨，需要首先重建髋臼缘。残留的空腔型骨缺损需用颗粒型植骨。对于骨盆不连续型骨缺损，需要用钢板重建前柱或后柱，或者同时重建前柱和后柱，或者用髋臼重建环并植骨（图 1-83）。如髋臼严重缺损，可能需要异体全髋臼移植。手术复杂，手术难度高，而且预后不佳。

(4) 植骨方式

1) 髋臼骨缺损颗粒骨植骨：碎屑性移植骨为直径 2 ~ 8mm 的松质骨，它可允许血管快速长入以进行再血管化和再塑形，能更快、更好地与宿主骨融合，并且其强度随着时

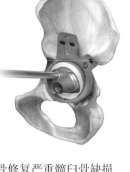

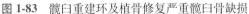

图 1-83　髋臼重建环及植骨修复严重髋臼骨缺损

间的推移逐渐加强。打压植骨技术是一种特殊的髋关节翻修技术，是特指在包容性的骨缺损部位将颗粒骨植骨打压结实，然后使用现代骨水泥技术将假体固定到植骨部位。清理髋臼骨床，然后用金属网重建髋臼构架的完整性，采用异体颗粒骨代替自体骨。将颗粒骨放在髋臼底部，用髋臼试模挤压颗粒骨，挤压移植颗粒骨在很薄的骨皮质壁上形成内衬，并被皮质骨所包容。将第一层网罩放入髋臼底，四周可用螺钉或缝合法固定，然后行异体颗粒松质骨植骨，再放入第二层网罩，使其紧贴移植的颗粒骨并以同法固定。然后植入骨水泥型髋臼假体。

2) 髋臼骨缺损大块骨植骨 (结构性植骨)：所谓结构性植骨指对于髋臼骨缺损较大，使用颗粒骨填充不能取得较好效果，需要植入较大体积的骨块，这种骨块往往带有皮质骨成分以提供支撑结构，亦需要螺钉或其他装置固定于髋臼上。结构性移植骨多用于节段性骨缺损或非包容性骨缺损，主要适用于 AAOS 分类的 Ⅲ 型和 Ⅳ 型以及 Paprosky 分类的 Ⅲ 型，偶尔对 AAOS 分类的 Ⅰ 型和 Ⅱ 型也非常必要。

(5) 髋臼翻修假体的选择及重建：在髋臼假体被自体骨覆盖面积超过 50% 的情况下，可以采用非骨水泥型假体。如果髋臼假体被自体骨覆盖面积小于 50%，则需考虑使用骨水泥型假体。此外，还需要根据患者的年龄、骨质密度、一般情况等因素综合考虑。此外，也可以参考 Paprosky 分型选择假体：① Paprosky Ⅰ 型、Paprosky Ⅱ A 型、Paprosky Ⅱ B 型髋臼骨缺损：髋臼仅有轻微骨量丢失，术中只需取出松动的髋臼杯，采用大直径髋臼杯翻修并用髋臼螺钉固定增强假体初始稳定性。② Paprosky Ⅱ C 型：髋臼骨缺损，采用打压植骨加髋臼加强环固定重建髋臼骨性结构，并置入骨水泥髋臼假体，重建髋臼功能。③ Paprosky Ⅲ A 型及 Paprosky Ⅲ B 型：髋臼骨缺损，采用钛网修补髋臼内壁，打压植骨，髋臼重建笼重建骨性髋臼，植入骨水泥髋臼假体，重建髋关节功能 (图 1-84)。

(二) 股骨假体的移除及股骨缺损的修复

1. 股骨假体的取出　股骨柄的取出、骨水泥的消除是翻修手术重要一环，也是翻修手术中的常见困难。因此，术前认真仔细的计划，专业的、使用方便的假体取出器至关重要 (图 1-85)。术前外科医生应该评估股骨假体是否松动或者固定良好，临床偶见有些假体很松，徒手即可取出。但大多数情况下，即使松动假体的拔出，仍需要器械帮助。外科医生应该鉴别需要取出的假体及其外观，以便取出。如果股骨头与柄部连体，可使用标准拔出器，如 Moreland 股骨取出器 (图 1-86)。如果需要，例如组合式股骨头和柄，外科医生应该与制造商联系讨论，以找出是否有特殊的专用拔出器械，以便于拔出 (图 1-87)。如果没有可以使用的取出器械，也可以把股骨领作为一个打击平台，用打击器击打此点以便取出。另有一些特制工具，可以用在模块组件上的股骨头干结合处锁扣处，可以使倒打锤连接以便取出。假体柄取出前，清除柄周围的软组织、遮挡假体的股骨距骨质及骨水泥，充分暴露假体，安放拔出器拔出假体时，才不会导致大转子或者股骨干的骨折。

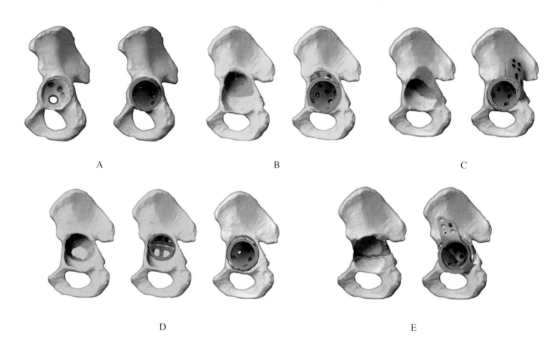

图 1-84　髋臼翻修假体的选择及重建

A. Paprosky Ⅰ型、Paprosky Ⅱ型髋臼缺损修复方案；B. Paprosky ⅢA 型髋臼缺损修复方案；C. Paprosky ⅢA 型髋臼缺损修复方案；D. Paprosky ⅢB 型髋臼缺损修复方案；E. Paprosky ⅢB 型髋臼缺损修复方案

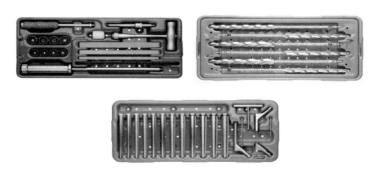

图 1-85　Zimmer 公司股骨假体翻修器械

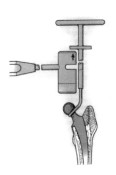

图 1-86　Moreland 股骨取出器（引自《坎贝尔骨科手术学》第 11 版）

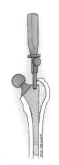

图 1-87　用于截断近端长入骨的特制的 Moreland 薄骨（引自《坎贝尔骨科手术学》第 11 版）

（1）骨水泥型股骨假体取出：对于典型的骨水泥型假体的取出是非常困难的。为避免转子骨折，第一步骤应该取出悬垂于假体领的位于大转子内的外侧的所有骨水泥（图 1-88），然后使用长、细磨钻头将近端假体周围骨水泥与假体分开。此时不宜使用骨刀或者骨凿，因为这样容易使股骨劈裂。只有在假体柄完全拔出后股骨髓腔内有空隙时，骨凿及骨刀用于髓腔内骨水泥的清理。然后用摆锯沿着假体柄周围一圈切磨，直至骨水泥层完全暴露出来，如果是带领假体，假体领下面的骨水泥亦用摆锯一并去除。去除假体近端骨水泥后，可尝试拔出假体柄，如果仍不能取出假体柄，应该考虑假体柄远端周围残余的骨水泥与假体柄固定紧密，此时可行扩大

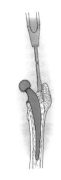

图 1-88　清除假体领位于大转子内的外侧的所有骨水泥（引自《坎贝尔骨科手术学》第 11 版）

087

转子截骨或者在股骨前外侧皮质开窗，通过窗口清理假体柄远端周围的骨水泥直到假体柄取出。

（2）非骨水泥型股骨假体柄的取出：非骨水泥型股骨柄的取出难度与多孔涂层的范围、长入骨程度，假体柄周围纤维包裹的量及假体与髓腔匹配的紧密程度密切相关。一个无孔、骨长入少或无骨长入、无纤维包裹、假体与髓腔匹配松动的非骨水泥型股骨柄，可以很容易取出，反之，一个长入骨充分、完全多孔涂层、与髓腔匹配紧密的股骨柄拔出就会相当的困难了。如果假体的多孔涂层仅位于柄的近端，可用薄的骨刀或者一根长、细、高速磨钻紧贴多孔涂层插入切断长入骨以分开假体与髓腔，再用拔出器取出假体柄。如果假体为大面积多孔涂层甚至完全为多孔面覆盖，假体柄远端已有骨长入，则假体柄的拔出更为困难。Glassman 和 Engh 的方法是：先用薄的骨刀或者锉将近端假体柄周围长入骨分开，分离假体多孔面与髓腔，然后用高速磨钻在柄的方形与圆形交界处横行开一骨窗，经过此窗用金刚钻金属切割器横断假体（注意保护、避免切割或者离断对侧皮质），取出假体柄近段，再用环锯套住假体柄远段取出柄远段（环锯钻入过程需用水冲洗降温，避免高温损伤骨）（图 1-89）。Younger 等的方法是：取髋关节后外侧入路，完全暴露出假体及股骨前方及内外侧，自大转子至假体柄远段，用高速磨钻沿着股骨内侧股骨假体外侧缘，行股骨前方及后方股

骨皮质钻孔，再连接钻孔，截掉股骨周径的 1/3，用骨刀或者骨凿打断前或后方骨长入以取出假体，清除残留骨水泥，安装好翻修假体后用多重钢丝捆扎 (图 1-90)。

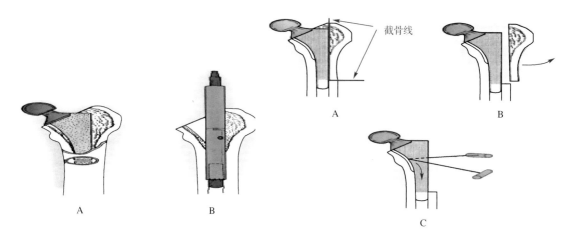

图 1-89　金属切割钻横断假体 (A)；环钻环绕假体将假体远端取出 (B)(引自《坎贝尔骨科手术学》第 11 版)

图 1-90　截骨沿假体外侧缘向远端延伸 (A)；切断前侧皮质，包括大粗隆在内的整个外侧皮质骨块，显露假体外侧缘 (B)；使用线锯沿假体内侧将长入骨离断 (C) (引自《坎贝尔骨科手术学》第 11 版)

(3) 髓腔骨水泥的取出：髋关节置换翻修手术最费时、最麻烦、最危险的步骤应该是髓腔骨水泥的清除。残留于髓腔内的骨水泥会影响翻修假体的固定，导致翻修手术早期即宣告失败。光导纤维光源、各种不同形状的骨刀或者骨凿、长的直吸引器、咬骨钳、髓核钳、剥离器、各种长度的带钩的刮匙、高速磨钻及不同大小的钻头及术中 C 形透视机等是必不可少的。术前应与器械厂商沟通是否备齐所需器械，或者有无配套的专门设计的器械用于骨水泥的取出。

一般情况下髓腔近端的骨水泥较容易取出，由于假体周围骨溶解吸收，骨皮质会变薄易骨折，为防止骨折，可预防性在股骨上捆绑一道或者几道钢丝。相对近端骨水泥的取出，髓腔中段至假体柄尖以远的骨水泥的取出则较为困难，特别是假体柄尖以远的骨水泥。清除股骨近端的骨水泥，暴露骨水泥－骨界面，使用骨刀或者骨凿将骨水泥纵向劈出数条裂口，然后用薄的骨刀或者骨凿插入骨水泥－骨界面，折断骨水泥，使用髓核钳和刮匙取出骨水泥碎片，此时避免直接撬拔骨水泥，否则很容易使股骨干骨折。光导纤维直视下凿开髓腔中段骨水泥，髓核钳取出骨水泥碎片。股骨远端髓腔骨水泥的清除非常困难，如果远端骨水泥较薄，没有完全堵塞髓腔，则可紧贴骨内侧面，从骨皮质与骨水泥有间隙的部位插入钩子，钩住骨水泥后将其拔出 (图 1-91)。如果远端骨水泥填塞满髓腔，牢固固定，则可以选用金刚钻顺着髓腔的方向将其钻透，此时金刚钻头需要固定于骨水泥中心，必要时使用中心定位导钻，以避免穿透皮质。更换钻头将其扩大，然后自该孔插入钩子钩住骨水泥，即可取出骨水泥。最后清除髓腔壁残留的骨水泥及骨－骨水泥界面的纤维膜，否则将破坏翻修假体的内固定。如果翻修手术再次选用骨水泥型

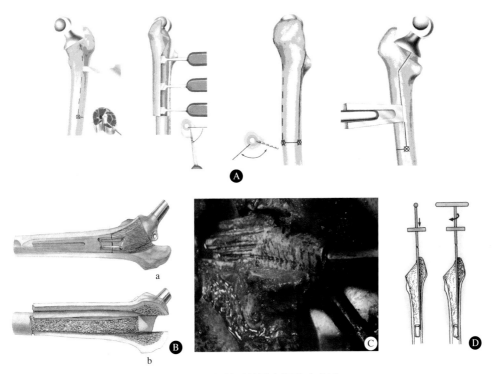

图 1-91　股骨远端骨水泥取出方法

A.使用骨刀或者骨凿将骨水泥纵向劈出数条裂口，然后用薄的骨刀或者骨凿插入骨水泥 - 骨界面；B.劈开股骨内股骨骨水泥界面假体示意图；C.劈开股骨，清除骨水泥后取出股骨假体；D.将一细钩沿骨水泥与骨皮质间隙插入将钩旋转，钩住骨水泥并将其拉出

（引自《坎贝尔骨科手术学》第 11 版）

089

假体，若骨水泥与股骨牢固结合、髓腔无感染、X 线片上无透亮带、残余骨水泥不影响新假体的植入，那么髓腔内残留少部分骨水泥对假体的固定无明显影响。如果选用非骨水泥型假体，那么应该清除髓腔内所有的骨水泥、清除骨水泥 - 骨界面的光滑膜面，否则将明显影响假体的固定。

2.股骨骨缺损的重建

(1) 股骨骨缺损的分型：现有的股骨骨缺损的分类方法主要有 Engh 分型 (1988)、Chandler 和 Peneberg 分型 (1989)、Mallory 分型 (1989)、Taylor 和 Rorabeck 改良 Mallory 分型 (1999)、Gross 分型 (1922)、D'Antonio 提倡的 AAOS 分型 (1993)、Paprosky 分型 (1998)。其中 AAOS 及 Paprosy 股骨缺损分型得到了较为广泛的认同和应用。

AAOS 股骨缺损分型提出分为阶段性和腔隙性缺损，然后再细分为Ⅰ～Ⅳ型。Ⅰ型，节段性缺损。根据受累部位可分为：Ⅰ区，小转子下缘以上；Ⅱ区，小转子下缘至其远端 10cm 范围内；Ⅲ区，Ⅱ区以远：①股骨近端皮质缺损；②局部缺损 (前、内、后侧)；③完全性缺损；④中间段缺损；⑤大转子缺损。Ⅱ型，腔隙性缺损：①松质骨缺损；②髓内皮质骨缺损；膨胀性骨缺损。Ⅲ型，混合性缺损。Ⅳ型，股骨对线不良、旋转或成角。Ⅴ型，股骨髓腔闭塞。Ⅵ型，股骨不连续 (图 1-92，表 1-5)。

表 1-5　AAOS 股骨骨缺损分类

Ⅰ型	节段性缺损
	近端
	部分
	完全
	夹层
	大粗隆
Ⅱ型	腔隙性缺损
	骨松质
	骨皮质
	膨胀性
Ⅲ型	混合缺损
Ⅳ型	力线异常
	旋转
	成角
Ⅴ型	股骨狭窄
Ⅵ型	股骨不连

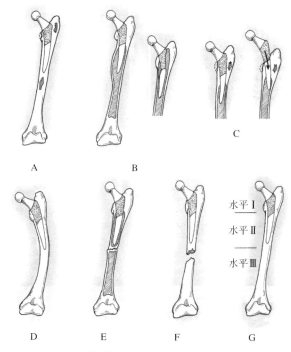

图 1-92　AAOS 股骨骨缺损分类（引自《坎贝尔骨科手术学》第 11 版）

A. 节段型；B. 腔隙型；C. 复合型；D. 对线不良；E. 髓腔硬化闭塞；F. 不连续；G. 缺损水平面

　　Paprosky 总结了以往分型的优缺点，根据使用完全多孔柄假体是否能在股骨髓腔中获得固定的能力进行分类，把股骨缺损分为：Ⅰ型，股骨干骺端微小缺损，骨干完整；Ⅱ型，干骺端广泛缺损，股骨距消失，股骨干完整（ⅡA型，股骨距缺损；ⅡB型股骨距缺损合并前外侧干骺端骨丢失；ⅡC型，股骨距缺损合并后内侧干骺端骨丢失）；Ⅲ型，干骺端和骨干都有缺损（ⅢA型，股骨干骺端骨量进一步丢失，但在峡部有至少 4cm 完整骨皮质；ⅢB型，股骨干骺端严重损坏，从末梢到峡部有节段 < 4cm 的皮质骨）；Ⅳ型，广泛的干骺端损害，峡部无支撑，髓腔增宽。

　　(2) 节段型骨缺损的修复：节段型缺损是指骨缺损已累及起主要支撑作用的股骨皮质，股骨翻修时皮质骨已经非常菲薄，术中、术后极易发生骨折。研究证实，只要穿孔的直径与股骨直径相比小于 30%，孔的大小对强度降低没有明显影响。因此，小于股骨直径 1/3 的穿孔，可以采用颗粒植骨。对较大的皮质骨缺损，可用异体皮质骨板支撑植骨。异体皮质骨板一般取自股骨的远端或近端，或取自胫骨。修整异体骨块的内面，使之与受体股骨的表面轮廓相适应，然后用多道钢丝环扎固定，两骨之间的间隙用自体或异体松质骨植骨加强（图 1-93）。如果移植骨和假体的固定均牢固，皮质骨板将与股骨可靠地愈合。理论上，在与缺损区的距离超过骨干直径 2 倍以上处，管状骨的应力分布恢复正常。所以，翻修使用的假体柄长度超过皮质缺损区至少应达到上述距离。

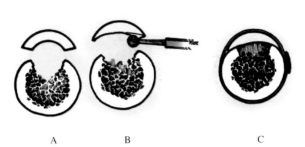

A   B   C

图 1-93 用异体皮质骨条重建股骨皮质骨缺损(引自《坎贝尔骨科手术学》第 11 版)

股骨近端节段型骨缺损在翻修手术中很常见。股骨颈内侧部分的缺损常常达到小转子水平或包括小转子在内。股骨的长度必须恢复,以确保肢体长度平衡和外展肌力臂。小的节段性缺损可用股骨距替代假体,或用标准假体同时行小段异体骨植骨来处理。用股骨距替代假体或颈部加长型假体是一种相对简单的恢复股骨长度的方法,但不能重建骨量,普通假体加长 25～50mm 后,可以替代长达小转子下缘的内侧骨质缺损。通过骨水泥固定、假体远端带有槽沟、假体有广泛的多孔表面或弯曲假体来获得抗旋转稳定性。但总的来说,固定所需的骨床已不复存在,虽然许多假体在设计上提供了使粗隆骨块附着于假体柄的结构,使用短段异体植骨块恢复股骨距的骨缺损,但这种植骨块提供假体支撑的方式多易在应力下发生骨吸收,异体骨微动导致移植不愈合的发生率也较高。

当部分节段性缺损延伸至小转子以下,进入Ⅱ区或Ⅲ区时,单用股骨距替代假体无法解决问题。使用异体植骨块恢复股骨距的骨缺损过大,翻修假体依靠部分移植骨块对假体提供初期支持,建议使用广泛多孔表面假体,并至少在远端骨干 5cm 范围内获得紧压配合固定,同时,需要行皮质骨支撑植骨提供近端内侧力学支撑,保护异体植骨块。

(3) 腔内型缺损的修复:取出骨水泥固定假体后,股骨近端常存在一定程度的腔内型缺损。如果缺损局限于松质骨,并且仍有完整的小梁骨附着于皮质骨,翻修时骨与骨水泥仍可有充分的嵌合,为骨水泥固定假体提供长期的固定。股骨骨床的骨丢失是导致骨水泥固定假体翻修失败的主要因素,股骨的骨小梁表面常随假体的松动而丧失,残留一光滑的表面,仅有很少的缝隙,使骨水泥难以嵌入,因此,导致翻修时难以形成对骨水泥固定至为重要的机械嵌合。存在显著的腔内缺损时,非骨水泥翻修结合骨移植是一种合适的选择。颗粒形松质骨移植可用于填充非骨水泥翻修假体附近的小的腔内缺损,假体的稳定依赖于其在髓腔内的紧压配合。确定能获得稳定固定的假体型号后,即可以确定需要植骨的区域。插入部分假体,部分阻塞髓腔,防止植骨颗粒滑向远端。然后在插入假体的同时将松质骨送至腔内缺损处,将移植骨挤入正确的位置。

股骨近端出现广泛的腔内缺损或出现近端膨胀性缺损时,股骨的近端和远端的大小会不匹配,有如下方法选择:①将髓腔锉大,插入大号广泛涂层表面假体,使其更完全地充满干骺端,可获得干骺端固定,这样会破坏更多的已经稀缺的骨质。②使用组合式假体,其骨骺端和骨干部的大小可以分别选择,均达到匹配。③使用广泛多孔表面假体,依赖远端固定;近端腔内缺损处行松质骨植骨或股骨近端的缩窄截骨。④松质骨打压植骨,用骨水泥固定股骨假体。

　　打压植骨结合骨水泥假体翻修最早由 Slooff 等于 1984 年应用于髋臼翻修中，而应用于股骨翻修最早是在 1993 年由 Gie 所报道的。这一手术需要清除所有骨水泥和假膜组织，然后用细钢丝网和环扎钢丝加固缺损区的骨皮质，将髓腔远端塞住，然后在其中填满小的异体松质骨片，通过反复插入直径渐大的套管捣棒进一步压实移植骨，不断用力夯实植骨片，直至试模假体在轴向应力和旋转应力作用下均保持稳定时为止，然后再用现代骨水泥加压技术将假体固定于这一结构中 (图 1-94)。打压植骨技术具有可以恢复骨量的优点，并且有良好的临床结果，同时植骨的重建已经在实验室中和活组织检查中得到了组织学上的证实。

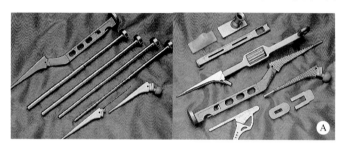

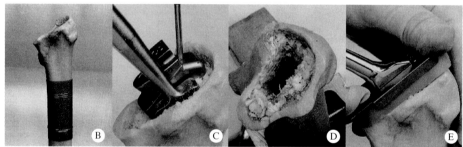

图 1-94　用打压植骨技术重建股骨腔内型骨缺损

A. 打压植骨结合骨水泥假体翻修器械；B. 细钢丝网和环扎钢丝加固缺损区的骨皮质；C. 夯实假体试模周围的植骨；D. 将假体试模从新塑的髓腔中移去；E. 用现代骨水泥加压技术将假体固定于这一结构中

（许伟华）

参 考 文 献

杨述华 . 2005. 关节置换外科学 . 北京：清华大学出版社

杨述华 . 2005. 空心钛支撑架结合自体骨移植治疗股骨头坏死 . 临床骨科杂志，8(4):289-291

杨述华 . 2006. 强化力学结构空心骨螺钉结合自体骨移植治疗股骨头坏死 . 中华骨科杂志，(26)5：313-315

杨述华 . 2008. 骨折并发症及处理 . 北京：人民卫生出版社

杨述华，吴星火，杨操，等 . 2008. 异体骨笼结合脱钙骨基质和自体骨植入治疗股骨头坏死的临床观察 . 中华关节外科杂志，2 (1):7-10

Doshi R. 1998. The design and development of a gloveless endoskeletal prosthetic hand. Journal of Rehabilitation Research and Development, 35(4): 388-395

Louie MW, Bell AT. 2013. An investigation of thin-film ni-fe oxide catalysts for the electrochemical evolution of oxygen. Journal of the American Chemical Society, 135(33): 12329-12337

Margheri L, Laschi C, Mazzolai B. 2012. Soft robotic arm inspired by the octopus: I. From biological functions to artificial requirements. Bioinspiration & Biomimetics, 7(2): 025004

Mendelsohn A, Desai T. 2010. Inorganic nanoporous membranes for immunoisolated cell-based drug delivery. Advances in Experimental Medicine and Biology, 670: 104-125

Moro T, Takatori Y, Ishihara K, et al. 2006. 2006 Frank Stinchfield Award: grafting of biocompatible polymer for longevity of artificial hip joints. Clinical Orthopaedics and Related Research, 453: 58-63

Moro T, Takatori Y, Kyomoto M, et al. 2010. Surface grafting of biocompatible phospholipid polymer MPC provides wear resistance of tibial polyethylene insert in artificial knee joints. Osteoarthritis and cartilage / OARS, Osteoarthritis Research Society, 18(9): 1174-1182

Nuño N, Groppetti R, Senin N. 2006. Coefficient of friction between stainless steel and PMMA used in cemented hip and knee implants. Clinical Biomechanics, 21(9): 956-962

Prisco R, Santagata M, Vigolo P. 2013. Effect of aging and porcelain sintering on rotational freedom of internal-hex one-piece zirconia abutments. The International Journal of Oral & Maxillofacial Implants, 28(4): 1003-1008

Sonntag R, Reinders J, Kretzer JP. 2012. What's next? Alternative materials for articulation in total joint replacement. Acta Biomaterialia, 8(7): 2434-2441

Yoon DM, Fisher JP . 2006. Chondrocyte signaling and artificial matrices for articular cartilage engineering. Advances in Experimental Medicine and Biology, 585: 67-86

第二章　膝关节置换术

人工膝关节置换术作为一种治疗膝关节(图2-1)疾病的手段已成为临床常用的手术。膝关节置换术的目标是解除关节疼痛、改善关节功能、纠正关节畸形和获得长期稳定。

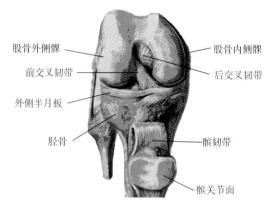

图 2-1　膝关节解剖图(前面观)

（许伟华）

第一节　初次膝关节置换术

常规膝关节置换术

一、适应证与禁忌证

1.常规膝关节置换术的主要适应证

(1) 老年退变性膝关节骨关节炎(OA)，站立位X线片示膝关节间隙已明显狭窄和(或)伴有膝关节内/外翻/屈曲挛缩畸形，其症状已明显影响关节活动和生活能力，经保守治疗不能改善症状者(图2-2)。

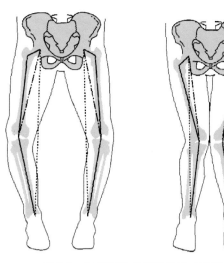

图 2-2　对线不良的膝关节内 / 外翻

(2) 类风湿关节炎 (RA) 和强直性脊柱炎 (AS) 的膝关节晚期病变，经常规膝关节置换术能明显地改善关节功能，提高患者的生存质量。但由于 RA/AS 患者的关节周围结构的挛缩及多关节的病变，对此类患者的疗效期望值不应过高。

(3) 其他非感染性关节炎引起的膝关节病损并伴有疼痛和功能障碍，如大骨节病、血友病性关节炎等。

(4) 创伤性骨关节炎：严重涉及关节面的创伤后的骨关节炎，如粉碎性平台骨折后关节面未能修复而严重影响功能者及因半月板损伤或切除后导致的继发性骨关节炎等。

(5) 大面积的膝关节骨软骨坏死或其他病变不能通过常规手术方法修复者。

(6) 感染性关节炎后遗的关节破坏，在确认无活动性感染的情况下，可作为 TKA 的相对适应证。

(7) 涉及膝关节面的肿瘤切除后无法获得良好关节功能重建。可能需要特殊定制的假体。

2. 常规膝关节置换术的主要禁忌证

(1) 膝关节周围或全身存在活动性感染病灶应为手术的绝对禁忌证。

(2) 膝关节肌肉瘫痪或神经性关节病变如肌性膝反张等。

(3) 全身情况差或伴有未纠正的糖尿病，病情得到控制后方可考虑手术。

(4) 其他可预见的导致手术危险和术后功能不良的病理情况。

(5) 对无痛且长期功能位融合的病例不应作为人工关节的适应证。

二、手术要点

(一) 手术入路

常用人工全膝关节置换术手术入路皮肤切口包括膝正中切口、偏内侧弧形切口 (图 2-3)，自髌骨上缘 7.5cm 处至胫骨结节内侧。

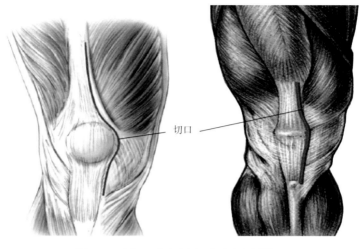

切口

图 2-3 手术入路示意图：偏内侧弧形切口

（二）远端股骨切骨

1. 股骨切骨 远端股骨钻孔，插入股骨髓内对线导向器，8mm 钻在股骨后交叉韧带止点前方 1cm 处凿股骨远端中央钻孔。把导向器插入孔内，导向器要适度外旋直至它与胫骨切骨面平行，此时膝关节应保持屈曲 90°，用通用手柄把导向器打入，一直到它接触股骨内髁关节面为止（图 2-4）。

096

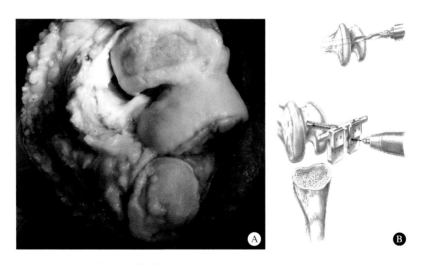

图 2-4 暴露远端股骨 (A)；进行髓腔钻孔定位 (B)

2. 股骨髁前部切骨 把股骨前部切骨导向器放在股骨髓内对线导向器上，同时使定位尖端触及刚处于前髁关节面近端处的皮质。定位后建议用钳子将螺母拧紧，以防切骨时松动。

通过槽孔对股骨前部进行切骨。切开皮肤以后，用一支灭菌的记号笔标记髁上连线和前后轴线（Whiteside 线），Whiteside 线是髌骨滑槽最低点与髁间窝中点的连线（图 2-5）。

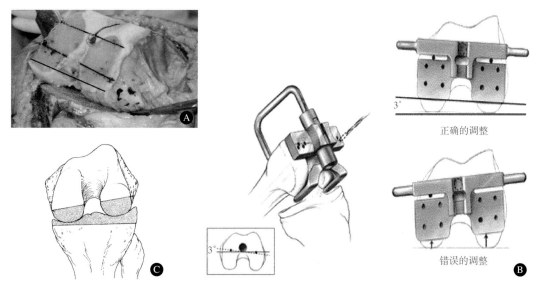

图 2-5 Whiteside 线建立外旋 3°

（三）近端胫骨切骨

胫骨切骨导向器上端位于胫骨结节近端，下端位于踝关节中心点，置导向柱在近端胫骨内外缘的中央，柱与力学轴线平行。一般设定在关节面下 5mm 处。需要时可调节到 10mm 厚度。

髓外对线杆正确方向应与胫骨结节、踝关节前方胫前肌或内踝外缘保持在一条直线上，这些标志较易被识别。无论用长杆或短杆髓内杆对线，对线导块系统提供了内、外对线相互证的有效手段。再次用胫骨角检测工具确证其平整于 3°～5° 后倾角（图 2-6）。

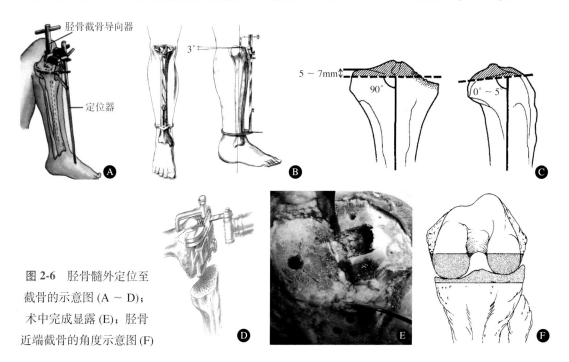

图 2-6 胫骨髓外定位至
截骨的示意图（A～D）；
术中完成显露（E）；胫骨
近端截骨的角度示意图（F）

（四）假体植入

极度屈曲膝关节，膝后方插入大号屈膝拉钩，同时膝两侧用两个小号拉钩牵开，暴露整个胫骨切骨面。骨水泥混合后分别固定髌骨、胫骨和股骨假体部分（图 2-7、图 2-8）。

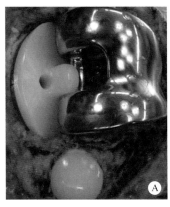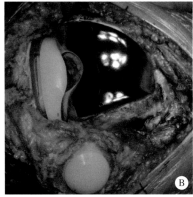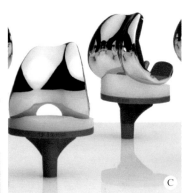

图 2-7　非限制型假体

A. 传统的表面膝关节置换；B. 新式的不牺牲股骨髁间骨量；C. 高形合度垫片 (Columbus UC)

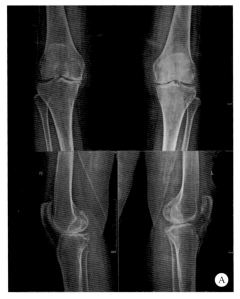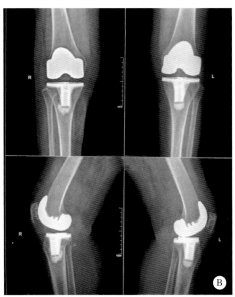

图 2-8　非限制型假体的术中装配 (A)；膝关节非限制型假体置换手术前后的 X 线正侧位片 (B)

三、术后康复

鼓励患者在 ROM 范围内工作，在可耐受的限度内逐渐增加活动量，不主张术后立即进行过度的物理疗法或以增强肌力为目的的剧烈锻炼，因过度负荷容易导致关节肿胀和僵硬，从而引发一系列问题。

人工膝关节置换术后的患者，必须进行康复训练，这是由膝关节的解剖结构所决定的，而且康复训练的效果直接影响患者膝关节的功能。但肢体严重肿胀、有血栓形成时不能进行。

（一）术后（1～3天）

患者疼痛较重，一般不主张活动关节，可以抬高患肢，尽可能地主动伸屈踝关节和趾间关节，开始进行股四头肌等肌肉收缩训练，促进血液回流，防止血栓形成。在医师的指导下借助膝关节连续被动活动器进行关节活动度的训练（图2-9）。

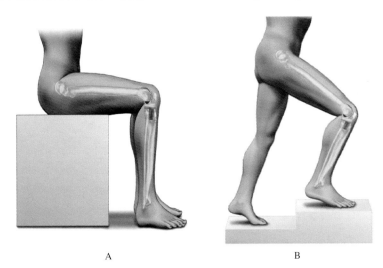

图2-9　上下楼梯>105°，坐下起立>90°

A.坐位；B.上楼梯

（二）术后（4～14天）

促进膝关节的活动，膝关节屈伸活动范围应达到0°～90°或以上。开始伸屈范围在0°～45°。以后每天伸屈范围增加10°，出院时应达到95°以上。在医师的指导下进行床上膝关节的屈伸活动；床边膝关节的屈伸锻炼；床上侧身膝关节屈伸活动功能锻炼，必要时应采用医师被动活动、下床站立下蹲锻炼。

（三）术后（2～6周）

主要进行股四头肌和腘绳肌的力量训练。同时，保持关节活动度的训练。患者坐在床边，主动伸直小腿多次，循序渐进；患者取站立位，主动屈膝，练习腘绳肌。行走和上下楼本身也是对肌肉和关节功能的一种康复锻炼。

使用骨水泥型假体的患者术后4天可下地，最好在术后6周后下地负重行走。不要做剧烈的跳跃和急停急转运动，以尽可能地延长假体的使用寿命（图2-10）。

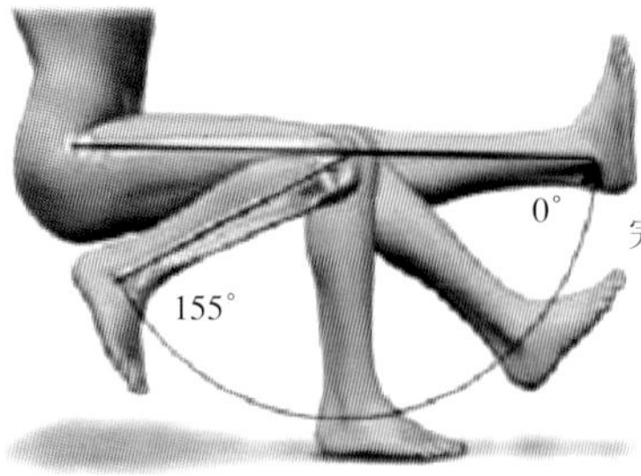

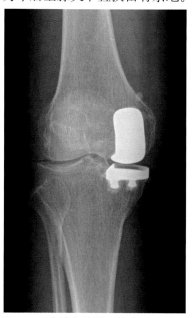

图 2-10　不同角度的活动姿势

（许伟华　冯　勇）

单髁关节置换术

膝关节骨关节炎是膝关节置换的主要适应证之一，在膝关节置换开展的初期，MacIn-tosh 在手术中就发现膝关节骨关节炎病变通常局限于单间室，开始尝试使用膝关节单髁置换进行治疗。由于膝关节单髁置换早期假体设计缺陷、手术适应证掌握及操作技术等多方面存在缺陷，早期临床结果不理想，使许多骨科医师逐渐放弃了膝关节单髁置换术。20 世纪 90 年代后期，随着单髁关节假体设计的改进、手术技术的提高和适应证标准的逐步明确，膝关节单髁置换在治疗膝关节单间室骨关节炎中取得了巨大的成功，逐渐得到关节外科医师的认可。目前，单髁关节假体 10 年生存率接近全膝关节假体，但单髁关节置换术后患者的满意度明显超过全膝关节置换。

膝关节单髁置换的优点：创伤小，截骨较少，相对全膝置换能更多地保留骨量，保留髌股关节及对侧间室 (图 2-11)，更接近生理的膝关节运动功能，更好的本体感觉和膝关节活动度及更快的康复速度，并为今后全膝关节置换留有余地。

图 2-11　膝关节单髁置换术后 X 线片

一、适应证与禁忌证

膝关节单髁置换的传统手术适应证于 1989 年由 Kozinn 和 Scott 提出：单一间室的骨关节炎或仅限于内侧或外侧间室的骨坏死；年龄大于 60 岁，活动量相对比较少的患者；体重小于82kg；膝关节静息时疼痛轻微；膝关节活动度大于 90°，屈曲挛缩畸形小于 5°；膝关节内外翻畸形小于 15°并且可以在内外翻应力作用下恢复至中立位，有完整的前交叉韧带。

随着临床研究的不断深入，许多学者把适应证扩大，保留了必需的适应证，也避免了不必要的禁忌证。其中，包括许多争议较大的禁忌证。

相对年轻的患者曾被认为是一个禁忌证。随着技术的提高，许多外科医师在更年轻、运动量更多的患者身上实施这种手术。Tabor 等报道了 95 例 60 岁左右进行固定型衬垫单髁关节置换术 (UKA) 者的情况。所有假体 5 年的生存率为 93.7%，10 年生存率为 89.8%，15年生存率为 85.9%，20 年生存率为 80.2%。60 岁以上的患者与 60 岁以下的患者假体生存率在各个时间段没有明显差异。Price 等根据一项长期随访研究报告，52 位 60 岁以下行牛津膝假体置换的患者 10 年假体生存率 (91%) 与 60 岁以上的患者假体生存率 (96%) 没有明显差异。尽管与大多数年轻患者的生存预期值相比较，这些报道的随访时间偏短，但是这些报道还是支持 UKA 作为年轻、活跃患者治疗方法的一种选择。

大多数学者把髌股关节炎作为单髁置换的禁忌证，膝前内侧关节炎常伴有髌股关节软骨损害，许多长期随访结果表明，膝前痛和内侧髌股关节损害并不影响膝关节单髁置换术的疗效。

前交叉韧带的缺失一直被认为是行单髁置换的禁忌证，而对于骨关节炎的患者，前交叉韧带多伴有不同程度的损伤，在 Price 报道的前交叉韧带功能完整的病例中，15 年牛津膝假体生存率高达 95%，对于伴有前交叉韧带功能性缺陷的 UKA，疗效并不满意，并发症明显增多。而一些学者对于固定平台假体的报道却有不同观点，Cartier 等报道的 60 例固定型假体单髁置换至少 10 年的随访中，10 例被证实为前交叉韧带功能缺陷的患者无一例需要翻修。Christensen 等也得出了相同的结论。前交叉韧带功能缺陷为活动衬垫假体单髁置换术的禁忌证，而对于固定平台假体尚有争论。

目前，多数学者认可的最佳手术适应证为：膝关节前内侧骨关节炎，前交叉韧带功能完好，外侧间室软骨厚度完整，可矫正的内翻畸形，屈曲畸形 <15°。

单髁关节置换术的禁忌证：膝关节置换的所有常规禁忌证对单髁置换同样适合。此外，单髁置换的专有禁忌证如下：炎性关节炎，如类风湿关节炎；交叉韧带和内侧副韧带的缺失或严重损害；屈曲畸形 >15°，麻醉状态下屈曲 <100°；外侧间室中间部分软骨变薄或磨损；严重的骨质疏松。

二、手术要点

（一）术前准备

同全膝关节置换。

（二）术中注意事项

国内常用的单髁置换假体分为：活动垫片型假体和固定垫片型假体，不同类型假体的截骨方式不同，但是手术入路和手术要点基本相同。

手术切口：屈膝90°，髌骨内上或外上侧缘向关节线远端3cm处做切口，切口一般长6~8cm。加深切口到达关节囊，在关节囊上端切口延伸1~2cm，进入关节腔显露关节间室。

术中检查前交叉韧带是否完整，如果前交叉韧带有纵向裂开，可从纵向裂开的位置伸进小勾，牵拉纤维束。如果前交叉韧带没有断裂，则行单髁置换术；如断裂，需改行全膝关节置换术。

胫骨截骨通常在关节侵蚀最深部向下2~3mm处，先做垂直截骨，勿损伤任何韧带纤维组织。避免电锯把手后抬过高，导致胫骨后部锯得过深（图2-12）。垂直截骨后再行水平截骨，应确保锯片向关节的正后方切割。

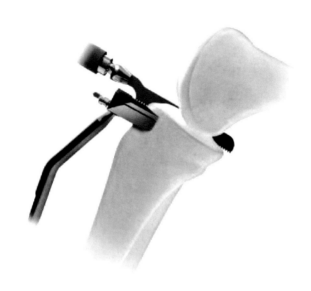

图 2-12　垂直截骨避免胫骨后部锯骨过深

股骨截骨需按照不同的假体设计，使用专用工具进行。单髁置换术通过截骨和使用不同厚度的垫片调整下肢力线和软组织平衡，尽量不做软组织松解。术后矫形严重不足的患者易发生聚乙烯垫片磨损增加、畸形复发，而过度矫形的患者对侧间室退变增加，加速对侧间室关节炎发展，因此对于膝内外翻畸形的纠正应保留轻度矫正不足，术中检查治疗侧间室应在应力下可以张开1~2mm，可通过专用工具检查（图2-13）。

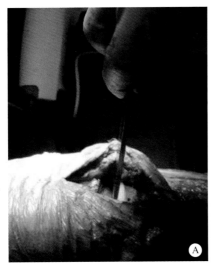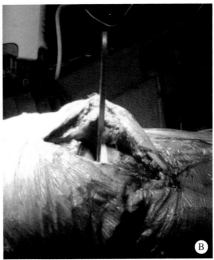

图 2-13　术中检查软组织张力

（三）并发症

1.感染　同其他关节置换术一样，感染是膝关节单髁关节置换灾难性的并发症。导致感染的因素较多，如患者自身免疫力差、假体磨损产生的碎屑、局部软组织条件差、糖尿病等。但由于手术条件的改善及抗生素的使用，感染发生率已明显降低。术前恰当的评估、术中严格无菌操作、术后有效抗生素的合理应用是预防感染的有效方法。

2.骨折　术后胫骨平台骨折是单髁置换较常见的并发症，主要原因是骨质强度减弱，其中包括术中胫骨平台过多的骨质破坏，如纵向切割时过深，沟槽的切割过深破坏较多的骨皮质，胫骨截骨过多等。另一个原因是术中暴力导致骨折。

3.活动垫片的脱位　该并发症发生于活动垫片型假体中（图 2-14），假体衬垫脱位主要与内侧副韧带松弛、假体位置不良有关，恰当的软组织平衡、精确放置假体是降低假体磨损脱位的有效方法。

4.假体松动　是导致假体失败的最常见原因之一。假体松动与病例选择、假体设计、手术技术、年龄、活动量、骨质条件、体重等多种因素有关。

5.对侧间室的骨关节炎（图 2-15）　过度地矫正内外翻畸形，改变下肢力线，导致对侧间室应力增加，加速对侧间室关节炎的进展。

6.不可解释的持续疼痛　除感染、假体松动、关节炎进展、应力性骨折等原因所致外，尚有部分关节疼痛难以找到明确原因。关节镜发现术后软组织粘连是造成这些患者疼痛的重要原因，通过关节

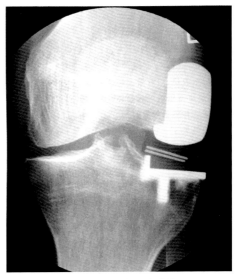

图 2-14　活动垫片脱位

103

镜下清理冲洗可以缓解症状。有临床资料报道，术后膝关节假关节滑膜撞击也是术后疼痛的因素之一。

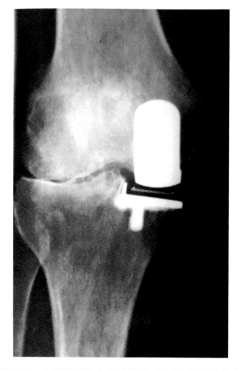

图 2-15　过度的矫正畸形导致对侧间室骨关节炎

（孙　立）

微创全膝关节置换术

　　随着微创全膝关节置换术专用手术器械的开发与发展，以及计算机辅助定位技术的应用，手术者操作技术的标准化，使微创全膝关节置换术技术日臻成熟，代表了在这一领域里的最新技术的微创全膝置换术的设想逐渐成为了现实。早期治疗结果显示，与传统全膝关节置换术相比，微创手术方法在术后早期功能锻炼、减少术中失血、减少术后疼痛及减少住院时间上都具有明显的优势，而且在手术的精度上也没有任何影响。

一、适应证与禁忌证

　　1.首先要有膝关节置换的手术适应证。

　　2.膝关节结构较稳定，关节周围没有严重的骨缺损。

　　3.以前膝关节没有进行过开放性手术。

　　4.体重应该和身高成比例，不能过于肥胖。

　　5.膝关节中度和中度以下畸形，没有严重的X形畸形。

二、手术要点

1.手术入路　典型的这种手术使用约 7cm 的切口，切口开始于髌骨最上极的内侧，止于胫骨粗隆顶部 (图 2-16)。沿着髌韧带的内侧缘，止于髌韧带的附着处，仅切开关节囊，不能侵犯股四头肌肌腱或股内侧肌 (图 2-17)。微创的核心在于对股四头肌肌腱和关节周围的肌肉与韧带的处理上。不翻转髌骨，切除髌骨周围的脂肪垫，以便获得更好的关节暴露 (图 2-18)。

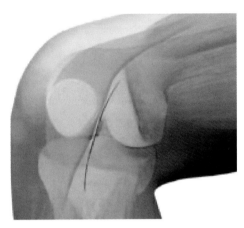

图 2-16　切口开始于髌骨最上极的内侧，止于胫骨粗隆顶部

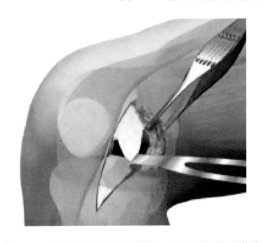

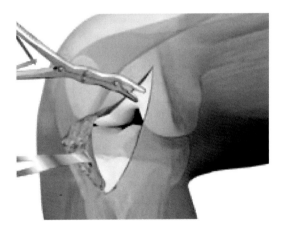

图 2-17　沿着髌韧带的内侧缘，止于髌韧带的附着处，仅切开关节囊，不能侵犯股四头肌肌腱或股内侧肌

图 2-18　不翻转髌骨，切除髌骨周围的脂肪垫，以便获得更好的关节暴露

2.假体植入　髌骨的置换既可以通过器械的使用更加精确，也可以通过髌骨表面相关的骨性标志徒手操作。而且髌骨表面的切除也有利于增加微创手术中关节内的可利用空间 (图 2-19)。

股骨末端截骨引导器需要髓内定位装置的辅助，并允许股骨末端外翻 4°、6°或 8° (图 2-20)。对没有此类经验的医师来说，从内侧同时对两处截骨似乎有点困难，但随着经验的增加，这种操作将变得安全和准确（图 2-21、图 2-22）。胫骨的截骨引导器是髓外的，而且这个截骨模块被置于胫骨内侧，以便能更准确和更轻松地截骨（图 2-23）。

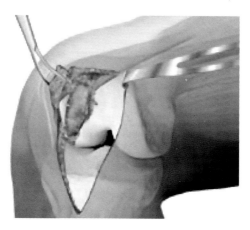

图 2-19　髌骨表面的切除有利于增加微创手术中关节内的可利用空间

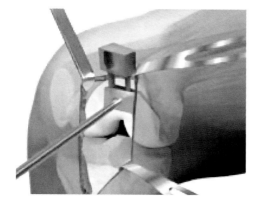

图 2-20　股骨末端截骨引导器需要髓内定位装置的辅助，并允许股骨末端外翻4°、6°或8°

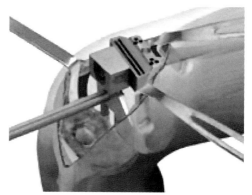

图 2-21　从内侧同时对两处截骨 (1)

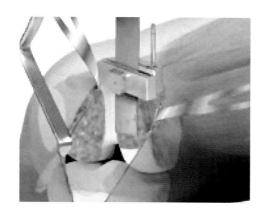

图 2-22　从内侧同时对两处截骨 (2)

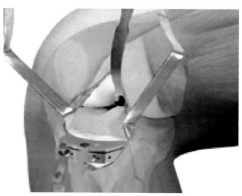

图 2-23　截骨模块被置于胫骨内侧

当胫骨水平截骨完成后，随后在髁间进行矢状截骨（图 2-24）。移除内侧的 1/2 胫骨后能获得更好的外侧结构的术野，当移除剩下的胫骨后，关节的伸直间隙便形成了，而且还平衡了侧副韧带。如果需要松解韧带，也变得容易得多。因为有近 20mm 的骨质被从股骨末端和胫骨近端移除，这样膝关节内侧和外侧的结构都变得容易可视（图 2-25）。

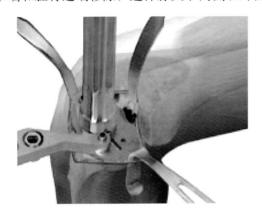

图 2-24　在髁间进行矢状截骨

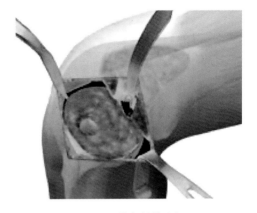

图 2-25　扩大操作空间

股骨末端的最后截骨在开始时可能比较困难，因为术者需要调整初始的截骨模块，设计特殊新的截骨引导器以后髁为参照物伴 3°向外旋转（图 2-26）。截骨导引器定位杆滑到切割导引器的下方并外旋 3°锁在定位杆上切割可以立即完成（图 2-27）。同时，相互比较屈曲和伸直的关节间隙并做必要的调整，在最后一次确定韧带的平衡和关节的排列之后，在股骨施行前后斜面截骨（图 2-28）。

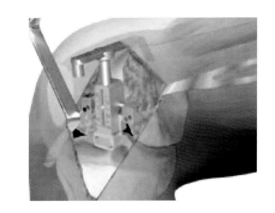

图 2-26　股骨末端的最后截骨

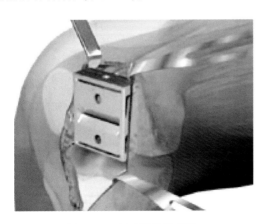

图 2-27　安置截骨导引器

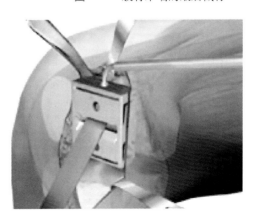

图 2-28　在股骨施行前后斜面截骨

确定胫骨假体大小 (图 2-29), 同时前方手柄避免损伤髌韧带。

测试临时假体以确定关节是否获得了足够的活动范围, 髌骨运动轨迹是否正中, 屈伸关节间隙是否平衡 (图 2-30)。接着分别装入各个部分假体。

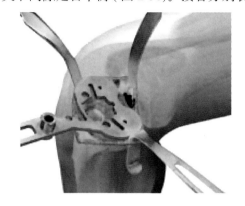 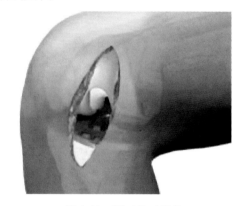

图 2-29　确定胫骨假体大小　　　　　　　　　　图 2-30　测试临时假体

关闭切口前摆放两根引流管, 创口的闭合采取标准方法, 而且内侧关节囊要缝合紧密。术后两个小时内开始步行, 因而在制订合适的麻醉计划 (无论是气管内麻醉还是硬膜外麻醉) 时必须考虑到这个要求。静脉滴注抗生素 24 小时。

尽管使用了微创手术技术, 静脉血栓发生的风险仍然存在, 如果不加以预防, 全膝置换术后的静脉血栓生成率仍然很高。小腿深静脉血栓的发生率为 57% ~ 71%, 而大腿深静脉血栓的发生率为 10% ~ 23%。

(刘先哲)

第二节　难点及对策

一、伸直僵硬膝关节置换

膝关节强直 (ankylosed knee) 是指膝关节骨性强直畸形, 完全丧失活动度。而膝关节僵硬 (stiff knee) 是指膝关节间隙仍然存在, 股骨与胫骨没有发生骨性融合, 但是活动度小于 50°, 患者可以发生屈曲挛缩畸形或者伸直僵硬。

膝关节僵硬在临床上比较常见, 其中包括多种疾病的自然病程造成的僵硬, 以及治疗膝关节周围骨折、膝关节镜术后、膝关节置换术后、化脓性关节炎和结核性关节炎术后康复不利等多种人为因素造成的僵硬。第一种膝关节僵硬, 多见于风湿性关节炎、类风湿关节炎、痛风性关节炎、血友病性关节炎等病程长、疼痛剧烈、不能行走、需要依靠轮椅或者双拐的患者, 并且往往形成屈曲挛缩畸形。这是因为在疾病的早期, 关节肿胀疼痛剧烈, 保持膝关节屈曲位可以增大关节腔容积, 缓解疼痛, 同时由于剧烈疼痛会导致屈曲肌痉挛使膝关节保持屈曲状态。疾病后期, 滑膜及关节囊纤维变性、增厚以及后关节囊挛缩、粘连, 最后形成屈曲挛缩畸形。第二种膝关节僵硬, 因为患者曾经接受过专科医师的治疗，膝关节通常固定在功能位，所以往往形成伸直僵硬。长期而严重的伸直僵硬会导致伸膝系统失用性挛缩、广泛的粘连和股四头肌萎缩，导致其手术难度大，并发症、治疗效果不能保证。

尽管人工膝关节置换可以显著改善关节功能、缓解疼痛、恢复关节活动度，但是很多报道表明人工膝关节置换对于严重的伸直僵硬膝的治疗效果并不理想，虽然人工膝关节置换能够重建僵硬的膝关节，但是不良的活动度和高发的并发症使得患者对该手术的选择应该慎重。

伸直僵硬膝关节置换有非常严格的手术适应证，如果没有疼痛，一般情况下不予人工膝关节置换。只有对于关节面破坏、疼痛明显的伸直僵硬膝关节才考虑行人工膝关节置换。原因有以下四方面：①伸直僵硬膝关节的患者多数患肢稳定，且能获得较好的行走和工作生活能力。此类患者要求行膝关节置换的目的往往不是缓解疼痛，而是获得一个屈伸功能较为正常的膝关节，对手术效果预期和要求较高。②长时间、严重的膝关节伸直僵硬会导致股四头肌纤维变性、退化无力，伸膝系统与周围组织严重粘连，髌韧带和股四头肌肌腱挛缩。③人工膝关节置换术后康复困难，疼痛剧烈，多数患者难以长期坚持功能锻炼，获得的膝关节活动度容易丢失。④手术难度大、并发症多，很多报道这样的患者术后活动度远远达不到其他类型患者的标准，难以满足患者术前的期望值。所以，对于没有疼痛的伸直僵硬膝关节，如果患者有强烈的手术欲望和要求，可以考虑行膝关节松解术。

1. 术前注意事项

(1) 由于长时间、严重的膝关节伸直僵硬会导致股四头肌纤维变性、退化无力，退化萎缩纤维变性的股四头肌将无法带动膝关节伸直。术前患者膝关节尚且僵硬在功能位，对于行走工作生活影响不大。但是由于股四头肌没有收缩功能，人工膝关节置换术后反而有可能导致患者无法站立行走，甚至导致屈曲挛缩畸形。所以术前需要行股四头肌肌电图检查，以确认股四头肌功能。

(2) 长期的疾病、骨折和膝关节伸直僵硬会导致腘窝血管行走异常，与周围组织粘连，术中广泛松解时血管损伤的风险增加。所以，如果患者条件允许，建议术前行膝关节三维CT扫描和血管造影。

2. 术中注意事项

(1) 防止伸膝装置损伤：长时间、严重的膝关节伸直僵硬的患者，由于股四头肌挛缩，常规的手术入路屈膝时外翻髌骨非常困难，如果强行外翻髌骨常常会导致胫骨结节撕脱。对于这种情况，有的医师采取胫骨结节截骨术，这种方法虽然暴露膝关节非常容易，但胫骨结节的螺丝钉固定会影响伤口的缝合，而且固定也不是非常确实，有再次撕脱不愈合的可能，更不利于术后膝关节屈曲功能锻炼。更多的医师采取股四头肌V-Y成形术，这种方法配合广泛松解髌骨边缘软组织和髌旁支持带，可以获得很好的效果。

(2) 彻底松解膝关节周围软组织，彻底松解伸膝系统，将内外侧副韧带从粘连的股骨髁和胫骨上端彻底游离，但是注意保护其起止点的完整。松解时注意防止损伤后方的神经血管。

(3) 伸膝装置严重挛缩时，可以考虑异体肌腱移植，延长伸膝系统，一般选择延长股四头肌肌腱。但是对于低位髌骨或者髌韧带钙化的患者，可以考虑髌韧带延长。

(4) 术中伸膝装置应该延长到膝关节可以屈曲至 90°, 切不可用暴力强行屈曲膝关节, 这时往往会造成肌腱韧带撕脱断裂或者髌骨骨折。

(5) 对于屈曲时髌骨脱位的患者, 注意松解髌骨外侧支持带, 可以适当修整髌骨, 切除部分髌骨外侧骨质或者将髌骨假体适当内移, 注意髌骨置换以后的厚度不要超过原有髌骨厚度。

3. 术后康复 膝关节伸直僵硬的患者人工膝关节置换术后更应该强调早期康复锻炼, 康复的重点是膝关节屈伸活动度的恢复和股四头肌肌力的康复。此类患者术后往往伴有剧烈疼痛, 多数患者难以坚持锻炼, 所以膝关节活动范围会逐渐减少, 这一点术前需要向患者说明。由于膝关节活动度会逐渐丢失, 患者术后的康复锻炼应该坚持 6 个月以上。

(叶树楠)

二、屈曲挛缩膝关节置换

膝关节不能完全伸直到 0°, 无论是被动还是主动, 即为屈曲挛缩畸形。全膝关节置换术 (TKA) 已非常成熟, 术中经常需要处理已经存在的屈曲挛缩畸形, 其常见于骨关节炎患者, 占 TKA 患者的 60%, 除此之外, 也见于血友病性关节炎及神经性关节炎。严重的膝关节退变在其病理生理过程中必然出现屈曲挛缩, 这是先前创伤、晚期关节炎或者炎性关节炎导致的结果, 屈曲挛缩涉及骨性异常和软组织结构异常, 前者包括后方骨赘撞击, 髁部骨缺损或矢状面对线不良, 后者包括后方关节囊粘连或紧张、后交叉韧带 (PCL)、腘绳肌、小腿三头肌或侧副韧带的不同程度挛缩。固定的屈曲挛缩将影响步弧, 在步行过程中, 为了补偿膝关节的屈曲挛缩, 需要股四头肌额外用力, 从而消耗更多的能量, 据研究报道, 膝关节屈曲挛缩角度为 15° 时, 股四头肌收缩将多消耗 22% 的能量; 当屈曲挛缩角度为 30° 时, 股四头肌则多消耗 50% 的能量。存在屈曲挛缩时, 需要对挛缩角度进行测量并分度, Ⅰ 度 ≤ 15°, 为轻度挛缩; Ⅱ 度介于 15° ~ 30°, 为中度挛缩; Ⅲ 度 > 30°, 为重度挛缩, 挛缩程度更复杂。TKA 手术治疗屈曲挛缩膝关节时, 主要技术包括: 术中充分合适的截骨量、软组织松解、去除后方骨赘、术后使用夜间伸膝支具及持续性被动活动器 (continuous passive motion, CPM) 等。屈曲挛缩矫正成功的关键和难点在于进行截骨及软组织松解来恢复冠状面和矢状面的稳定性。手术时应尽量彻底矫正屈曲挛缩, 随着屈曲挛缩的加重, 需要进行的截骨量和松解程度也增多。

屈曲挛缩膝关节的 TKA 治疗一般采用髌旁内侧入路, 从髌上 4 ~ 6cm 处至胫骨结节内侧做前正中纵切口, 从髌旁内侧切开关节, 术区充分暴露后, 切除骨赘并进行软组织松解, 这可初步矫正冠状面上的畸形。矫正屈曲挛缩的第一步是重建正常的膝关节后窝, 通过向股骨近端将粘连的后关节囊剥离到股骨上髁后部一小段距离来实现, 常在后髁截骨后进行, 同时去除后髁的骨赘, 在所有屈曲挛缩畸形的初次 TKA 中, 要尽可能对后方的关节囊进行松解, 这样有助于最大程度恢复术后膝关节活动度; 第二步是在股骨远端多截骨以扩大狭窄的伸直间隙, 前提是在后关节囊松解后和后侧骨赘切除后仍有屈曲挛缩, 若紧张的关节囊未被松解, 后方骨赘未被切除, 为了能伸直膝关节并平衡屈伸间隙进行了股骨远端不正确截骨, 则会导致关节线抬高, 侧副韧带比后方软组织相对较长, 屈膝中期不稳定, 并对保留的后交叉产生负面影响及改变髌骨轨迹。

1. Ⅰ度屈曲挛缩　对于轻度挛缩，根据对畸形的矫正情况、术者的习惯及对后交叉韧带的补偿能力来选择 CR 或 PS 假体，根据测量截骨的原则，通过对股骨远端和胫骨近端进行标准截骨来获得冠状面和矢状面的正确对线。

必须切除股骨后髁的骨性突起和后髁的骨赘，可以用髓内定位杆抬起股骨或者椎板撑开器撑开膝关节间隙，使后方关节囊紧张，然后用 Cobb 起子、弯骨凿或弧形骨刀修整膝关节后窝，彻底清除骨赘及骨膜，剥离后方关节囊。通常情况下，进行标准截骨及清除骨赘重建膝关节后窝后可以矫正大部分Ⅰ度屈曲挛缩畸形。如果使用CR假体，胫骨截骨应后倾5°～8°，有助于屈伸间隙平衡，将 CR 假体试模复位来检查内外侧副韧带和 PCL 是否平衡及屈伸间隙是否对称。若伸直间隙小于屈曲间隙，必须进一步松解后方关节囊，可以同时对远端股骨髁进行额外截骨，截除 2mm，这是 PCL 能够承受的最大截骨量。再次尝试复位，若 PCL 张力大，可进行部分松解，有三种方法，第一种方法是将其从胫骨近端后面直接松解下来，PCL 的止点位于关节线远端 2cm 的范围内，可松解 1cm，保留 1cm 的附着；第二种方法是对 PCL 止点进行 V 形截骨，使其在骨膜袖中滑动；第三种方法是松解股骨内侧髁 PCL 起始点的后方纤维。安装 CR 试模，如果屈伸间隙平衡，则可植入该假体。如果 PCL 过度紧张或薄弱，建议切除 PCL，采用 PS 假体，如果膝关节不能完全伸直，且伸膝间隙小于屈膝间隙，应对股骨进一步解除 2mm 后骨质来达到屈伸间隙平衡，这种情况采用 PS 假体比较适宜。

2. Ⅱ度屈曲挛缩　中度屈曲挛缩的处理与轻度的处理类似，最主要的区别是保留还是切除 PCL，一般而言，采用 CR 假体还是 PS 假体应根据患者的具体情况而定，矫正Ⅱ度挛缩畸形可能会损伤 PCL 或侧方软组织结构，此时则需要采用 PS 假体。

在胫骨近端与长轴垂直截除 8 ～ 10mm 骨质，参照胫骨平台恢复关节线，进行股骨远端、前后斜面及髁间标准截骨。清理膝关节股骨后髁骨赘及残留 PCL，重建膝关节后窝，使用弯骨凿将后部关节囊从股骨远端后面进行骨膜下松解，使用间置器评估屈伸间隙是否匹配，若屈伸间隙不匹配且存在屈曲挛缩，建议进一步松解后方关节囊，并在股骨远端额外截骨，截除 3mm 厚甚至更多的骨质。股骨远端额外截骨会使关节线抬高，Giles 等认为抬高 10mm 以内并不会影响关节活动度及关节功能。

3. Ⅲ度屈曲挛缩　Ⅲ度挛缩为达到或超过 30°的挛缩，在严重的炎性关节炎或慢性神经肌肉病变中常见，矫正屈曲挛缩畸形的关键是充分松解后关节囊及充分大胆的股骨远端接骨。严重的屈曲挛缩畸形同时存在内外侧软组织的挛缩，常合并内外翻畸形，因此应先对冠状面畸形的挛缩组织进行松解延长，可在内外侧副韧带起止点处进行松解或采用"饼壳"技术延长内外侧副韧带。接下来进行胫骨截骨，建议胫骨平台缺损较多一侧截骨 2mm，若过度缺损，则尽量减少胫骨平台相对完整一侧的截骨厚度，不超过 10mm。接下来进行股骨远端截骨以扩大伸膝间隙，股骨远端的初步截骨比股骨假体厚度多 2mm，依据股骨假体适当尺寸和旋转来进行前后斜面及髁间截骨。E. P. Su 推荐每 10°的屈曲挛缩畸形，进行股骨远端额外截骨 2mm(不超过 6mm)。然后松解后方关节囊并将其与侧副韧带分离，彻底清除后方骨赘，骨膜下分离并提升后方关节囊来重建膝关节后窝。对于严重的病例，必要时可切断后关节囊，要仔细操作，在膝关节屈曲状态下，在胫骨平台平面进行横向切口及内外侧行纵切口切断关节囊，以避免损伤后方神经血管。如有必要，可以向上松解腓肠肌达关节线上 5～6cm。使用间置器测量并评估屈伸间隙是否匹配，必要时进行股骨远端接骨使屈伸间隙相等，安装 PS 假体并试复位。要注意避免靠近股骨髁上内外副韧带起点处。

韧带的不稳定程度和屈伸间隙的不匹配性质决定了对假体限制型的要求，若 PS 假体仍不稳定，则应采用后方稳定内翻 / 外翻限制型髁假体；若韧带器质性病变导致持续膝关节不稳，则应考虑采用旋转铰链假体。

手术中是否需要完全矫正屈曲挛缩尚有争议。多数研究者主张术中尽一切可能完全矫正屈曲挛缩畸形，若术后 3 个月膝关节伸展滞缺超过 15°，将很有可能持续而不能矫正。笔者的经验是，若术后残留屈曲挛缩畸形，在术后 6 周内积极予理疗、夜间佩戴伸膝支具、使用小腿皮牵引及 CPM，部分残留屈曲畸形最终可以得到矫正。

（刘日光）

三、严重外翻膝关节置换

膝关节外翻畸形最常见于女性（女男比为 9∶1），可为先天性出现的，也可继发于伴股骨外侧髁发育不全的骨关节炎、类风湿关节炎、创伤性关节炎及过度的外翻截骨术，其中类风湿关节炎的膝关节出现外翻畸形时，由于髂胫束的挛缩，常发生胫骨外旋畸形及胫骨后外侧缺损。文献报道，行膝关节置换术 (TKA) 治疗患者中近 10% 有膝外翻畸形，畸形往往 ≥ 10°。解剖异常可引起固定的外翻畸形，可分为骨重塑和软组织挛缩 / 延长，骨重塑包括外侧软骨磨损、股骨外侧髁发育不全及股骨干骺端和胫骨平台重塑；软组织异常涉及外侧结构 [外侧副韧带 (lateral collateral ligament，LCL)、后外侧关节囊 (posterolateral capsule，PLC)、腘肌腱 (popliteus tendon，POP)、腓肠肌外侧头 (the lateral head of the gastrocnemius，LHG)、髂胫束 (iliotibial band，ITB)] 的挛缩，有研究者还报道了合并后交叉韧带 (posterior cruciate ligament，PCL) 的异常。根据严重程度外翻分为三型：Ⅰ 型是指外翻角度小于 10°，外侧副韧带挛缩，但不伴内侧副韧带 (medial collateral ligament，MCL) 延长，80% 的外翻畸形患者属于此型；Ⅱ 型是指外翻角度介于 10°～20°，外侧副韧带挛缩，伴内侧副韧带延长，但仍有功能，占 15%；Ⅲ 型是指外翻角度大于 20°，外侧副韧带挛缩且紧张，内侧软组织已经很薄弱且无功能，占 5%。TKA 对外翻畸形的处理难度较大，具有挑战性，尤其是严重外翻畸形 >20° 的患者。其技术难点涉及截骨和软组织平衡。

1. 截骨 膝关节外翻畸形的截骨不同于常规，截骨常在韧带松解前进行，这样便于暴露。为确保正确截骨，需要注意的是外翻膝的骨质变化：股骨外侧髁发育不全及胫骨平台非对称性软骨磨损。其可以影响下肢力线，假体旋转和髌骨轨迹。任何一个 TKA 所必需的五步截骨如下：①胫骨近端的横向截骨；②股骨髁远端的外翻截骨；③股骨前后髁截骨；④股骨远端前后方的斜面与假体内面形成形状匹配；⑤使用后交叉韧带替代型假体时，还需切除髁间切迹。

(1) 胫骨截骨：股骨和胫骨截骨均为独立的截骨步骤，建议先进行胫骨截骨，这样可以准确地确定股骨的旋转和建立屈曲状态下内外侧间隙的平衡，当然如果膝关节紧张或很难获得良好的暴露，应首先进行股骨截骨。胫骨截骨应垂直于胫骨轴线，不同于标准 TKA 的是，严重外翻畸形时胫骨截骨应在去除所有骨赘后进行，尤其是胫骨平台外侧面，且内侧胫骨平台应从 6～8mm 开始截骨。在胫骨平台骨缺损严重的情况下，有时为了避免内侧过度截骨而外侧不截骨。

(2) 股骨截骨

1) 股骨远端截骨：为了适当矫正术前即存在的畸形，股骨远端截骨常从外翻角度为5°～7°至3°时进行，这样可以改善伸直间隙的平衡，增加内侧结构的张力。对于存在永久性外翻畸形的患者，残留轻度的外翻畸形（力学轴线1°～2°）从美容学角度是可以接受的。在股骨远端严重外翻畸形的情况下，股骨外侧髁的截骨量要尽量少(1～2mm)甚至不截骨，而股骨内侧髁的截骨量不超过10mm，一般为7～8mm。

2) 股骨前后髁截骨：非常重要，其决定了假体的尺寸和旋转，股骨旋转进而影响髌骨轨迹。前方截骨沿股骨前皮质进行，截骨不应过薄，否则导致支持带过紧，截骨也不应过厚，否则会在股骨前皮质上形成刻痕并导致局部应力过高，可能发生应力性骨折，股骨后髁的截骨决定了假体的旋转，当术中使用后，一定要注意股骨外侧髁发育不良的存在，否则可导致假体内旋，进而导致髌骨位置偏外甚至脱位。以下四种方法可以确定股骨假体的旋转：①髁上轴线；②后髁；③ Whiteside 线；④参照胫骨截骨面的屈膝间隙。Arima 等支持在外翻畸形时使用前后轴线来确定股骨的旋转，在严重股骨外侧髁发育不良的情况下，Whiteside 线极难辨认，这个时候应该使用髁上轴线及平行于胫骨近端截骨面技术来确定股骨的旋转。这些技术中没有哪一种是最有效的，应全部掌握。

2. 软组织清理和韧带平衡　软组织平衡是外翻膝全膝关节置换最难的部分，在完成截骨后需进行软组织平衡，第一步是清除所有骨赘。笔者的经验是截骨后清除所有的骨赘，然后评估软组织平衡情况，通常情况下，清除骨赘并重建正常解剖边界后，不需要进行特殊松解或者额外的软组织平衡。应尽早清除所有容易触及的骨赘，除了那些股骨和胫骨后方的骨赘，尽早进行软组织平衡。

(1) 外侧软组织：外翻膝常合并膝关节屈曲挛缩或者外旋挛缩，其外侧软组织袖 (ITB、PLC、LCL、POP、LHG) 处于挛缩状态，内侧软组织袖可能已经被拉伸变得非常薄弱，所以松解时剥离范围要小，应切除骨赘，避免牵张软组织。严重外翻畸形时，后交叉韧带亦可能是挛缩的，若保留后交叉韧带，往往不能完全矫正畸形。

外翻松解的原则是将挛缩的外侧结构的长度延长至内侧结构的长度，松解应尽量在膝关节伸直状态下进行，使用椎板撑开器撑开关节，检查内外侧软组织张力情况，每次松解后都需评估膝关节的力线及稳定性情况。外翻膝需进行外侧软组织松解，目前已达成共识，但松解的最佳顺序及方法仍存在争议。笔者认为，外翻膝外侧软组织松解的顺序，根据固定挛缩的程度及合并畸形的不同而不同，通常情况，对于较轻的畸形（Ⅰ型），松解 ITB 就可以达到内外侧平衡，Krackow 等对于Ⅰ型外翻畸形推荐常规松解 ITB 及 LCL，必要时松解 POP 及 PLC；对于较严重的外翻畸形（Ⅱ型），需松解 ITB 及 LCL，PCL 起到中央限制作用，可加以延长或者松解。松解时可用第二把椎板撑开器撑开外侧辅助松解直至膝关节间隙平衡为止，避免切断或剥离 POP，因为它对维持膝关节屈曲稳定性非常重要，注意避免损失腓总神经，一般松解深度不超过 1cm。Ranawat 等报道了一种逐步松解方法，他们推荐首先松解 PCL，然后采用电刀在胫骨平台截骨面水平关节内松解 PLC，最后松解 ITB 及 PCL，常规保留 POP 不进行松解；对于严重固定的外翻畸形（Ⅲ型），有必要进一步彻底松解外侧支持结构，包括 LCL、PLC、POP 及弓状复合体，可将 LCL、PLC、POP 从股骨外侧髁上钝性分离下来，有时候需切断腓肠肌外侧头，尤其是合并屈曲挛缩的情况下。一般无需切断股二头肌，必要时需进行股骨外侧髁上截骨。Favorito 等推荐先松解 LCL，因为通常情况下外侧结构中 LCL 是最紧张的，然后松解 POP，接着松解 PLC 及 LHG 的股骨附着处，最后考虑松解 ITB。

Whiteside 报道了外侧软组织的松解顺序依相应结构的功能效应决定，附着在股骨髁上的结构可维持胫骨的旋转及膝关节的屈伸活动，因为其在膝关节屈曲稳定性中起重要作用，而附着点在股骨髁处以外的结构在膝关节伸直稳定性中更为重要。因此，如果外翻膝在屈曲位紧张，Whiteside 推荐先松解 LCL 及 POP，若仅在伸直位紧张，则推荐先松解 ITB 及 PLC；根据对尸体的研究，Krackow 和 Mihalko 比较了两种松解顺序的效果：ITB、POP、LCL、LHG 和 LCL、POP、ITB、LHG。评价比较完全松解外侧软组织后屈曲和伸直位外侧松弛改善的程度，他们推荐对于严重外翻膝，应首先松解 LCL，然后再松解 POP 及 ITB。

(2) 少数情况下，MCL 薄弱松弛，不能获得适当的韧带平衡，我们推荐采用 Krackow 描述的 MCL 上移术，包括将 MCL 的股骨起点撬起、向股骨近端上移并采用锁襻方式在韧带内缝合，然后用螺钉及垫圈将该缝线固定于欲附着的股骨内上髁处。有时候，对外侧进行过度松解会出现膝关节松弛，尤其当松解了腘肌后，则应选用限制型假体，若股骨外侧髁发育不全或存在骨缺损，则需选用股骨垫片。

关于软组织松解的主要手术技术，主要有以下三种：

1) 骨膜下松解或者 Z 字成形技术：不同学者研究报道了该技术，Krackow 和 Mihalko 报道，在膝关节伸直状态下，触摸确保挛缩最紧张的软组织结构，典型情况下，首先从骨膜下松解 ITB 及 LCL，接着松解 POP，有时候还松解 PLC，LHG 仅在合并屈曲挛缩的情况下进行松解。Whiteside 描述了 LCL 和 POP 直接从骨附着点处骨膜下松解，而 ITB 则从滑膜外皮下进行松解。

2) "饼壳"技术：由 Ranawat 报道，采用椎板撑开器撑开膝关节后，触摸紧张的外侧软组织，然后用 15 号手术刀片，由内而外做多个横切口，松解紧张的外侧软组织。该技术主要缺点就是腓总神经损伤。Bruzzone 等进行尸体研究后总结，在 POP、胫骨截骨面及 ITB 最后侧纤维构成的三角内 (危险区) 松解 PLC 时，损伤腓总神经的风险很高，但 ITB "饼壳"区是安全区域。

3) 采用外侧髌旁入路：该入路可在直视下完成广泛的外侧松解，提高膝关节的稳定性，改善髌骨的处理效果。其适用于膝关节外翻畸形病例，尤其适用于严重外翻合并髌骨脱位需要进行广泛外侧松解的病例。

（刘日光）

四、严重内翻膝关节置换

正常情况下，下肢的力线通过膝关节中心内侧 3 ~ 17mm 处，平均 10mm，如果下肢力线位于膝关节中心内侧大于上述距离，就定义为膝关节内翻畸形。膝内翻畸形是膝关节置换手术中最常见的对线不良畸形。Insall 等很早就已认识到，膝关节置换术后下肢的内翻会导致假体松动的发生率增高，聚乙烯磨损加剧，因此他主张膝关节置换需要重建下肢机械力线，即髋、膝、踝三关节的中心在一条直线上。

1.膝内翻的病理和分型 造成膝关节内翻畸形的因素有骨骼磨损，特别是胫骨后内侧平台的磨损；股骨和胫骨的骨赘增生导致内侧软组织紧张；膝关节内侧结构，如内侧副韧带、后内侧角结构的半膜肌腱、后关节囊及鹅足止点的挛缩；多伴有胫骨内旋畸形。内侧角并发（或不并发）半膜肌腱的挛缩，可造成膝内翻，同时并发屈膝畸形，膝内翻晚期还会导致外侧结构的松弛。

人工全膝关节置换术时，需要根据膝关节周围软组织在张力状态下内翻畸形程度决定需要手术矫正的畸形程度。Krackow 根据膝内翻的病理改变分为七种类型，并对每型都提出了解决方案。

Ⅰ型（单纯骨质丢失型）：由胫骨侧骨质磨损所致，无内侧软组织挛缩和外侧软组织松弛。体格检查时畸形可以纠正，术中无需做任何软组织松解。

Ⅱ型（外侧副韧带松弛型）：冠状面的畸形比Ⅰ型严重，体格检查时畸形通常尚可矫正。处理方法有几种：术中紧缩外侧软组织结构；切除后交叉韧带（PCL），松解内侧结构直至内外侧韧带张力重新平衡。

Ⅲ型（内侧结构挛缩型）：外侧结构正常，畸形不能或仅能部分矫正。术中需松解内侧结构直至内外侧张力平衡，重建内侧关节间隙；或者通过切除更多的胫骨部分来矫正力线。

Ⅳ型（内侧挛缩、外侧松弛型）：兼有Ⅱ型的问题，其处理方法同Ⅲ型。

Ⅴ型（骺及干骺端发育异常型）：胫骨侧发育不全，内侧的韧带关节囊往往都有结构性短缩。力线不正可因关节的磨损而加重，同时可并发Ⅱ型、Ⅲ型或Ⅳ型的情况。全膝关节置换时，若与胫骨的机械轴垂直截骨，内侧平台截得少，外侧平台截得多，需要松解内侧软组织结构。若外侧结构松弛，更难平衡内外侧软组织的张力；若屈膝和伸膝时韧带张力难以平衡，可使用限制性较高的假体或同时行关节外截骨。截骨时内侧截骨较外侧多一些，可获得韧带张力的平衡。

Ⅵ型（骨干畸形型）：干骺端形态正常，骨畸形部位远离关节，往往系胫骨骨折畸形愈合所致。如果畸形不做处理，就需要行非常不对称的截骨（内侧少截，外侧多截），同时必须松解内侧结构。或者在关节置换的同时截骨矫形。

Ⅶ型（发育性骨干弯曲或获得性干骺端畸形型）：最常见的原因是膝外翻患者胫骨高位截骨过度矫正。当截骨部位位于韧带止点或曾经进行过韧带剥离时，则同时存在骨骼和韧带的异常。

膝关节内翻畸形合并严重的晚期膝关节骨关节炎者，膝痛明显，严重影响患者日常的站立、行走功能等是行人工膝关节置换的适应证，其禁忌证与膝关节置换的禁忌证相同。

充分的术前准备包括详细询问病史、细致的体格检查、精确的影像学测量和分析及周密的术前计划。

病史询问有助于术者了解膝内翻的原因，有无膝关节周围感染，有无膝关节周围外伤史和手术史等。体格检查需要详细记录膝关节的活动度、肌肉力量、髌骨的活动度、内外侧的稳定性及畸形可复性。

影像学包括标准的下肢全长站立负重位 X 线正侧位片、施加侧方应力后膝关节正位 X 线片和髌骨轴位 X 线片，必要时需要加做 CT 扫描和磁共振检查，了解有无骨质缺损和韧带损伤。

全下肢 X 线片对了解膝关节外的股骨和胫骨的解剖畸形非常有帮助，股骨或胫骨轻度的弯曲可以通过适当的关节内松解来矫正。和常规的膝关节置换手术一样，术前需要测量股骨的外翻角，由于股骨膝内翻，畸形的股骨常常呈向外的弧形，所以股骨中下段的外翻角度会略微大一点（图 2-31）。

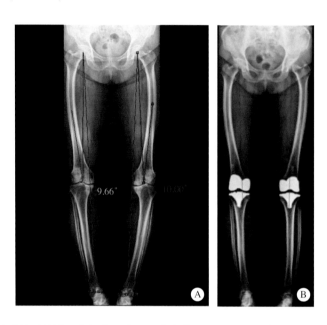

图 2-31　双膝内翻畸形的下肢站立全长位，由于股骨向外的弧形，股骨中下段的外翻角度右侧为 9.66°，左侧为 10.00°（A）；根据术前测得股骨外翻角度截骨，人工膝关节置换术后下肢力线恢复正常（B）

膝内翻畸形行全膝关节置换术的目的在于恢复下肢正常的力线，矫正膝内翻畸形，恢复膝关节的稳定性和正常的活动度。术前计划包括预估术中可能发生的情况，制订截骨和韧带松解的步骤，备齐术中可能需要使用的器械和不同类型的假体、植骨材料、韧带修复和重建的材料等。

根据内翻的分度、部位和是否具有可复性，我们可以初步判断手术的难易程度和术中可能需要的器械与假体。临床上常常根据内翻角度的大小将畸形分为轻、中、重三度，具体数值在不同文献中也不尽相同，大部分学者认为内翻小于 15° 为轻度，15°～30° 为中度，大于 30° 为重度。

轻度的膝内翻畸形常常是由于骨质增生导致内侧的副韧带紧张，切除增生的骨赘即可纠正膝关节内翻畸形，轻度膝内翻一般不需要特殊的器械，术前准备和常规的表面膝关节置换术一样。

中度的膝内翻畸形同时存在骨质增生和韧带的挛缩，因此，术中除了切除增生的骨赘外，还需要进行膝关节内侧韧带的松解。中度的关节外内翻畸形，仍然可以通过充分的内侧软组织松解纠正畸形。可复性的内翻提示可能存在内侧骨质缺损或韧带损伤。大部分中度内翻畸形的膝关节能够在充分松解平衡内侧软组织的基础上进行表面膝关节置换，但术中可能发生侧副韧带的损伤，因而需要准备髓内延长杆和限制型膝关节假体。

重度的膝内翻畸形需要考虑存在严重骨缺损和侧副韧带功能不全。重度的关节外畸形一般不主张通过内侧松解来矫正内翻，应考虑做内翻畸形截骨矫形来纠正下肢的力线，一期或者二期行膝关节表面置换（图 2-32）。重度的关节内畸形一定存在严重的骨缺损，必须准备植骨材料和限制型假体。

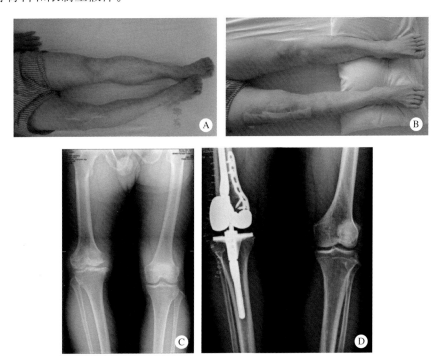

图 2-32　患者，男性，62 岁。右下肢内翻短缩畸形 50 余年，右膝行走疼痛不稳 10 余年，加重 2 年
A. 术前双下肢照片，右膝内翻 25°；B. 术后双下肢照片，右膝内翻畸形已矫正；C. 术前 X 线片；D. 术后 X 线片

2. 手术操作与技巧

(1) 切口与暴露：取标准的内侧髌旁入路，其三个基本解剖标志为：股四头肌肌腱的近段内侧缘、髌骨上极内侧与股内侧肌附着部连线的中点、胫骨结节内缘。保留股四头肌肌腱近段内侧缘 2mm，保留髌骨上极周围的软组织，以方便手术结束时缝合。注意保留胫骨结节内侧的软组织，术后将其缝合于髌韧带内侧缘。切除内侧半月板前角，显露胫骨平台及内侧副韧带的深层。

(2) 内侧软组织的初步松解：用宽 1cm 的 Cobb 骨膜剥离器，紧贴骨面向内侧剥离胫骨关节线下 1cm，松解内侧副韧带深层；切除前交叉韧带，外旋胫骨，推向股骨前侧；切除股骨和胫骨内侧的骨赘。所有内翻畸形的膝关节均使用上述方法初步松解内侧软组织，大部分轻度的内翻畸形的膝关节通过这种方法即可获得软组织的内外侧平衡。

(3) 股骨远端和胫骨近端的截骨：①股骨远端截骨，由于膝内翻畸形通常源于胫骨畸形，因此股骨远端的截骨根据术前测得股骨外翻角设定股骨外翻截骨角度。在股骨远端放置截骨导向板，在膝内翻时，内侧紧贴在硬化的骨关节面上，而外侧通常与完整的软骨面贴附。

②胫骨近端截骨，将胫骨推向股骨前侧，截骨平面以外侧平台为依据，包括软骨厚度，外侧切除厚度约 10mm。截骨平面与胫骨长轴垂直并后倾 3°～5°。

（4）内侧软组织的扩大松解：截骨完成后，通过上述初步松解的方法，内侧软组织仍然很紧，就需要进一步扩大内侧软组织松解范围。

1）骨膜下松解内侧副韧带浅层，由于内侧副韧带分为前、中、后三束，前束松解对屈曲间隙影响较大，后束松解对伸直间隙影响较大，根据屈伸间隙内侧紧张的程度选择性地逐步松解内侧副韧带，但一般向下不超过截骨平面下 2cm，松解的时候一定要边松边检查韧带的紧张度，切记避免过度松解。

2）如果膝关节存在屈曲挛缩畸形，胫骨往往向后内旋，松解膝内侧和后侧软组织，逐步松解半膜肌和后内侧关节囊至后交叉韧带内侧。松解膝关节后内侧前，一定要保证此处的骨赘已被彻底去除。半膜肌和后关节囊的松解主要影响伸直间隙。

3）通过上述方法，如果内侧间隙仍有少许紧张，可使用胫骨平台缩小术（图 2-33）。模板测量胫骨基托型号，选择小一号的胫骨平台托，向外偏移至外侧平台的截骨边缘，其旋转对线对齐胫骨结节的内中 1/3 交界处。切除胫骨平台内侧未被基托覆盖的多余骨质。胫骨平台缩小术可以避免过多地松解内侧副韧带远端的止点，去除胫骨内侧的骨质使得内侧软组织的行程变短，从而相对延长内侧软组织。另外，向外偏移胫骨平台托，使得胫骨结节相对内移，这可以改善髌股轨迹。

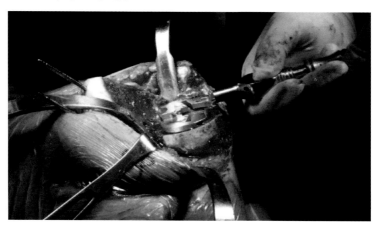

图 2-33　胫骨平台缩小术，使用小一号胫骨平台，将平台内侧多余的骨质切除，缩短内侧副韧带的行程

4）软组织拉花技术 (pie-crusting)，使用 11 号手术刀片或者 19 号针头对内侧紧张的软组织结构，包括韧带、肌腱和瘢痕组织进行点戳，切断部分紧张挛缩的纤维束，形成软组织结构延长的效果。边松解边评估，避免在同一部位反复点戳，以免造成完全性撕裂。

5）进一步松解鹅足肌腱和内侧副韧带，鹅足是缝匠肌、股薄肌和半腱肌的联合止点，鹅足及其以下的内侧软组织只有在非常严重的内翻畸形时才做松解。它是膝关节内侧的动力稳定装置，有些学者认为鹅足不宜松解。

6）股骨内上髁滑移截骨，对于内翻畸形非常严重的屈曲挛缩的膝关节，可以将内侧髁内侧 1/3 截断，然后恢复向下或向后滑移截断的内侧骨块，使得膝关节伸屈间隙的内外侧等宽。这种方法对于处理严重内翻畸形的膝关节非常有用。

7) 外侧软组织紧缩术，严重膝内翻，外侧副韧带可过度拉伸，单纯膝内侧松解达不到软组织平衡，广泛松解内侧软组织会导致膝关节向外侧脱位。处理措施：①外侧副韧带近端紧缩术：将外侧副韧带和腘肌腱复合体向近端移位。这一方法具有无辅助切口、避开腓总神经及术后主动屈膝肌肉不牵拉重建的韧带等优点。②外侧副韧带远端紧缩术：通过将外侧副韧带和股二头肌止点向远端移位，起到紧张外侧韧带的作用。③腓骨缩短术：是在腓骨下头下方横行截断腓骨，注意不要损伤腓总神经，然后将近端腓骨向下拉，将外侧副韧带拉紧使得外侧间隙维持合适张力，截去重叠的腓骨，用钢板或者髓内拉力螺钉固定腓骨。

通过上述方法松解后如果存在软组织功能不全的情况，建议在选用关节假体时，采用限制程度高的假体可以达到稳定关节的目的。

(5) 重建胫骨骨缺损：严重膝内翻者，往往伴有胫骨平台内侧的骨缺损。胫骨骨缺损是否需要重建，可以通过术前的膝关节正位 X 线片进行判断。具体方法是：以膝关节外侧关节线为基准，确定胫骨关节线，然后通过该关节线作胫骨长轴的垂直线，测量从关节线到内侧骨缺损底端的垂直距离。如果缺损距离小于 10mm，则不必考虑重建，外侧截骨 10mm即可。如果缺损大于 15mm，则需要重建骨缺损；如果缺损介于 10 ～ 15mm，则需要根据具体情况决定是否重建骨缺损。

重建胫骨骨缺损的方法有：单纯骨水泥充填、骨水泥及螺钉加强、骨移植、组配式金属楔形垫片和定制假体等。

1) 纯骨水泥充填：膝内翻畸形时，将胫骨假体向外偏移，最小程度地减少缺损对假体稳定性的影响，对残留的胫骨平台骨缺损，如果深度小于 5mm，面积不大于内侧胫骨平台的 1/4 时，可以单纯应用骨水泥充填。

2) 水泥及螺钉加强：如果胫骨内侧平台骨缺损深度大于 5mm 或者面积超过内侧胫骨平台的 1/4，可以使用皮质骨或松质骨螺钉，将其以外翻角度植入胫骨平台，支撑胫骨假体试模。然后用骨水泥包裹螺钉，维持胫骨托在适当的位置直至骨水泥固化。

3) 自体或异体骨移植：对较年轻者，采用自体或异体骨移植重建骨缺损，可以为将来可能的翻修保存骨量。将胫骨平台骨缺损处修整后，取自体或异体骨修整成形后，修复骨缺损，再用螺钉固定。螺钉需至少深入移植骨与宿主骨交界处以远 20mm(图 2-34)。

4) 组配式金属楔形垫片及金属垫块：金属楔形垫片用来修复骨缺损取得了满意效果。选用的垫片或垫块及胫骨基托组配在一起，并将其放在胫骨上，直至其达到骨缺损水平。

5) 定制假体：应用于膝内翻畸形者较少。在先前做过胫骨高位截骨矫正术，当行全膝关节置换术时，胫骨假体柄需做一定偏移时，定制假体可以解决这一问题。但是，目前大多数的全膝关节系统均可以提供组配式的偏心距柄或者成型的各种型号一体化的假体。一般而言，定制假体在膝内翻胫骨内侧骨缺损中的应用有限。

(6) 后交叉韧带的保留与否：对于轻度和中度的膝内翻畸形，后交叉韧带通常可以保留，因而选择保留后交叉韧带型假体，必要时行后交叉韧带松解以平衡膝关节。对于严重的膝内翻畸形，通常采用不保留后交叉韧带型假体。

119

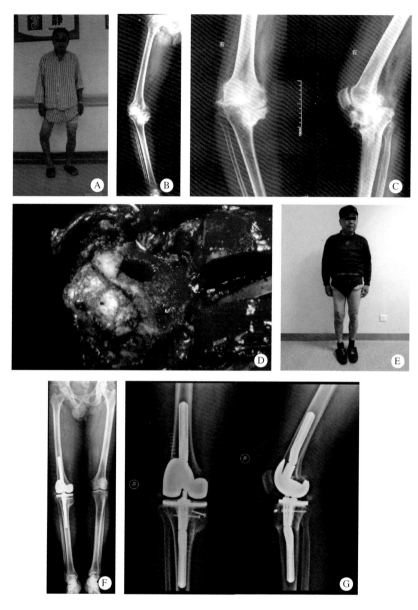

图 2-34 外伤后致右膝关节疼痛内翻畸形进行性加重 5 年余

A.术前照片；B.术前下肢全长 X 线片，内翻畸形 30°；C.术前右膝关节正侧位 X 线片，右侧胫骨平台陈旧性粉碎性骨质；D.术中使用自体骨植骨重建内侧平台骨缺损；E.术后照片；F.术后下肢全长 X 线片，下肢力线已纠正；G.术后右膝关节正侧位 X 线片

(7) 试件安装：在保留后交叉韧带时，必须先安装胫骨试件；而在不保留后交叉韧带时，首先安装股骨试件。安装试件后，首先评价屈曲位的稳定性，即屈膝 90°，不能从股骨下方拔出胫骨试件为屈曲间隙不松弛；接下来观察胫骨试件是否能从胫骨前方骨皮质处抬起以确定屈曲间隙不过于紧张。

(8) 假体骨水泥固定：骨面冲洗干净以后，首先用骨水泥固定胫骨假体，然后固定股骨侧假体。当骨水泥完全聚合固化后，屈曲膝关节，放松止血带，电凝止血。放置一根负压引流管，逐层关闭切口。伤口用无黏性的纱布和无菌衬垫覆盖，弹力绷带从足包扎到大腿。

术后康复和镇痛同普通膝关节置换术。

（许伟华）

五、血友病性关节炎膝关节置换

血友病是一组因先天性凝血因子缺乏致凝血功能障碍的出血性疾病，包括血友病A、血友病B、血友病C三型，分别由缺乏凝血因子Ⅷ、Ⅸ、Ⅺ导致，其中血友病A约占85%。血友病性关节炎是因关节腔频繁出血引起软骨退行性变和滑膜炎症，继而关节出现纤维化损害，导致关节挛缩、关节变形及关节炎，并依次出现肌肉萎缩、活动受限、骨质疏松及残疾，其中尤以膝关节最为常见。随着凝血因子浓缩制剂的问世，较多学者报道可使用凝血因子替代疗法联合关节置换治疗血友病性关节炎。虽然术后关节功能恢复还不太理想，但其缓解疼痛、改善生活质量的积极意义已得到普遍认可。它的适应证主要为导致关节功能丧失的严重关节疼痛，且这种疼痛经正规内科治疗无效，而单纯的关节屈伸障碍或屈曲挛缩并非适应证。禁忌证主要有关节强直、近期有感染病史、长期吸毒成瘾、凝血因子Ⅷ抗体阳性。

入院时即查凝血全套、凝血因子Ⅷ，请血液科会诊。术前对膝关节进行影像学评估，包括负重位膝关节正侧位片及髌骨轴位片，同时完善相关术前准备。仔细评估是否合并骨缺损及软组织情况，根据情况准备相应假体及金属垫块等。术前每天测凝血全套、凝血因子Ⅷ，术前要求凝血全套正常。手术当日根据凝血因子水平（凝血因子Ⅷ或Ⅸ）补充凝血因子量=（目标值－基础值）×体重/2，使其活性水平达到100%。因为Ⅷ因子或Ⅸ因子半衰期为8～12小时，所以患者术后每天每隔12小时查一次Ⅷ因子或Ⅸ因子活性，根据结果补充相应凝血因子。术后1周凝血因子Ⅷ或Ⅸ保持活性在80%以上，拆线前保持在60%以上，出院后在继续进行的康复训练中保持在30%以上。

国内常规使用上海瑞金医院的经验，采用如下凝血因子替代方案。血友病A治疗方案：手术日0时输注凝血因子Ⅷ 50U/kg，6时给予25U/kg，8时检测凝血因子Ⅷ，若活性>50%方可手术。术后1～3天，每8小时输注凝血因子Ⅷ 50U/kg；术后4～7天，每8小时输注凝血因子Ⅷ 15U/kg；以后根据出血量及Ⅷ因子水平调整用量。血友病B治疗方案：术前活化的部分凝血酶原时间（APTT）应达到正常范围（35～45秒），凝血因子Ⅸ的活性水平>40%可手术。术前1～2天和手术日给予Ⅸ因子浓缩物，每12小时40～50U/kg；术后1天，每12小时40～50U/kg；术后2～3天，每12小时30～40U/kg；术后4～7天，每12小时20～30U/kg；术后8～15天，每12小时15～20U/kg；整个疗程为2周。术后维持APTT为50～60秒，维持Ⅸ因子活性为20%～30%，维持临床无出血。

与常规关节置换相比，血友病性关节炎行关节置换具有以下特殊性：①术前必须明确晚期血友病关节炎病变的特点，包括关节附近肌肉萎缩、关节滑膜纤维化、严重屈曲挛缩、下肢力线紊乱、骨质疏松、关节活动范围小等。②屈曲挛缩是血友病性关节炎病变的常见畸形，常合并膝外翻、外旋和胫骨平台后侧半脱位等畸形；必须进行充分和适当的伸膝装置松解，包括膝关节囊后侧附着点和韧带松解等，必须获得满意的力线和活动度。术中如暴露困难，必要时可行股四头肌的V-Y成形术。③提倡滑膜全切及清除所有骨刺和所有残留骨水泥,以减少术后出血及疼痛。④术中尽量结扎出血血管,慎用电刀止血以免术后凝血块脱落致术后出血。

术后伤口加压包扎,常规放置引流管,一般不采用负压引流。术前半小时及术后给予预防性抗生素治疗,根据术后情况决定是否需要延期治疗使用。术后密切监测反映出血、凝血平衡的指标如 D-dimmer、纤溶指标 (ADP、FIB 等)。加强与血液科专业医师的合作,及时制订合理的凝血因子补充方案,以防止术后出血。

由康复医师和家属协助患者完成康复锻炼,在康复医师指导下或持续被动仪 (CPM) 帮助下循序渐进地进行膝关节屈伸功能锻炼,争取术后 2 周达到 90° 并能下地行走。同时促进伸膝功能恢复的运动也应积极开展,如手法伸膝、主动伸膝锻炼、姿势性伸膝练习、器械性伸膝练习等。手术 2 周以后进行后期锻炼,逐渐加大活动量,扩大活动度数,以获得最大关节活动功能。

膝关节置换术后并发症一般与血友病本身有关,可见溶血反应、凝血因子抗体生成和过敏反应等并发症;也可有血肿、感染、创口裂开和皮肤坏死等相关并发症,以及鼻出血、胃肠道出血、输液性静脉炎和不明原因发热等恢复期并发症。术后由于凝血因子水平低、凝血因子抑制物产生、残留滑膜迟发出血及不适当功能锻炼等易导致迟发性出血。因此,术后应继续补充凝血因子以维持其活性水平,直至深层组织愈合。晚期如发生反复出血,可行关节镜下滑膜切除术。

文献报道血友病性关节炎行膝关节置换感染发生率较高,达 7% ~ 26%。目前,血友病患者进行关节置换术中使用抗生素骨水泥是否有利于控制术后感染发生尚不明确,但术后身体任何一处出现感染灶均应使用有效抗生素,或在术后使用广谱抗生素以预防感染。术后血肿形成增加感染的发生,应积极预防血肿发生,出现血肿后及时清除及引流。

血友病性关节炎凝血功能障碍,关节置换术后血栓发生概率极低,围手术期一般不使用低分子量肝素等血栓预防性药物,采用足底静脉泵、弹力绷带等物理方法,早期主动踝关节背屈和直腿抬高试验练习等康复训练可防止下肢深静脉血栓形成。但是目前也有血友病患者关节置换后发生肺栓塞,深静脉血栓形成的病例报道,有医师在术后凝血因子正常后使用了低分子量肝素。

全膝关节置换术治疗血友病关节炎能有效缓解症状,减少出血,提高患者生活质量,短期疗效显著,但长期疗效有待进一步观察。合理补充凝血因子,维持术前、术中、术后凝血因子的活性水平是治疗的关键。

(孙 立)

六、膝部肿瘤膝关节置换

膝关节是肿瘤最好发的部位,膝关节肿瘤关节置换包括股骨下端肿瘤和胫骨上端肿瘤及膝关节周围的软组织肿瘤,涉及膝部肿瘤膝关节置换最为常见的疾病是骨肉瘤、软骨肉瘤、骨巨细胞瘤、动脉瘤样骨囊肿和转移性肿瘤。Malawer 认为除非熟悉保肢手术的肿瘤外科医师认为不截肢几乎没有成功可能,否则所有患者都应该保肢治疗。随着许多前沿科学的进展,许多肢体肉瘤的患者都可以实现保肢治疗。这些进展包括:①肿瘤生物学的进展；②诱导化疗进展；③外科技术的发展；④人体骨骼生物力学进展；⑤材料工程学和假体制造技术的进展；⑥用于重建髋、肩、膝可靠的稳定的组配式人工假体的进展。

在肿瘤性膝关节置换中，膝关节囊、交叉韧带和侧副韧带被切除，旋转铰链式假体允许屈曲、伸直和旋转，保留了内外翻和前后平面的稳定性，髌骨通常可以保留。内植物的长期应用表明，使用小直径的假体柄，存在较大的假体断裂的风险。假体柄强度最重要的决定因素是截面直径，稍微增加假体柄的直径能获得显著增强的强度与抗弯曲能力，因此在使用过程中推荐使用可供髓腔植入的最大直径的假体柄以减少折断的风险。

保肢手术包括以下四个密不可分的环节，如果任何一个环节出现问题就需要考虑是否适合保肢。其一，是肿瘤的切除，肿瘤切除必须保留重要的结构；其二，必须实现稳定无痛的骨结构的重建；其三，肌肉动力及功能重建；其四，是软组织覆盖。

对于恶性肿瘤来说，超过肿瘤边界 3～5cm 是安全边界。MRI 是确定髓内受累最可靠的检测方法，据此可以进行精确的截骨。需要注意的是，MRI T_2 像上瘤周水肿与肿瘤信号相似，易过大估计肿瘤的实际侵蚀范围，特别是经过化疗诱导治疗后。这个时候需要仔细对比 CT、血管造影和核素扫描来确定。在血管造影上，肿瘤血管化的减少说明化疗有效。在 CT 上见到肿瘤的钙化也提示化疗的有效性。核素扫描上，核素的摄取面积与肿瘤的范围相当，可较准确地评估肿瘤的体积，同时化疗前后对比核素扫描有助于确定肿瘤的坏死情况。据此结合 MRI 术前术后变化，大多数情况可以判断出是瘤周水肿还是肿瘤侵犯。随着外科技术的进展，血管受累既往是保肢禁忌证，现在可以通过血管移植来解决。重要神经受累后，也可以将神经切除，获得部分功能的肢体。

在进行肿瘤的切除过程中要严格采用无瘤技术。首先应该在肿瘤的边界进行切除，各个方向均应带有足够宽的边界和正常的肌袖 (1～2cm)，这是最基本的要求。在肿瘤完整切除后，使用脉冲式冲洗器冲洗，更换手套，再来处理邻近关节 (股骨肿瘤的邻近关节即胫骨上端，胫骨肿瘤的邻近关节即股骨远端)，这样可以最大程度上减少肿瘤细胞的污染与扩散。

假体的选择有定制式假体和组配式假体。定制式假体应该在最后一次诱导化疗结束之后进行评估，确定假体的长度、大小及髓腔的直径，并尽量在较短的时间内实施手术。组配式的假体是在术中切除肿瘤后，通过配件的组合以实现关节的重建，术中需要通过试模、透视来确定假体长度。对于肿瘤关节置换，一般推荐使用骨水泥假体。骨水泥遵循最大限度上增加宿主骨和假体柄之间的接触面积。肿瘤患者接受放疗和化疗可以导致骨生长抑制，同时因为限制活动可以导致失用性骨质疏松和营养不良性骨质减少。骨水泥的注入可以增强和弥补骨组织的力学性能，及时硬化和无痛固定，促进早期功能康复。

肌肉动力的恢复：髌骨的对线与稳定对维持下肢功能极其重要，如果在肿瘤切除过程中，有肌肉被切除，需要通过肌肉转移来稳定髌骨。股四头肌被切除，可以利用腘肌腱转移重建被切除的部分股四头肌，股二头肌可用来转移覆盖膝关节的前方和重建股外侧肌。当股内侧肌被切除时，由股神经支配的缝匠肌可以用来转移至覆盖假体的内侧面来恢复部分失去功能的肌肉。

软组织的重建，对于股骨远端肿瘤，由于软组织较厚，一般切除后的假体覆盖多无困难。而对于胫骨假体来说，由于胫骨几乎全长位于皮下，胫骨肿瘤切除后，软组织覆盖就变得极为重要。腓肠肌内侧头是膝关节周围软组织重建的重要结构，它常规被用来覆盖胫骨假体，此肌肉可以横向转移覆盖膝关节或向近端旋转覆盖假体内侧约 20cm 的范围。

1. 肿瘤膝关节置换术的适应证

(1) 股骨远端、胫骨近端和侵犯上胫腓关节的腓骨上端的恶性骨肿瘤，肿瘤局限，无远处转移。

(2) 影像学分级 (Campanacci 分级) 为Ⅲ级的骨巨细胞瘤。

(3) 虽然为良性肿瘤 (如动脉瘤样骨囊肿、软骨母细胞瘤等)，膝关节面严重破损或骨支架作用基本丧失。

(4) 单一的股骨下端或胫骨上端的转移性肿瘤，原发灶已治愈或可控。

(5) 对化疗敏感的 Ⅱ$_A$ 或 Ⅱ$_B$ 期肿瘤。

(6) 肿瘤能整块完整切除。

(7) 无局部感染和弥漫性皮肤受累。

(8) 患者有保肢意愿。

(9) 部分患者不符合上述条件，但保肢意愿强烈，手术目的仅为改善生活质量也可以考虑，但要慎重。

2. 肿瘤膝关节置换术的禁忌证

(1) 肿瘤累及主要血管神经。

(2) 病理性骨折。

(3) 感染。

(4) 骨骼发育未成熟。

(5) 软组织广泛受累。

(6) 不正确的活检导致正常组织及间室被污染。

需要指出的是，随着技术的进展，单一的禁忌证现在并不意味着必须截肢。例如，主要血管受累，可以通过血管移植来解决，甚至在神经受累时可以将神经一并切除。对于骨骼发育不成熟的患者，现在可以使用可延长式假体进行重建。在肿瘤发生病理性骨折后，如果病理性骨折发生愈合并且肿瘤有再骨化则不应列为保肢禁忌证。在有 2 个或 2 个以上的禁忌证时，截肢才是被考虑的。

3. 术前评估与分期　通过术前检查，评估局部的解剖情况，确定切除的范围及重建的方式。

(1) X 线检查：虽然 X 线检查对于肿瘤的边界确定不如 MRI、CT 等，但 X 线检查能提供整体的影像，通过双下肢的全长 X 线检查后，对于重建及肢体平衡是有很大意义的。

(2) CT 检查：能够精确显示骨肿瘤的骨内与骨外的侵袭范围，描述肿瘤的横向关系。更为重要的是，CT 在确定诱导化疗的效果时可以看到新骨的生成、肿瘤的骨化及钙化等，这一点比 MRI 更有优势。

(3) MRI 检查：能详细提供髓腔侵犯的范围和软组织受累情况，在确定肿瘤截骨平面时，

MRI能提供髓腔侵犯范围，据此可以确定截骨平面。

(4) 血管造影：可以显示主要血管是否被肿瘤侵犯，这一点在保肢治疗时尤为重要。在进行诱导化疗后，肿瘤血管化降低提示化疗效果及较高的肿瘤坏死率。

(5) 组织活检：推荐使用经皮穿刺活检，需要注意的是，活检部位应该与预期手术切口在一条线上，这样在手术过程中就可以切除活检通道，尽量减少肿瘤细胞污染与复发。

(6) ECT：有助于确定肿瘤的骨内扩展范围及骨转移，这对于肿瘤保肢的术前评估是必需的。

肿瘤膝关节置换包括股骨远端肿瘤膝置换和胫骨近端肿瘤膝置换，两者在操作上有相同之处，但也有不同之处。一般来说，胫骨上端肿瘤的肿瘤膝置换比股骨下端的肿瘤膝置换要复杂。

4.股骨下端肿瘤膝关节置换术

(1) 手术入路和切口：消毒应该包括腹股沟区以便需要时探查血管，一般采用内侧切口，切口起自大腿中段，经过膝关节，经髌骨内侧到胫骨结节远端，向后到鹅足下缘（图 2-35）。也可采用纵向直切口，其对于绝大部分肿瘤的显露是足够的。需要注意的是，有些患者经过不规范的活检，活检部位不在标准切口线上，这时需要做不标准的切口，切除活检通道，在这种情况下，所需切口范围可能很大。

(2) 显露：显露范围应该足够来进行肿瘤整块切除以避免肿瘤组织的污染（图 2-36）。首先应该探查腘窝和腘血管。牵拉分离内侧腘肌腱可以显露腘窝，确定缝匠肌，屈曲膝关节可以看见腘窝的上界，显露腘血管和坐骨神经，如果肿瘤范围很长，可以向上显露股动脉。游离腘动脉，如果血管未被侵犯，继续下一步行肿瘤切除术。

(3) 肿瘤切除：经内侧切开膝关节，将髌骨向外侧翻转后，游离肿瘤的前、内、外侧。游离时，肿瘤周边应带有一层肉眼可见的正常组织（1 ~ 2cm），杜绝肉眼见到肿瘤组织或在肿瘤包膜处游离，否则可导致切除边界不够。屈曲膝关节，切断前交叉韧带，助手将小腿向前牵引（类似前抽屉实验）以增加膝关节显露。切除内外侧半月板，切断后交叉韧带。膝关节松解后，游离肿瘤后方。将股骨远端肿瘤完全显露。从内侧关节线到股骨正常的区域测定切除的长度并做标记，保护股骨后侧和内侧的结构，完成截骨。股骨截骨的近端需要纱布垫保护，以避免损伤血管。截下的肿瘤必须重新测量切下的标本长度。使用脉冲式冲洗器冲洗伤口，更换手套和器械，必须强调无瘤原则。

(4) 股骨扩髓：使用扩髓器扩大髓腔到合适的直径，推荐采用弹性扩髓器，因为股骨假体设计与股骨一样，带有一定的弧度，采用弹性扩髓器可以扩出与假体匹配的弧度。扩髓直径应该比假体柄直径大 2mm，并尽可能使用大直径的柄。磨平股骨截骨面，使假体能与股骨残端精确匹配。试模，带有曲度的假体柄能无阻力地插入髓腔，如果有阻挡，应该再扩大 1mm。冲洗伤口。

(5) 胫骨截骨：胫骨上端应该切除 1cm，采用与标准全膝关节置换一样的方式进行胫骨截骨，截骨面应该与胫骨长度垂直（图 2-37）。使用髓腔定位的方法，通过胫骨模板确定胫骨基座在胫骨近端的位置。根据术前对胫骨近端髓腔密度的评估，扩大髓腔到相应的尺寸。

(6) 试模：复位试模件，观察假体的松紧度和肢体长度。假体太长，伸直膝关节时，血管神经承受过大张力，同时会引起屈膝障碍和切口关闭困难。较好的方法是术前测量健侧的长度，这样术中可以精确确定假体长度，些许的差异可以通过垫片解决。试模时应确定下肢的力线，髂前上棘和第 1、2 趾间的连线应该平分髌骨。

(7) 植入假体：先植入胫骨侧假体 (图 2-38)，待骨水泥凝结后，植入股骨假体，伸直膝关节即可保持假体对位对线 (图 2-39)。

(8) 软组织覆盖：使用软组织覆盖假体非常重要。将残留的股直肌与股内侧缝合，残留的小的缺损可以通过旋转移位缝匠肌来修复。大的缺损可以通过腓肠肌内侧头转移修复，外侧用腓肠肌外侧头转移覆盖。

(9) 切口关闭与引流。

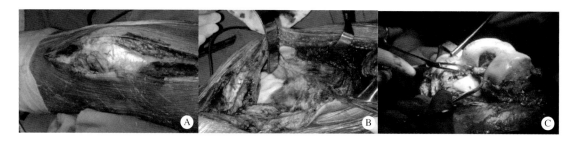

图 2-35　切口 (A)；肿瘤显露 (B)；交叉韧带切断 (C)

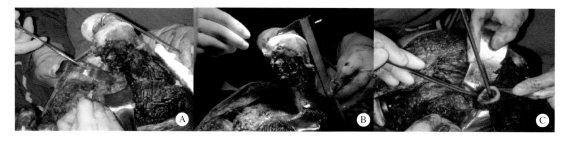

图 2-36　显露股骨后侧 (A)；测量截骨长度 (B)；股骨扩髓 (C)

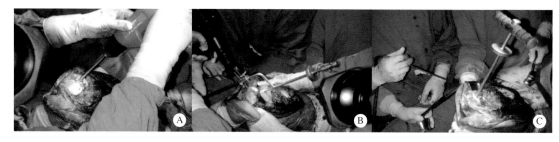

图 2-37　胫骨定位 (A)；胫骨截骨 (B)；胫骨模板准备 (C)

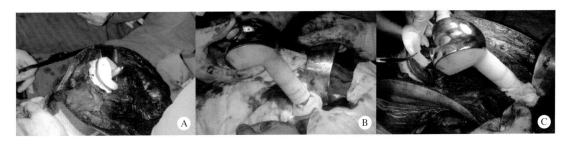

图 2-38　胫骨假体植入 (A)；股骨假体植入 (B)；垫片植入 (C)

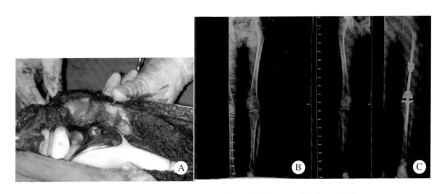

图 2-39　伸直膝关节 (A)；术前 X 线片 (B)；术后 X 线片 (C)

5.胫骨近端肿瘤膝关节置换术　相比股骨远端肿瘤膝关节置换，胫骨近端肿瘤膝关节置换要复杂和困难，主要原因是周围解剖结构较复杂，软组织覆盖不足、伸膝装置重建，以及可能出现血管性并发症。

(1) 注意事项

1) 腘动脉在腘肌下缘分为三支，即胫前动脉、胫后动脉和腓动脉。腘动脉在腘窝首先分出胫前动脉，继之以胫腓干下行后再分为胫后动脉和腓动脉。一般情况下，肿瘤切除时必须结扎胫前动脉，术中必须辨明其他血管。腘肌是此处特有的结构，它使得胫骨与后方的软组织之间形成良好的边界，借此保护腘动脉及分支。术中显露腘血管分支的关键是剥离腓肠肌内侧头，劈开比目鱼肌来显露。

2) 在小腿上端，胫腓近端关节与胫骨近端后外侧紧密相连，在切除胫骨近端肿瘤时，为了获得满意的边界，一般是将肿瘤连同胫腓近端关节一并切除，特别是恶性程度较高的肿瘤。腓骨小头处有腓总神经经过，应该予以妥善保护。

3) 在胫骨近端肿瘤切除时，必须将髌韧带从胫骨结节上剥离，现在的假体均有相应的空间供髌韧带重建，但久之发生髌韧带在假体上磨损。髌韧带缝合在假体上后，将髌韧带与周围的软组织筋膜缝合可以加固韧带的生物学重建。

4) 小腿上端腘血管与胫骨紧密相邻，肿瘤切除游离血管时，血管可能受到刺激，加上止血带的影响，术后发生血栓的风险很高，对此必须有清楚的认识。

5) 胫骨整个内侧部分都位于皮下，软组织覆盖薄弱，常规需将腓肠肌内侧头转移前置来覆盖假体以降低感染率。

(2) 操作要点

1) 切口与显露：常规膝关节内侧或正中切口，髌骨向外侧翻转。

2) 腘窝探查：将内侧腘绳肌在止点上端 2 ~ 3cm 处松解以显露腘窝，将腓肠肌内侧头部分游离，劈开比目鱼肌，显露腘动脉的三个分支。腓肠内侧动脉应该避免结扎，因为这是腓肠肌内侧头的主要血供。如果主要血管未被累及，可以进行下一步手术。

3) 肿瘤游离与探查：由于胫前动脉向前分出，将整个血管固定，结扎胫前动脉可以有利于游离。将肿瘤从内前、后侧游离，胫前肌的一部分一般与肿瘤同时切除，注意整块腘肌必须与肿瘤一起切除，因为腘肌是重要的边界。在腓骨头近端和股二头肌腱膜下找到腓总神经予以保护，距上胫腓关节 6 ~ 8cm 截骨。在肿瘤远端 5cm 处截断胫骨，将肿瘤整块切除。

4) 处理股骨远端：髓芯定位股骨近端模板，根据模板操作进行股骨远端截骨。

5) 试模和植入假体：通过试摸，确定假体长度和下肢力线，将胫骨假体与胫骨远端做标记以便植入假体时不会发生旋转从而导致力线改变。先植入股骨假体，待骨水泥凝结后植入胫骨假体，伸直膝关节待骨水泥凝结。

6) 髌韧带重建：将髌韧带通过不可吸收线缝合在假体预留重建孔上，缝合前将髌韧带进行编织可以避免术后髌韧带撕裂。髌韧带缝合于周围的筋膜上可以加强韧带的生物学重建。

7) 软组织覆盖（图 2-40、图 2-41）：根据缺损大小，将腓肠肌内侧头自远端切断，劈开部分腓肠肌内侧头向近端游离，游离时切勿伤及腓肠肌内侧动脉，直至向内上旋转后可以覆盖假体，将旋转的腓肠肌内侧头和髌韧带及周围筋膜缝合，翻转的腓肠肌内侧头下缘与比目鱼肌缝合可以将整个假体覆盖。

128

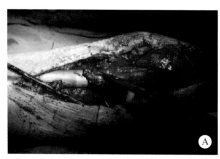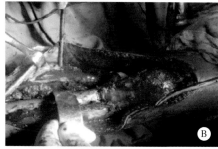

图 2-40　髌韧带缝合于重建孔 (A)；髌韧带缝合于周围肌肉 (B)

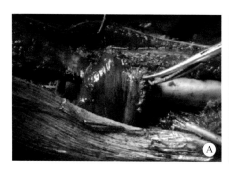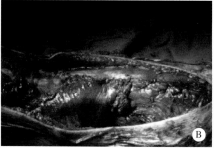

图 2-41　游离腓肠肌内侧头 (A)；软组织覆盖假体完好 (B)

8) 关闭切口，充分引流。

(3) 术后处理与康复：进行髌韧带重建的患者，术后必须用石膏或支具固定3周以利髌韧带与周围组织愈合。术后抬高患肢以利水肿消退。3周内先进行肌肉等长收缩，继而进行膝关节屈伸锻炼。3周后可下地扶拐行走，6周后可不扶拐行走。

6.肿瘤膝关节置换中的特殊问题

(1) 肿瘤范围过大，切除后的残端过短：在肿瘤关节置换中，安全的边界对术后肿瘤的控制非常重要。大多数情况下，膝关节周围肿瘤切除后有足够长度的骨残端供假体重建。在少数情况下，要求切除很长的骨，这样就没有足够长度的骨骼供假体重建。通常的处理方式有两种：一种处理方式是将肿瘤切除后，截断一截肿瘤骨，在体外经乙醇灭活处理，再回植体内，骨水泥固定假体时，将灭活骨与残端间的骨水泥处理干净，这样经过一段时间后可能在残端和股残端达到生物学重建 (图 2-42、图 2-43)。但存在骨折不愈合、感染等问题。第二种处理方式是预留足够的残端供假体固定，截骨后通过微波、射频、乙醇等物理方法处理残端。这一做法的好处是术后稳定性好，但存在肿瘤组织残端污染的可能。对于胫骨来说，切除 2/3 的胫骨不影响假体的稳定性。小腿假肢的功能好，一般不适合假体置换的情况可以考虑截肢。

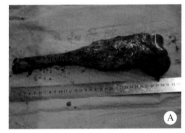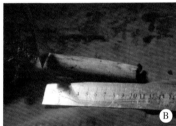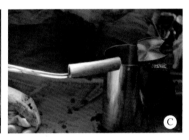

图 2-42　肿瘤切除 (A)；切取一端肿瘤骨 (B)；肿瘤骨体外灭活 (C)

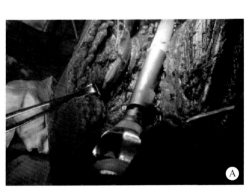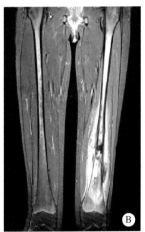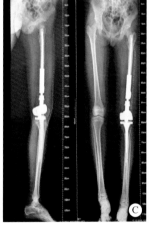

图 2-43　灭活肿瘤骨与假体同时植入 (A)；术前 MRI(B)；术后 X 线片 (C)

(2) 青少年假体重建问题：膝关节肿瘤多发生在青少年，青少年患者还存在生长潜能，因此必须考虑到青少年生长这个问题。既往认为病骨发育不成熟是保肢手术的禁忌证，但随着现代技术的进展，病骨发育未完成已不是保肢手术的禁忌。使用可延长的假体可以解决此类问题。一般来说，在生长缓慢的时期，一年可以延长一次，但对于处于生长旺盛期的青少年，至少半年需要延长一次。随着发育速度的增加，发生假体松动的概率也增加，此种并发症通过保守治疗几乎是无效的，需要通过重新置换假体来解决（图 2-44、图 2-45）。

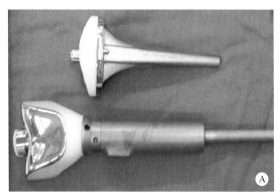 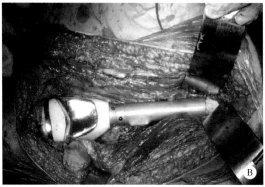

图 2-44 可延长假体 (A)；术中所见 (B)

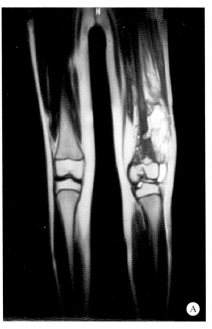 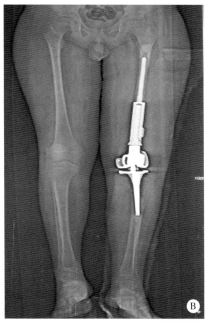

图 2-45 术前 MRI(A)；术后 X 线片 (B)

(3) 股骨肿瘤复发假体断裂：发生该情况，如有可能，应该将整个股骨连同假体整块切除，行全股骨置换术（图 2-46）。

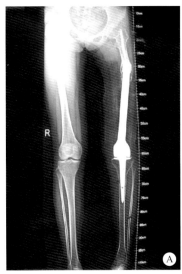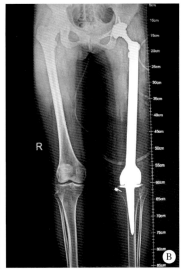

图 2-46　股骨假体断裂 (A)；全股骨置换 (B)

（刘建湘　邵增务）

第三节　人工膝关节翻修术

人工全膝关节置换是目前治疗终末期膝关节疾病的有效手段，初次全膝关节置换已逐渐成为常规性手术，随着行全膝关节置换术患者数量的日益增多，全膝关节置换翻修术 (total knee arthroplasty revision) 的数量也将日益增加。和初次全膝关节置换术相比，翻修术对相关技术的要求更高、难度更大、风险也更大。全膝关节置换翻修术的成功实施受到许多因素的影响，如患者自身条件、手术医师的技术水平、翻修假体的选择等，每个因素都会影响到患者术后的功能恢复和生活质量。

一、适应证

人工膝关节 10 年返修率约为 15%，最常见的失败原因包括：无菌性松动、假体磨损和碎裂、感染、关节不稳、关节僵硬和活动受限、骨折、髌骨并发症等，国外以无菌性松动和关节不稳为主要原因，而国内主要是感染，可能是因为国内大规模开展膝关节置换手术晚于发达国家，目前大多数接受膝关节置换的病例尚未进入长期随访阶段，早期关节置换失败的主要原因是感染，影响人工关节远期疗效最主要的原因则是假体无菌性松动。

1.假体无菌性松动　一般来说，1/3 的膝关节置换翻修病例是由于假体无菌性松动，导致假体松动的因素很多，主要与下肢对线和假体位置不良、软组织平衡欠佳、假体选择不当、错误的骨水泥技术、假体设计缺陷、磨损颗粒等有关。

研究表明，术后下肢力线偏离的患者无菌性松动的发病率相对增加。有几位学者报告额面内翻/外翻偏差不超过 3°结果较好。Rand 和 Coventry 发现中轴线偏差小于 4°的患者 10 年生存率为 90%。相比而言，如果中轴线偏差大于 4°，内翻者的 10 年生存率降为 73%，而外翻者的 10 年生存率降为 71%。Hvid 和 Nielsen 调查 138 例 TKA 术后下肢力线情况，股胫角为 5°～7°的患者长期随访结果较好。Ritter 等研究分析了 421 例 TKA 患者的股胫角（正常为 5°～8°，内翻≤4°，外翻≥9°），内翻超过 3°的患者无菌性松动的发病率最高。Jeffrey 等分析了 115 例 TKA 患者的术后结果，认为下肢力线内翻/外翻偏差超过 ±3°的患者术后无菌性松动的发病率为 24%，而内翻/外翻偏差 ±3°以内的患者术后无菌性松动的发病率仅为 3%。

2. 假体磨损和断裂　Sharkey 等在 2002 年的 CORR 发表的一项研究把聚乙烯磨损作为膝关节翻修最常见的原因。在初次全膝置换 2 年后翻修病例有 44.4% 是由于聚乙烯磨损直接造成的（图 2-47）。超高分子量聚乙烯（UNMWPE）具有良好的抗冲击能力、韧性和抗磨粒磨损的特性，UNMWPE 作为磨合材料的人工关节，产生于 20 世纪 60 年代初期，UHMWPE 广泛应用于人工关节已经有 30 多年的历史，其至今仍作为承重表面的磨合材料被广泛地应用于许多全关节置换中，在膝关节中主要作为衬垫材料，承载上下骨的摩擦与运动。它是一种黏弹性材料，受应力后可发生蠕动变形，故不适用于人工关节受折弯应力的部位，UHMWPE 替代材料的缺陷目前有大量研究报道反映，UHMWPE 在长期应用下存在着磨损现象，主要有两种磨损方式，一种生成剥离片、粒状碎片；另一种生成光滑波纹和微纤。许多报道表明，在植入材料周围的生物组织中包含大量的 UHMWPE 碎片。在分离 UHMWPE 和植入假体周围的组织碎片后，发现大量圆形和长形的微米级尺寸的 UHMWPE 粒子。膝关节滑液中存在着 200～300nm 的磨损粒子。UHMWPE 微米碎片是导致一系列生物反应的病因学成因，并且最大的危害性可能导致溶骨作用和关节的松脱。在长期使用的关节中发现，由于磨损碎片使假体和组织间界面中存在充满微米颗粒的肉芽肿、巨噬细胞、成纤细胞。在鼠体内 18～20nm 的 UHMWPE 和 4～10nm 的 HDPE 粒子会在组织内引发巨噬细胞的吞噬作用。微米级 UHMWPE 颗粒在兔体内通过抑制成骨细胞的活动，从而影响骨组织的生长。由于 UHMWPE 在应用下的磨损，特别是由于磨损碎片而产生的溶骨反应，关节松脱和大量由磨损产生的亚微米粒子对周围肌体的不良反应，是造成替代关节破坏失效的最重要因素。近来许多公司引入了"增强"聚乙烯，这样命名，是由于人们认为特定制作方法有益于材料的改进，通过恒压以提高材料的结晶性，经 γ 射线消毒后能长期保持化学稳定性，部件通过条块机械加工而成，在惰性气体环境下密封包装，然后经标准剂量的 γ 射线消毒。消毒后将内植物加热一段时间以提高分子链的活性，促进再连结和交联，从而使自由基的数量减少，降低将来在体内氧化的可能性。制造商们宣称这些方法可增强材料的抗摩擦、抗氧化能力和抗磨损性能。提高聚乙烯抗磨损的最新方法，涉及增加交联数目的核心方法。聚乙烯的交联能改变材料的特性，导致极限拉伸强度和断裂拉伸度的下降。控制交联的方法包括化学方法（过氧化物法）、改变 γ 射线剂量及电子束照射。研究表明，磨损的下降与聚乙烯交联化有关。磨损模拟实验显示，在最佳交联时，髋臼杯的磨损可下降达95%以上，不过在全膝关节假体的磨损方面，这种交联的益处尚未显示。不过值得注意的是，交联后过氧化物仍会残留在材料中，并可能降低它在体内的长期抗氧化能力。γ射线交联法涉及使用的剂量，通常要比标准的消毒剂量高，用于提高材料抗磨损能力的剂量高达100mrad，这些较高的放射剂量产生了较多的自由基，如果存留在材料内，则有导致高氧化率的可能。总之，研究的结果使关节外科界认识到，聚乙烯假体的长期成功需要稳定的材料性能，不致在植入后发生老化。对回收的聚乙烯部件的观察显示，在空气环境进行γ射线消毒的传统方法可伴随继发性氧化，这导致了许多方法学上的进展，以减少氧化的可能性，所有的关节外科器械制造商们都在这方面进行努力。模拟测试的结果提示，提高结晶度和同化程度，只对抗磨损起轻微的促进作用，只有有限的临床资料支持这些发现。最近研制的高交联聚乙烯显示出具有显著提高抗磨损的潜力（由模拟装置测得），但是一些研究者报道这可同时降低材料的机械性能。虽然最近UNMWPE在抗摩擦、抗氧化能力和抗磨损性能方面取得了很大发展，但这几方面仍旧是UNMWPE致命的弱点。

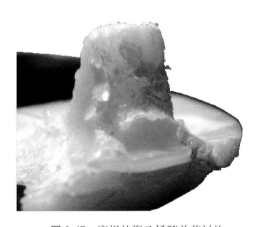

图 2-47　磨损的聚乙烯膝关节衬垫

　　假体金属部件的断裂就比较少见，在早期某些非骨水泥固定病例中可以发现一些假体金属部件的应力断裂，这种现象在某种程度上来讲是假体本身的因素，多见于体重超重且活动量较大的患者，骨水泥固定的假体中少见发生断裂病例。但随着翻修和疑难病例增多，高限制型膝关节假体广泛使用，假体金属部件的断裂又逐渐增多。

　　3.感染　膝关节位置表浅，周围肌肉组织少，故人工膝关节置换术后出现深部假体周围感染的危险性较人工髋关节置换术更大，治疗更困难。有文献指出，在没有采取有效预防措施之前，人工膝关节置换术后感染的发生率在10%以上，而应用抗生素预防者感染发生率为1%～2%，采用垂直层流手术室者感染发生率为1%以下。感染的发生还与关节炎的种类、假体的类型、患者的全身情况、药物服用史及各医院的技术设备条件等因素有关。其风险因素主要有：前次手术感染或注射史、软组织条件不佳、全身系统性疾病（免疫功能下降、糖尿病、甲状腺功能低下、长期使用皮质激素、类风湿关节炎、

HIV)等。

4.关节不稳　不同学者报告人工膝关节置换术并发关节不稳的比例截然不同，分别为1%～20%不等。诚然各家医院的技术条件不同，采取的方法不同，可以导致不同的结果，但对关节不稳采取不同的诊断标准，可能是导致结果相差甚远的主要原因。术后早期的关节不稳多数因术中手术技术失误和假体选择不当所致。关节不稳是导致术后疗效不满意的主要原因，并有可能导致早期关节翻修。术后晚期关节不稳主要与假体磨损和假体松动有关。

5.关节僵硬和活动受限　关节僵硬是术后最常见的并发症之一。引起的原因几乎涉及

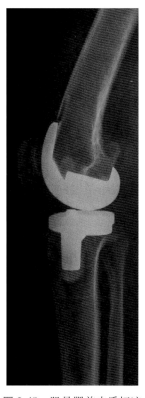

图 2-48　股骨髁前皮质切迹

膝关节置换术的所有方面，如假体选择不当、安装位置偏差、软组织平衡处理不善、腘窝内残留骨赘和骨水泥、术后感染、术后疼痛、术后肿胀、髌股关节问题，聚乙烯磨屑引起的滑膜炎、腱鞘炎，关节内纤维增生粘连、交感神经反应性神经营养不良、术后康复指导不够或患者不配合治疗，这些原因均可造成术后关节僵硬。对于存在明显的软组织平衡问题或假体位置不当者，应进行膝关节翻修术，包括彻底的软组织松解，调整聚乙烯垫厚度，必要时行股骨髁假体或胫骨假体再置换。

6.骨折　人工膝关节置换术后骨折发生率较低，文献报告统计结果为0.3%～2%。大部分骨折出现在术后早期与中期，跌倒或其他轻微损伤是骨折的直接原因。发生骨折的患者通常自身存在以下高危因素：严重骨质疏松、长期服用含糖皮质激素的药物、类风湿关节炎、股骨髁前皮质存在凹陷切迹（图 2-48）、关节僵硬、关节纤维化、关节不稳、假体周围骨溶解、膝关节外翻畸形、神经源性关节病及肿瘤局部复发等。

7.髌骨并发症　据报道全膝置换术后的并发症发生率为1.5%～12%，而翻修术后则高达50%，其中有关髌骨的并发症主要包括髌股关节不稳，（髌骨）假体松动、断裂、磨损，髌骨骨折，晚期膝前疼痛，骨坏死，髌骨弹响及髌韧带断裂。

髌骨不稳定是全膝置换术后再次手术最常见的原因之一。据报道，髌骨循迹不良（半脱位或全脱位）的发生率为0.5%～29%。无论是半脱位还是全脱位，都会导致假体磨损、松动和断裂。髌骨循迹不良与多种因素有关，包括假体设计不当，伸膝装置不平衡（特别是外侧支持带挛缩），内侧关节囊破裂，髌骨截骨平面不对称，以及股骨、胫骨或髌骨假体安置不当。

全膝置换术后发生髌骨骨折的原因较多，据报道其发生率为3%～21%。当髌骨变得薄弱而局部应力较高时髌骨易于发生骨折。全膝置换术后髌骨受到直接暴力损伤较少见，然而髌股关节面却承受着较大的压应力，当进行某些动作（如下楼梯、下蹲）时可达体重的4～7倍。此外，若应力在股骨假体的髁和滑车之间传递较突然时，局部将出现很严重的应力集中，因此体重较重的患者在尽量屈曲膝关节时其髌骨骨折的风险将很大。股骨假体型号偏大、安装偏前或于伸直位安装均可使髌骨承受较高的负荷，髌骨截骨过少或聚乙烯

过厚时也可使髌骨负荷过高。髌骨切除过多也可使其易于骨折，Reuben 等证实，残留髌骨厚度少于 15mm 可显著增加髌骨前方的应力；髌骨不对称截骨可显著降低髌骨的力学强度而使其易于断裂；此外，安装假体会破坏髌骨的血供，使髌骨 - 假体交界处应力增加从而增高髌前的劳损。安装假体固定栓时是在髌骨中央钻一个大孔还是在周边钻数个小孔尚无定论，在中央钻一个大孔可使假体安装在髌骨骨质较好的部位，但降低了髌骨的强度；而在周边钻数个小孔，虽可避免影响髌骨中央的骨质，但却使周边应力增高，当假体偏内置时可导致周边撕脱性骨折。

二、术前准备

关节翻修的术前准备应包括总结初次关节置换失败的教训，评估患者的健康状况，可能存在影响手术和麻醉的内科疾病，了解关节结构性的缺损或缺陷，策划手术暴露方式、选择取出内植物的器械及选择翻修时所用的假体。导致全膝关节置换失败的原因很多，对失败原因的充分了解，有助于在翻修时避免重复同类错误。对于尚存的韧带和骨组织的评估以及对任何额外损耗的预测，在计划重建的方法和选择翻修假体时有重要意义。除非对先前内植物的组装技术很了解，并有合适的器械来取出内植物，否则在取出内植物时会存在一定的困难。

患者的术前评价必须包括患者全身系统评价，精神状态调整，局部皮肤状态，关节活动状态，股骨与胫骨骨质量与畸形，关节韧带的完整性等。老年全膝关节置换患者中常存在多种健康问题，这些问题会影响到对麻醉和外科的判断。身体同侧的髋关节或踝部疾病可能影响到膝部的负重。还应该评估肢体的神经血管状况。任何已存在的神经缺陷都应进行详细的记录。如果涉及肢体的动脉血管血供，那么应该进行动脉血管实验室检查和血管外科会诊，这关系到在全膝置换时可能不能使用止血带的问题。

实验室检查可以用来评估可能存在的感染，但除非有系统性脓血症，膝关节置换术后感染时白细胞计数不一定增加；感染存在时红细胞沉降率也可能正常，但是如果红细胞沉降率上升就提示有感染存在；置换手术后 1 个月内 C 反应蛋白持续升高，提示有感染存在；膝关节的抽取液应进行细菌培养和药敏实验，关节液细菌培养阴性并不能排除感染的存在，多次关节液细菌培养出同一种细菌可以确诊感染；关节液的白细胞计数上升伴随滑膜液糖含量 / 血糖含量比降低，提示感染的存在。差异性 ^{99m}Tc 和 ^{111}In 骨扫描发现膝深部感染的准确率高达 84%。术中获得的组织冷冻切片或术后病理报告才可以最终证实感染。

三、手术要点

1.膝关节翻修的显露　对于既往做过手术的膝关节，术前充分计划好手术的入路很关键，既往手术可能会造成膝关节皮肤严重瘢痕形成，瘢痕可深达深筋膜甚至达到骨骼。这种瘢痕组织增生可能是多重切口、引流窦道或陈旧的坏死皮肤造成的，由于组织弹性的丧失和膝关节囊的增厚，使得人工全膝翻修术中显露手术野尤为困难 (图 2-49)。

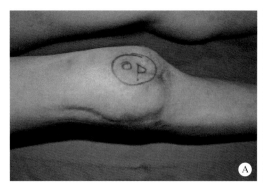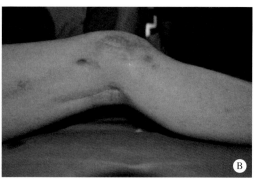

图 2-49　关节翻修前多次既往手术造成的膝关节周围严重瘢痕形成

　　显露的第一步是皮肤切口，当进行后续手术的外科医师考虑手术切口的时候，必须考虑上次的切口，这很重要。从显露、闭合、愈合的角度考虑，正中长直切口是最佳选择。如果存在上次手术留下的单一纵行切口，那么应该利用这个切口；如果上次手术不是，尽可能使用原切口，上次手术留下的位置位于髌骨内侧皮肤切口和中线皮肤切口一样好，这是因为在暴露内侧关节囊时无需移动外侧皮瓣。髌骨外侧切口稍微有点复杂。如果采用髌骨外侧皮肤切口，往往在进一步显露时，外侧关节囊切开相比内侧关节囊切开不是那么令人喜欢。还有一种办法是做一个髌骨外侧切口，然后掀起内侧皮瓣，直到可以进行标准内侧关节囊切开术。选择采用大范围外侧皮瓣还是外侧关节囊切开术，应该根据髌骨外侧切口偏外侧的程度来决定。如果切口位于髌外缘 1cm 以上，外侧关节囊切开就避免过多掀起皮瓣，然而通过外侧关节切开较难获得良好显露，可能最终需要更广泛的显露。

　　如果上次手术是横切口，则以直角垂直交叉切割，避免在切口交叉点上做低于 60° 的锐角皮瓣，否则有皮瓣坏死的风险，并可能导致关节置换感染。如果是短的内侧或者外侧关节切开术切口，只要在老切口和新切口之间有充足的皮桥，就可以在手术当中予以忽略老切口。

　　如果以前膝关节做过多次手术，在计划皮肤切口时对膝关节血供的了解就很重要。膝前皮肤的血供同是来自膝关节内外侧，血供来自近端的直接分支和远端的返支，选择中间切口能最大限度地保护膝前供血系统。然而对膝前皮肤供血，内侧好于外侧，这一因素就迫使手术医师在面临多个手术切口的时候尽可能选择外侧切口，这种策略允许内侧血供更好地营养切口间的皮桥，从而提高了皮桥的存活概率。唯一不采用外侧纵行切口的情况，是在内侧纵行切口为新近切开的且愈合顺利时，这样的病例应做内侧切口。

　　全膝翻修术中制作大的皮瓣肯定不是理想的办法。从深部组织穿出经过浅筋膜到达皮肤的血供，往往不能供应皮肤浅层。因而必须尽量避免薄的皮下皮瓣。如需做皮瓣，最好在深筋膜下剥离，做浅筋膜皮瓣。这尤其适合外侧基底的皮瓣，因为它内源性缺乏血供。有多重瘢痕且皮肤粘连严重的患者需要额外的措施。假如切口选择困难，皮肤生存能力值得怀疑，那么做一个假切口是很好的选择。这尤其适用于曾有膝关节严重损伤且关节正常血供可能有所改变的患者。假切口需要在手术室内完成，按照正常关节切开的操作做皮切口并且形成皮瓣。不做关节切开，闭合皮肤。切口可以在3周内愈合。如果皮肤正常愈合且没有坏死迹象，患者可以再次进入手术室完成正常的全膝关节置换程序。然而，如果皮肤血管未能正常再生且未能很好愈合，那么进行关节置换后皮肤肯定不能存活。在这种情况下，需做翻修前旋转皮瓣和植皮术，或者暂不进行全膝关节翻修术。为了完成膝关节前方的软组织覆盖，可以做腓肠肌旋转皮瓣。腓肠肌内侧头相对较大、较长且更容易；外侧头也可以利用，但覆盖范围较小。当腓肠肌不能用时，可做游离皮瓣。如果术前知道需做皮瓣，则皮瓣应该分阶段完成。首先皮瓣需要完全愈合(3个月)，然后取下皮瓣进行关节置换。不要分裂或切断皮瓣，应该抬起皮瓣以保护其血管蒂。

对于僵硬的膝关节，尤其曾经进行过关节成形术的膝关节，需要予以特别考虑。除了上次手术切口问题外，由于皮肤缺乏柔韧性，僵硬的膝关节在翻修手术后很难在无张力情况下闭合。在这种情况下，可通过扩张皮肤来获得足够的皮肤覆盖。这种技术采用置于皮下的可膨胀的容器，经过反复规则地注射盐水使得容器在数周内逐步膨胀。随着膨胀，它们会逐渐拉伸装置上方的皮肤和皮下组织，从而提供了健康的"新皮"。在翻修术中取出这些扩张器之后，就能够将"多余"的皮肤用于假体的覆盖。

如果对皮肤的多重切口或其他影响患者软组织愈合能力的因素存有疑问，应该在术前请教整形外科医师的意见。不要等到闭合切口时再去请整形外科会诊。另外，如果术中闭合困难，在可能的情况下尽量术中会诊。如果闭合确实困难，最好立即做腓肠肌旋转皮瓣和植皮术，这总好于组织坏死，膝关节感染而需要再次进行手术覆盖。

关闭切口的时候张力不要太大。如果屈膝情况下不能闭合，但在伸膝情况下可以闭合，那么为了防止屈膝时的皮肤缺血应在术后限制屈膝3～5天。但膝关节长期制动将引起关节僵硬。如果关节制动的时间更长，那么制动时间应该被限制在3周内，而且应该进行按摩。如果在伸膝的情况下切口仍不易闭合，应该考虑一期做腓肠肌转移皮瓣覆盖。如果手术后发生皮肤坏死，应早期行腓肠肌皮瓣覆盖。此时不应该等待，问题解决得越早，预后越好。没有用皮瓣覆盖的早期过度清创将污染深部的组织并导致关节感染。最后，如果伤口流脓，应该首先制动膝关节；如果流脓还在继续，考虑早期清创闭合；2周内，如果进行早期清创灌洗有可能保留关节假体达到根除感染目的，超过这个时期，不取出假体根除感染是不可能的。

2.外科显露　由一系列符合逻辑的、有序的步骤构成。显露术的选择采用分层次的方式，首先采用最简单的，然后进一步根据需要采用较为复杂的操作方法。无论如何，显露顺序和最终选择的显露方法在术前就应全面考虑，而且它们必须成为评价患者和术前计划的组成部分。膝关节的显露可以被看成是对伸膝装置的松解。经过髌骨的伸肌装置有四束：外侧束、内侧束、远侧束和近侧束。外科手术入路可以分为标准入路和扩大的入路。两条小束，即外侧束和内侧束由支持带和与股中间肌附着的关节囊构成。松解这两条小束构成了标准的手术入路。相应的，近侧束和远侧束这两条大束由股四头肌和髌腱分别构成。松解这两条大束构成了扩大的显露途径。

最常用的膝关节入路是髌骨内侧关节囊切口，这种切口在充分延长的情况下，对于假体的取出、骨质的切割、韧带的平衡以及假体组件的牢固固定和对线，都能够提供良好的显露效果。对这一基本入路做少许调整，如股四头肌切断和纤维性假关节囊切除，将使大部分无菌翻修术更容易完成。经过多次手术的膝关节、膝关节僵硬或者曾进行过切除关节成形术，可能需要在近端（如 V-Y 翻折）或远端（胫骨结节截骨术）的进一步显露。在所有的病例中，暴露的选择都应该采用循序渐进的方式，首选髌旁内侧关节入路，然后根据需要扩展。

3.髌骨内侧关节囊入路的手术技术　髌骨内侧关节囊入路是膝关节置换的常规入路，切开皮肤之后，沿胫骨结节向股四头肌肌腱顶点显露支持带，所有的皮下脂肪都应该和皮瓣一起保留下来。如果需要做外侧皮瓣，应该将浅层筋膜和皮瓣保留在一起，这样做可以提高外侧皮瓣的存活能力。但是由于髌腱周围常被瘢痕缠绕而难以很清晰地辨别，恰当的皮肤切口可以正确地显露出髌韧带，并使髌骨和股内侧肌边缘显现出来。切开髌骨内侧关节囊之后，广泛地切除关节内假膜，清理髌上囊，内侧、外侧隐窝的粘连，然后暴露胫骨近端。从骨膜下剥离胫骨近端内侧的组织结构着手进行胫骨近端的暴露就很容易进行。然后清除伸肌装置的假膜和增厚的滑膜。遵循这些操作步骤，髌骨内侧关节囊可以充分显露而不需要进一步扩大，采用这种显露绝大多数病例的髌骨都能翻转过来。实际上对于多数简单病例而言，许多步骤都没有必要。在对髌腱胫骨结节附着点进行严密观察的情况下伸膝和慢慢屈膝以将髌骨外翻。如果发现附着处有任何撕脱的迹象，应该立即停止翻转。随着附着点剥脱的增加，髌韧带的附着只会变得更脆弱，这将导致髌韧带撕脱和损毁。一些外科医师常规性地在内侧附着点放置一个巾钳（Steinman 针）以预防撕脱。这是一个不错的主意，但必须强调的是，这不应该是防止撕脱的首选方法。这种技术仅仅是在进行了适当的剥离后对肌腱给予额外的保护。外旋胫骨也有利于髌骨的外翻。假如此时髌骨不能外翻，可以尝试仅仅将髌骨向外侧半脱位。如果能够充分显露就无需外翻髌骨。如果暴露差，下面将讨论更进一步扩大显露。再次重复一遍，避免髌腱撕脱；如果显露不充分，应采用更进一步的扩大进路。

4.股四头肌切断术　如果显露仍不充分，应进行股四头肌切断，这将给股四头肌装置少许松弛（进一步解除了近端对髌骨的束缚），同时通过减轻伸肌装置的张力来减少显露时的张力。股四头肌切断不能解决外侧支持带过紧或外侧髌骨旁组织过紧带来的显露问题。有两种不同的股直肌切断技术：一种是从关节囊切口的近端顶点内向股四头肌肌腱顶点，从内向外经股四头肌肌腱最薄弱处做股直肌横切口。还有一种更好的做法是：切口与股外侧肌肌纤维走向成45°角，从远端内侧经股四头肌肌腱最薄弱处斜向近端外侧，即通常所说的 SNIP 手术（图 2-50）。这种方法使部分股外侧肌保留在外侧支持带和髌骨上，同时也将股内侧肌和股直肌保留在内侧支持带上。这种斜行切断在吻合时可以沿关节囊切口的全长采用边对边吻合，从而避免了像横行切断后那样进行端对端的缝合。

5.股四头肌 V-Y 成形术　Coonse 和 Adams 于 1943 年最先发明股四头肌翻折术，后由 Aglietti 及其助手进行改良（图 2-51）。髌骨内侧关节囊切开后，从股四头肌肌腱内侧

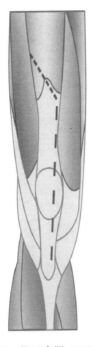 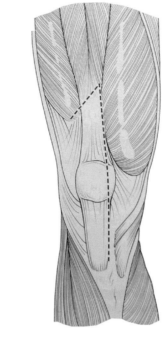

图 2-50　股四头肌 SNIP 手术　　图 2-51　改良股四头肌 V-Y 成形术

139

顶点向远端和外侧沿股外侧肌边缘以 45° 角切开，两切口形成倒"V"字形。假如已进行了外侧松解术，可以把松解的切口与外侧支持带松解连接起来；假如没有做外侧松解，沿髌外缘到胫骨近端继续切开。根据伸肌装置的僵硬程度，手术途径的外侧部分可以从轻微切开到全长切开。注意保护好外侧的膝状动脉，这根血管在膝后外角处极易损伤，如先前没有损伤股外侧肌下缘的上膝状动脉，也应予以保护。然后翻折髌骨皮瓣，就可以充分显露全膝关节。关闭切口时，取屈膝 30° 位，股四头肌肌腱可以延长形成"Y"字形，所以被称为 V-Y 成形术，这样将最大限度保留屈膝功能而不致引起永久性伸肌迟滞。用不可吸收线缝合，先缝合下方的内侧支持带，然后缝合上方的髌骨皮瓣的顶点。之后从股四头肌切口处逐渐向远端的髌骨皮瓣，将髌腱缝合起来，最后将髌骨皮瓣和外侧支持带缝合起来。由于外侧的松解，可以留下部分不闭合。当关节囊闭合完成后，通过单纯引力屈膝，同时注意缝合线上的张力。在随后的 6 周内，可以保证缝合线上不受张力的屈膝角度是允许患者屈膝的最大限度。这种手术方式适用于僵硬的膝关节，但术后需要特殊的功能锻炼和要求。

6.胫骨结节截骨术　胫骨结节截骨术可以被用于多数真正需要扩大显露的病例。它为骨的显露、假体的定位和固定提供了良好的显露。此外，它能帮助取出牢固固定的带柄的胫骨假体。胫骨结节截骨术显露允许僵硬膝关节的伸肌装置少许延长 (1cm)。扩展的胫骨嵴截骨术已被证明能够修复愈合。另外，胫骨结节截骨术的术后修复从本质上说要比 V-Y 股四头肌翻折术的修复更加坚强，并且它的生物学张力比 V-Y 翻折术小。

髌内侧关节囊径路完成后，延长皮切口直到超过胫骨结节内侧面。仔细暴露附着在

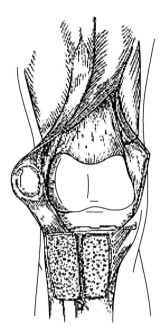

图 2-52 胫骨结节截骨术

胫骨结节处的髌腱止点 8 ～ 9cm。用小摆锯在胫骨结节内侧做冠状截骨。截骨从胫骨结节近端顶部向远端延伸 6 ～ 8cm，宽 2cm。切骨的厚度逐渐变薄，从近端的 8 ～ 10mm 到远端的 5 ～ 7mm。再用摆锯在截骨的远端进行横切割。然后用小骨凿在近端行横行截骨。此时应该使近端横行截骨与关节线平行。这将在愈合中对胫骨结节向近端的移动提供阻力。如果需要向近端移动骨块以帮助髌骨翻转或者延长股四头肌装置，那么可以对胫骨近端做一个小的调整以容许骨块向近端移动并在闭合时保留骨性屏障。很显然，想要创造这样一个骨栅栏需要依靠胫骨上端的完整性，这并不是在所有病例都能实现的。

完成切骨后，在胫骨结节内侧放两把宽的骨凿轻轻掀起并外翻胫骨结节骨瓣。这样做将防止骨瓣骨折。保留连接到结节上的外侧软组织；它将提供稳固性并保留血供（图 2-52）。外翻髌骨并屈曲膝关节；胫骨结节骨块将离开胫骨并暴露出近端胫骨前方肌间隔的肌纤维。如果需要进一步松解胫骨结节骨块，可以在骨膜下剥离起自胫骨近端的前外侧软组织。这将给予全膝关节良好的显露。胫骨上端的松质骨骨床可能很薄弱，特别是以前采用了带柄的胫骨组件或需要在翻修过程中放置假体柄的情况下，所以应该注意保护松质骨骨床。

闭合从胫骨结节的再附着开始。伸膝、旋转胫骨结节使它回到原来的骨床。一部分术者喜欢用螺丝钉固定骨片。当使用带柄假体时这样做可能存在技术上的困难，在伴有骨质疏松的情况下尤其如此。此外，在骨片上留下大孔容易导致骨块骨折或使伸肌装置撕脱。出于以上考虑，我们倾向于用 3 根钢丝固定骨片。在任何情况下，这种操作都易于进行并且能完全愈合。

重置胫骨结节时，首先在胫骨结节骨块外侧面钻 3 个间隔相等的小孔。然后在距截骨边缘后方 1cm 的胫骨内侧钻 3 个小孔。胫骨内侧小孔应该比其对应的结节骨片小孔更偏远端一些。对齐小孔以使钢丝可以与胫骨长轴成 45°角穿过。这样做能使线在张力条件下更加牢固地固定骨片。将 3 根钢丝（16 号）穿过小孔，并从内侧系紧。注意不要把线结留在正前方。

完成截骨的修复之后，缝合内侧支持带和关节囊。关节囊闭合后，在单纯重力下屈曲膝关节，所获得的角度是患者在随后 6 周允许屈膝的角度。

后两种扩大显露术都提供了良好的膝暴露。对于多数可以做股四头肌翻转的病例选择胫骨结节截骨术会更加适合。截骨术术后的愈合能力很强，而且可以在已经行股直肌切断术但显露仍不理想的情况下进行。除了胫骨结节截骨术后修复能力强于 V-Y 股四头肌翻转术外，屈膝时在胫骨结节上的生物学张力低于股四头肌肌腱。如需多次进入关节，如脓毒症时需要做反复清创，就更应该选择截骨术。采用多个 V-Y 翻折反复进入膝关节可导致过度的瘢痕，这使得再次显露更加困难。对于这样的病例，胫骨结节截骨术可以提供更便利的途径。然而，闭合时胫骨结节截骨术在调节股四头肌长度方面变化很小。对于需要延长股四头肌装置的膝关节，如术前屈曲小于40°，严重僵硬的膝关节，V-Y股四头肌翻折是延长伸肌装置更好的方法。另外，胫骨结节截骨术需要向远端延长切口8cm。如果这个范围存在皮肤损害，应考虑做V-Y股四头肌翻折。最后，如果存在胫骨结节损害或者在该区域不适合做截骨术（如曾有胫骨平台骨折），也应该考虑行V-Y股四头肌翻折术。

膝关节扩大显露患者的术后康复措施上的进展非常保守。面临着手术后软组织或者骨组织修复失败的风险，无论患肢内在闭合能力或患者承受极限的能力如何，我们首先应该确保组织的修复。术后使用可调支具6周。行走时支架锁定在伸膝位。患者术后可以立即进行能忍受的负重活动，除非翻修术有不负重的特殊要求。另外，支架也可以不锁定，而是安放与术中引力屈膝角度相一致的最大屈曲度。但是，在术后6周内不要超过90°。允许患者主动屈膝，柔和地被动屈膝和被动伸膝，进行6周的主动伸膝和直腿抬高功能锻炼。除了因为关节僵硬而进行翻修的非常僵硬的膝关节以外，我们很少使用CPM机（continuous passive motion machine），它完全没有必要。6周后去除支具，患者开始进行充分的主动和被动活动锻炼。股四头肌肌力也开始在这个时候逐渐增强。

四、难点及对策

（一）假体取出

膝关节翻修术中，安全而又迅速地取出假体，对于手术的成功十分关键。高效及无创的假体取出可大大减少手术时间，减少骨丢失，简化假体植入过程，提高假体使用年限。为了顺利取出假体，应遵循以下原则：暴露充分，保留骨量，尽量在水泥中操作，选择合适匹配的工具。

好的显露可提供恰当的入路到达假体界面，因而当假体与界面分离时，可减少假体周围骨质的丢失。在假体取出的过程中，软组织，特别是伸膝装置、膝关节周围的血管神经、侧副韧带，都应当受到保护，而且还要为假体的拔出，特别是胫骨假体的拔出预留足够的空间，避免对剩余骨质造成伤害。

可用于假体取出的工具包括：手动工具、电动工具和超声工具。另外，对于一些特殊的组配型假体，还有专门的特殊器械可以对它们进行拆卸和取出。

手动工具有骨刀和线锯。骨刀可以用来分离假体 - 骨水泥界面或假体 - 骨界面。将多把骨刀重叠打入，可以将假体从骨床或骨水泥床上撬起（图2-53）。如果假体下面的骨床骨质非常松软，那么在使用骨刀的时候一定要小心，不要造成骨床的塌陷。当使用骨刀移除骨水泥型假体时，骨刀应当打入假体 - 骨水泥界面，而不是骨水泥 - 骨界面。对于某些电锯够不到的部位，线锯可以发挥作用，沿着假体下方进行切割，但线锯的移动很难控制，医师们发现，在取出股骨假体时，线锯往往造成比电锯更多的骨缺损（图2-54）。

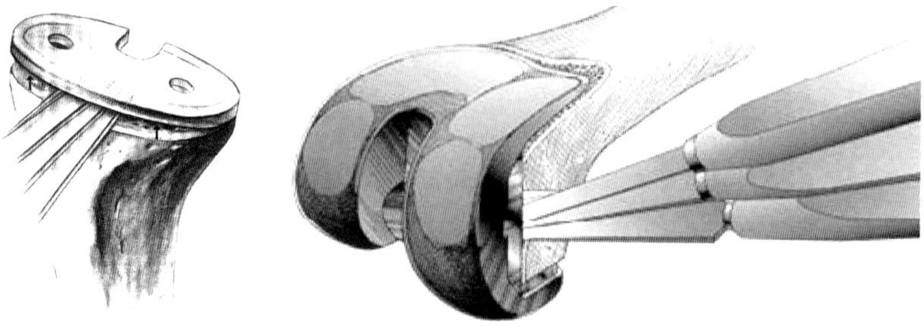

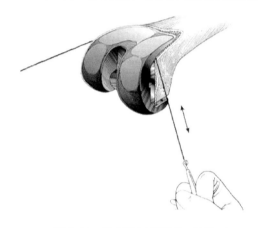

图 2-53 叠加切骨法

多把骨刀重叠打入假体 - 骨水泥界面或假体 - 骨界面，再将假体从骨床或骨水泥床上撬起

图 2-54 用线锯切割假体 - 骨界面

电动工具有电锯、高速磨钻和金属切割装置。电锯可以非常有效地分离假体 - 骨界面，锯片越薄，骨量损失就会越小，但也越容易切入到正常骨组织中（图 2-55）。电动磨钻对于电锯够不到的部位，可以用细磨钻来分离界面。金属切割装置可以将假体切断，使固定牢靠部分与不牢靠部分分离，以便接触到不易接触到的界面。例如，将股骨假体和胫骨假体的一部分切除，显露假体下方固定良好的金属柄。

超声工具可以用来分离金属 - 骨水泥和骨水泥 - 骨界面。特殊设计的超声切割头可以有效地分离金属 - 骨水泥界面。对于固定良好的骨水泥型假体，理想的方式是先将假体从骨水泥壳上取下来，而骨水泥壳还留在骨床上。然后，我们可以在直视下使用手动或电动工

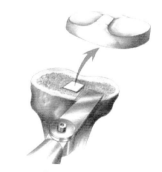

图 2-55 薄摆锯切割假体 - 骨界面

具将骨水泥小心地去除，从而最大程度上减少骨丢失。内侧面光滑的假体可以非常容易地与骨水泥层分离。对于与骨水泥层紧密结合的假体，我们可以选用电锯、骨刀等较为激烈的办法，有时还需要使用超声工具。非骨水泥假体的松动往往只是微动，由于纤维固定的存在，它并不容易被取下来。使用骨刀可以切断这些纤维组织，然后再取假体会更容易些。

如果胫骨和股骨的组件都需要置换，组件取出的顺序取决于以下几点：哪部分组件需要取出，组件的特殊设计，具体病例的情况。一般顺序如下：聚乙烯衬垫，股骨假体，胫骨假体，最后髌骨假体。按照这一顺序，前面假体的取出，可以成功地为后面假体的取出提供更好的显露。取出聚乙烯衬垫，股骨假体的显露变得更容易，使膝关节容易屈曲而便于取出股骨假体；股骨假体取出后可以更好地显露胫骨假体后方，有利于胫骨假体的安全取出。髌骨组件可以在任何时候取出。

如果只置换胫骨假体，应细致并充分地暴露以便于在股骨假体周围操作。单纯置换股骨假体并不需要特殊的显露；当置换保留后交叉韧带膝关节的股骨假体时，一般需要先取出胫骨的聚乙烯衬垫，然后取出股骨假体。

每一部分假体组件的取出方法都可分为骨水泥型和非骨水泥型。一般来说，松弛固定的组件比牢固固定的组件更易取出。但这两种情况下取出假体的原则是相似的。

1. 股骨假体的取出

(1) 骨水泥型股骨假体的取出：除非组件的骨-骨水泥界面很松，一般在取出组件前，最好先分离假体-骨水泥界面。取出假体后，剩余的骨水泥在尽量减少骨质丢失的情况下，可以用手动器械及电钻取出。

假体-骨水泥界面可以用几种不同方法分离。骨凿可以用以破坏界面，但应小心骨凿被坚硬的假体或骨水泥挤入下面松软的骨质中。电锯、线锯及超声器械也可以用于切割假体-骨水泥界面。上述几种器械的联合使用会更有效。一般应从滑车的近端向股骨的远端进行假体-骨水泥界面的切割。电锯或线锯在切割滑车边缘下的假体-骨水泥界面时很有用，假体柄或后十字替代钉可能限制上述操作。线锯可以置于每一个股骨组件齿突的下方，并自后向前移动，用以切割后面和远端的界面。骨凿或超声器械可以用以切割股骨远端的界面。它们还可以用于无中央固定的后交叉韧带保留型组件的股骨内、外侧髁的内侧及外侧活动面，用成角骨凿可以将活动面自内向外撬出。破坏后髁的假体-骨水泥界面需要良好的显露，并采用处理股骨远端界面的方法。当中央装置取出后，可用金属切割器械进行界面分离。

全部假体-骨水泥界面被分离后,可用公司特制的或普通的股骨组体拔出器将假体拔出。剩余的骨水泥可以用手动工具和(或)高速钻在直视下清除。当剩余的骨水泥与骨黏合不紧时,手动器械是效率最高的工具。当水泥与骨黏合很紧时,用高速钻会很有效。如果操作仔细,用电钻清除这些已显露的黏合牢固的骨水泥时，基本不会有骨质丢失。

用骨水泥黏合的股骨假体干的取出可能会很困难。当骨水泥-骨界面松动以后，假体可能与黏在假体干上的水泥套壳一并取出(图 2-56)。但如果界面未破坏，假体取出会很难。很多假体干很光滑，它们的设计使它们被取出时会与骨水泥套壳分离。在这些情况下，应先分离远端组件的假体-骨水泥界面。然后才能成功地将假体从下面水泥中取出。清除腔内的水泥可以在直视下或在 X 线透视下进行，在这个步骤中，在全髋关节翻修术中发展起来的技巧和器械会很有帮助。

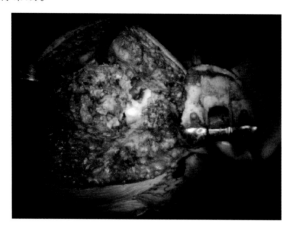

图 2-56　松动的股骨假体取出时骨水泥往往黏在假体上一并取出

表面粗糙的、多孔的或几何形状复杂的假体一般很难从骨水泥中取出。如果固定很牢固，假体取出会更加困难。如果强行将假体柄取出的话，经常会导致严重的股骨骨质丢失或股骨骨折。为了避免这些可能出现的并发症，经常需要使用高速金属切割器械将假体从假体柄上切下。因为这些器械会产生大量金属碎屑，所以要用纱垫或海绵将剩余的关节区域遮盖以便于收集和清除这些碎屑，假体被切下取走后，就可以用窄的高速钻或超声引导的器械分离假体柄 - 骨水泥界面，并将假体柄从骨水泥中安全地取出。

(2) 非骨水泥型股骨假体取出：非骨水泥型股骨假体取出的原则与骨水泥型组件相似。用取出装置或撬锤取出之前，应先分离假体 - 骨界面，除非组件已经很松动。一般最好用电锯 (用薄的锯刃)、线锯或骨凿剥离假体 - 骨界面。电锯或线锯在滑车及前面部分的斜面分离时很有效。骨凿或线锯经常用于分离股骨远端的界面、后部的斜面及后髁处的界面。方法同我们上面说的分离股骨的假体 - 骨水泥界面的方法相似。当使用线锯或电锯时，应小心操作，不要让锯与假体相撞，并尽可能保留更多的骨质。成角骨凿在剥离股骨远端、后斜面及滑车后部界面时特别有用。

非骨水泥型假体柄的取出原则与我们以上讨论的骨水泥型假体柄取出的原则基本相同。不同的是，大部分非骨水泥型假体柄在假体其余部分与骨分离的情况下会很容易被取出。除非是良好固定的多孔的假体柄，为便于将假体柄取出 (在上面骨水泥黏合牢固的假体柄取出时我们讨论过)，需要将假体从假体柄上切下。

2. 胫骨假体组件的取出

(1) 骨水泥型关节假体的取出：整体较松的骨水泥固定的组件在恰当的暴露下并不难取出，好的暴露可以避免伸肌装置或股骨的损伤，就像良好固定的股骨装置一样，固定牢固的骨水泥型胫骨组件最好先剥离假体 - 骨水泥界面，然后取出组件 (图 2-57)。骨凿、电锯或超声器械均可用于分离假体 - 骨水泥界面。如果用骨凿，这种所谓的"叠加的骨凿"技术可以将组件从骨水泥中逐渐撬出（图 2-58）。当采用这种方法时，必须仔细操作，以避免骨凿对下面骨质的压迫。用宽的骨凿并尽量贴近骨面会避免这种问题。虽然在固定钉及假体柄周围操作时不太方便，但骨凿还是可被连续用于假体的任何可达到的侧面。良好固定的骨水泥型全乙烯组件可以用以下方法简单地取出，先用锯将假体与下面的骨与骨水泥分离。再将假体柄切断，然后取出假体柄部分。

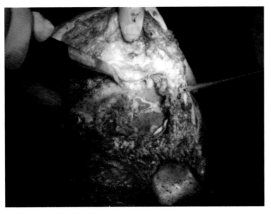 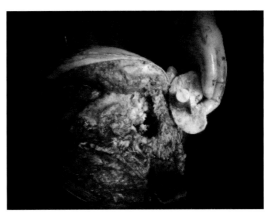

图 2-57　良好的显露有助于假体的取出　　　　图 2-58　松动的胫骨假体取出

以前我们讨论的取出股骨假体柄的方法可以被用于骨水泥型牢固固定的金属骨组件的取出。大部分胫骨假体被取出时会与下面的水泥分离，但是粗糙、多孔、表面几何形状复杂的假体柄可能不太容易。在这种情况下，就像股骨组件取出时我们讨论的一样，为避免严重的骨骼丢失，最好的办法是先用高速锯将胫骨假体盘从假体柄上切下，然后用钻或超声工具直接剥离假体柄 - 骨水泥界面并安全地将组件取出。

当胫骨组件被取出后，接着用手动器械或电钻将剩余的骨水泥清除。当骨水泥位于胫骨髓腔中时，清除骨水泥应小心避免出现胫骨穿孔。仔细查看术前 X 线片很有帮助，以确定哪些区域骨水泥与骨皮质紧密黏合（这些部位易出现穿孔）。

（2）非骨水泥型胫骨假体的取出：松的非骨水泥型胫骨假体一般易被取出。首先，将胫骨组件的乙烯部分从盘上取下，并拆除固定用的螺钉（厂家特制的螺丝起子可能被用到）。接着用电锯或骨凿分离假体 - 骨界面，就像去除非骨水泥型股骨组件一样。小心使用器械使它们尽量贴近假体以减少骨质丢失。虽然仍需在假体柄及固定钉周围操作，但是应从能到达的假体的任何侧面尽量多地分离界面。去除非骨水泥型但有骨骼向内生长的胫骨假体柄时，可采用我们讨论过的那些不易取出的黏合牢固的股骨组件或表面几何形状复杂的胫骨组件的取出方法：用金属切割器械将假体从假体柄处切断，接着在直视下将假体柄与骨分离，最后将假体柄取出。如果不先分离假体柄 - 骨界面而强行将有骨向内生长的多孔的假体柄取出，会导致明显的骨质丢失。

3. 髌骨假体组件的取出　髌骨组件的取出在修复术中可能不被重视，这是很危险的，因为它在假体取出术中有时是最困难的部分。髌骨组件的取出出现问题，最根本原因是髌骨尺寸很小，就算相对很少量的骨质丢失在髌骨中也会占较大的百分比。这种骨质丢失有可能导致再一次髌骨假体置换术，并且由于髌骨的尺寸较小，在取出组件时可能造成髌骨骨折。术中发生的髌骨骨折及接着发生的伸肌装置的损伤很难获得满意疗效。在髌骨组件取出中，细致且耐心比在其他操作阶段显得更为重要。减少髌骨骨质的丢失会减少术中及术后伸肌装置发生问题的可能性。这些问题被认为是全膝关节置换修复术后失败的常见原因。

(1) 全乙烯髌骨假体的取出：拆除全乙烯髌骨组件是简单而直接的。用电锯可以轻易地将组件从骨水泥和骨中分离出来。接着用小头的高速钻将剩余的骨水泥及聚乙烯钉取出。

(2) 骨水泥型和非骨水泥型带金属盖的髌骨假体的取出：拆除固定牢固的带金属的髌骨组件，不论它是骨水泥型的，还是非骨水泥型的，都是比较困难的。带金属盖的髌骨组件的聚乙烯部分一般用骨凿、锯或手动器械取出。这样可以清楚地看到良好固定的金属盖，它的直径一般比覆盖它的聚乙烯部分要小，最安全有效的取出金属盖的工具是高速金属切割转轮。一般应避免使用骨凿，因为它会引起过多的骨质丢失或髌骨骨折。用高速金属切割转轮在髌骨组件下方沿假体 - 骨水泥界面或假体 - 骨界面切开。沿髌骨金属盖周围几个点切开，牢固固定金属盖的固定装置 (钉或其他部件) 被切断，接着金属盖在无创的情况下被拆除。残留的固定钉一般仍牢固固定在髌骨上，最好用精巧的尖的钻子将它们从骨中分离出来。

假体取出是全膝置换翻修术中一个重要部分。良好的暴露、合适的器械、细致的操作、耐心的养成都是成功的要素。方法的组合带来效率、细致的技巧保留更多的骨质，这两点对随后的假体重新安装非常重要。

(二) 全膝关节置换翻修术的关节功能重建

原先的膝关节假体取出后，膝关节周围往往存在不同程度的骨质和软组织的缺损，由于骨和软组织的缺损，仅使用初次全膝关节置换的技术无法获得下肢良好的力线、膝关节内外侧和屈伸间隙的平衡。因而全膝关节置换翻修术的主要目的是填充骨缺损，恢复下肢力线和关节线，重建屈伸间隙平衡和髌股关节。

(三) 骨缺损的处理

在膝关节置换中处理骨缺损需要一定的技术，这对关节外科医师来说是一个挑战，常用的骨缺损处理方法有：骨水泥填充，骨水泥加螺纹钉固定，颗粒状填充植骨，结构性骨移植，使用假体填充物和定制骨替代型假体植入。伴有严重骨缺损的翻修术中常常需要同时使用上述几种骨缺损的处理方法，在治疗方案的选择上，常取决于术者的个人喜好、原则及过去的经验。另外，假体的选择、可利用的植骨、患者的活动能力及患者术后预期的生存时间也会影响治疗方案的选择。例如，如果患者是一个年轻人，术者常希望用骨移植来恢复骨骼的功能，而对于一个有同样骨缺损的老年患者，术者最好选择金属填充物或大块替代型假体。

在大面积骨质缺损的情况下，决定使用骨移植还是假体填充物，选择假体的大小，选择假体的关节限制性以及是否需要辅助的固定杆都是十分复杂的，而这些决定的做出还必须考虑到全关节韧带的平衡，以便达到翻修术的基本目的。由于膝关节置换翻修手术远少于初始膝关节置换术，所以大多数关节外科医师仍旧缺乏翻修手术的经验，尤其是在伴严重骨缺损的情况下。尽管有些膝关节翻修术不比普通的膝关节手术复杂，但医师并不是总能在术前准确判断手术的复杂性。

1.骨缺损的分类　术前准确判断骨缺损的部位、类型和程度有助于顺利完成膝关节翻修手术，有多种多样针对全膝关节置换术后骨缺损的分类标准，例如，Anderson 骨研究所 (Anderson orthopaedic research institute，AORI) 的骨缺损分类标准；Rubash 等设计了 Massachusetts 州医院股骨骨缺损分型系统，为股骨缺损的治疗提供了依据；Thomas 等根据骨缺损的形态设计了分型系统，与 AORI 分型相似，但内容进一步简化。不同的分类系统用于定量膝关节翻修术中骨缺损的类型和大小，以期将骨缺损的类型、严重程度和手术方法联系起来。其中，AORI 骨缺损分类标准应用比较广泛，这个分类标准不仅允许各研究机构的膝关节的相互比较，实用，而且支持术前和术后的分类，还可用于对特殊严重骨缺损治疗的推荐。

根据 AORI 骨缺损分类标准，Ⅰ型缺损干骺端保持完整。股骨上髁以远的干骺端骨质完整，无假体下沉或骨溶解；胫骨节结以上的干骺端骨质完整，无假体下沉或骨溶解。不需要填充块、结构植骨等，在缺损 <10mm 时，可以用骨水泥或自体骨填充。Ⅱ型缺损干骺端短缩。股骨假体失败后下沉或关节线上移，股骨上髁远端小的溶骨性缺损；胫骨假体下沉至腓骨头或以下水平，胫骨干骺端短缩。关节线的恢复需要填充块 (>4cm)，颗粒或大块植骨，或用 >1cm 厚的骨水泥填充。Ⅲ型缺损干骺端节段性缺损。缺损到达或超过股骨髁上水平，假体下沉至股骨上髁水平骨；缺损或假体下沉至胫骨结节水平。采用大块结构植骨、嵌压式植骨、干骺端填充物、定制假体或铰链式假体进行重建 (图 2-59)。

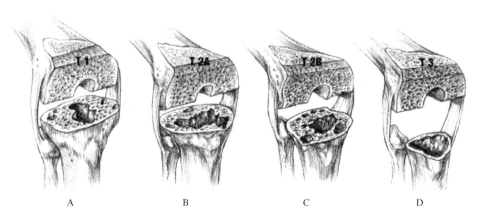

图 2-59　Anderson 骨科研究所的关于膝关节翻修术中骨缺损的分类标准，既考虑了骨缺损的严重程度，又考虑了在股骨和胫骨的定位，并提示了特别严重的骨缺损的治疗

尽管如此，许多骨缺损仍然不能完全纳入此标准。例如，ⅡB 型骨缺损在严重程度上变异就很大，而从轻度的 ⅡB 型骨缺损到Ⅲ型骨缺损的变化范围也很大，而所谓的圆锥形、冰激凌形或鱼嘴形骨缺损是严重的 ⅡB 型骨缺损的典型例子，它的干骺端松质骨全部缺损，因而它比轻度的 ⅡB 型骨缺损治疗起来要困难得多 (图 2-60)。尽管如此，AORI 分类标准仍是描述骨缺损严重程度的基本方法。

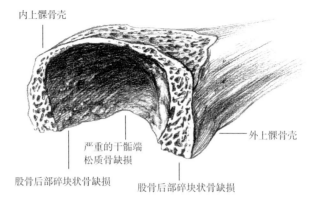

内上髁骨壳

外上髁骨壳

严重的干骺端
松质骨缺损

股骨后部碎块状骨缺损   股骨后部碎块状骨缺损

图 2-60　股骨远端严重的ⅡB型骨缺损，其中股骨后部所有的骨质碎块状缺损并伴有严重的干骺端松质骨缺损，仅剩下薄的上髁骨壳与股骨干相连

　　另外一个很重要的但又经常被忽略的问题就是应该在骨缺损的评估中将股骨末端和股骨后部在膝关节最终稳定中各自的作用分离开来。骨缺损应在膝关节的4个基本解剖位置上被考虑，分别是股骨远端、股骨后髁、胫骨近端和髌骨 (图 2-61)，而这种注意到4个基本解剖位置都独立作用于膝关节最终稳定的观点将有助于我们认识到可以通过对每个特殊位置依次的干预治疗来达到联合效应，以便完成一个既稳定又有功能的膝关节置换术。因为造成骨缺损的病因多种多样，所以骨缺损的大小和形状也极度不一致，所谓限制型和非限制型、空洞型、碎块型和不连续型都是翻修术中骨缺损分类重要的但仍不完整的概念。

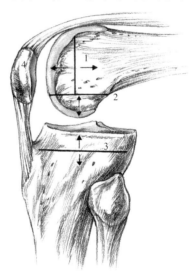

图 2-61　对骨缺损的估计被分为4个解剖位置，在膝关节重建中，每个位置都应被有针对性地处理，以便更好地恢复关节运动功能和韧带平衡

1.股骨远端；2.股骨后髁；3.胫骨近端；4.髌骨

　　在有骨质缺损的膝关节翻修术中，我们常因重建的需要而需考虑一些变化。高质量的前后位片、侧位片和髌骨片 (图 2-62)，对大多数病例的骨缺损估计都足够了，而且有时还可以辅以CT断层和重建检查。通常情况下，在前后位片上观察到的骨缺损往往要显著小

于在术中真实观察到的，尤其是在由骨碎片磨损所继发的溶骨性骨缺损中。如果赶在前次关节置换术失败之前照一张侧位片，而其对应的膝关节侧位片将有助于判断膝关节在前后位片上真实的尺寸，而一张高质量的侧位片，将有可能有助于精确估计股骨在前后位片上的尺寸。对四个基本位置上骨缺损的评估应该是系统的，骨缺损的严重程度和部位及残存骨的情况都应被记录，关节线的位置应被确定，关节线可以通过参考膝关节周围的解剖结构来确定，胫骨结节上两横指，内外上髁远、后 3cm，腓骨小头上 2cm，髌骨下极 1cm 和残留半月板水平（图 2-63），而最理想的关节线的位置应该低于内侧副韧带附着点大约 2cm 和低于股骨外上髁突起大约 2.5cm（图 2-64），在一些膝关节中，尤其是屈曲不稳的膝关节中，关节假体的关节线实际上低于解剖位置的关节线，这将意味着在膝关节翻修术中股骨末端的骨质需被额外切除以平衡关节屈伸间隙。

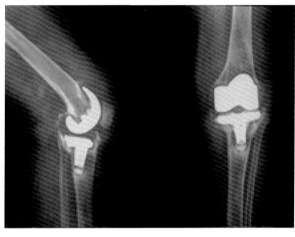

图 2-62　左膝关节置换术后 5 年，X 线片显示股骨和胫骨均存在明显骨缺损

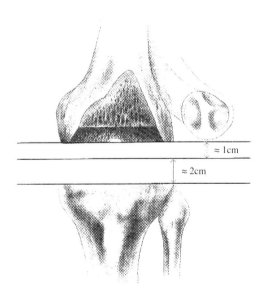

图 2-63　确定关节线的位置

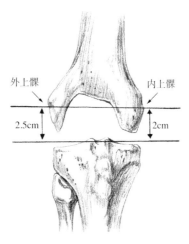

图 2-64 解剖关节线的确定

2. 骨缺损的处理方法

(1) 骨水泥填充：对于很小的骨缺损，如 AORI Ⅰ型，若缺损 <10mm 时可以直接采用骨水泥填充或自体骨植骨，而相对稍大一点的骨缺损还可以采用螺钉加骨水泥的方法，建议推荐当假体下水泥柱超过 5mm 时采用骨移植。用骨水泥处理骨缺损具有简单、经济等特点，但它本身没有生物活性以及在生物力学方面的缺陷，限制了它的运用。

(2) 组配型填充块：对于大的或者非包容性缺损，包括 AORI Ⅱ型，组配型填充块是一种选择。组配型填充块的发展已经为许多全膝关节翻修术提供了一种比较简单的方法。建议年轻的患者最好植骨，对于年龄大或要求低的患者这种方法比较适用。目前，组配型金属填充块已经成为现代膝关节重建系统中不可或缺的一部分，它提供了一种简单的重建关节线的方法 (图 2-65)。尽管组配型填充块的长期效果尚不确定，但短期的数据仍显示出令人满意的结果。

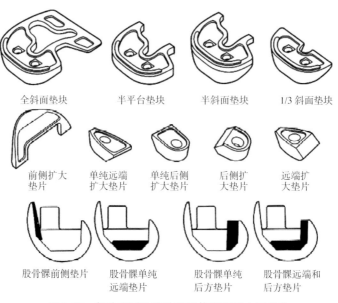

图 2-65 各种不同的膝关节假体组配型金属垫片

组配型填充块不能适合每种类型的骨缺损，对于某些缺损需要结合水泥或骨移植来运用。相反，一些较小的缺损可能需要增加骨的切除以便与组配型填充块相匹配。术中需注意不要让胫骨填充块边缘锐利的底边暴露在骨缘外面，因为这种"外悬"情况将会导致侧副韧带的磨损和术后疼痛，带偏心距的假体柄可以有效防止假体"外悬"。

组配型金属填充块在处理胫骨和股骨骨缺损时，具有非常大的灵活性。与其他方法相比，它的应力传导更均匀，而且可以避免供骨区的损伤或异体骨不愈合等并发症的发生。虽然填充块不能重建宿主骨量，但如果使用得当，患者可以立即负重，恢复关节活动度，合理地向宿主骨床传导应力，并提供长久的假体稳定性。

(3) 颗粒同种异体骨嵌压式植骨：同种异体骨颗粒嵌压式植骨技术已经在 AORI Ⅰ～Ⅲ型股骨和胫骨缺损的治疗中运用。同种异体骨颗粒有与宿主骨结合的能力，并且它能与自体骨混合运用来增加骨的诱导特性。目前，有专门的扩孔钻和器械可以用来将移植骨植入宿主骨。为了让植骨与宿主骨整合，所有病例必须延迟负重。

(4) 大块同种异体骨结构性植骨：大块或者结构性同种异体骨植骨适用于 AORI Ⅱ 型、Ⅲ 型骨缺损。当股骨侧非包含性骨缺损大小超过 10mm，胫骨侧超过 20～45mm 时，就需用结构性植骨。植骨的选择包括股骨头、股骨远端或胫骨近端。大的腔隙性缺损或非周围性缺损如孤立的股骨髁通常用股骨头来处理，大块骨缺损可能需要置换整个股骨远端或胫骨近端。带柄组件的使用可能增加结构的耐久性和避免移植物疲劳失败。长期的失败可能是由于失活的同种异体骨的疲劳引起的。

结构性同种异体骨用于翻修手术，有以下几点值得注意：

1) 尽可能地保留有活力的宿主骨和软组织附件，同时需精心地准备宿主骨表面。

2) 由于异体骨最终要与宿主骨整合，故而初始的稳定性很重要，是手术获得远期成功的关键，宿主骨与异体骨接触面应当进行齿状或台阶状处理，增加接触面积，还可以增加旋转稳定性。

3) 同种异体骨-假体之间的界面必须用骨水泥黏合，因为在这个区域没有骨长入的能力。

4) 术后延迟负重将有利于移植骨与宿主骨的结合。

5) 在有感染的情况下，治疗分两个阶段，首先要取出初次假体植入含抗生素的骨水泥，至少抗炎 6 周，其次才是结构性植骨。

结构性植骨有诸多优点，例如，可以重建宿主骨量为未来的手术提供储备；根据骨缺损可塑成任何需要的形状和大小；为翻修假体提供良好的支撑；有与宿主骨整合的能力等。它的不足之处在于：延长手术时间、材料来源有限、不愈合和延迟愈合、塌陷吸收、感染、传播疾病等，这些缺陷在一定程度上限制了它的运用。

(5) 干骺端填充物：对于合并大量骨缺损和韧带不充分的患者，可以联合一种或几种上述技术，用干骺端充填移植物或替代骨的旋转铰链式的巨大假体来处理。高强度的多孔钽金属，在全膝关节置换术中被用作组配型填充块和结构性干骺端填充体。钽具有良好的生物相容性和耐腐蚀性。当它被制成多孔金属形状时，它具有高强度和低硬度，类似骨的特性，这使它适合替代骨缺损区。多孔的钽金属拥有高孔隙率，可以允许骨的长入。它同时也具有粗糙的表面，对骨产生高的摩擦系数，为翻修系统提供初始稳定性。由于同种异体移植

151

骨结构的强度未知，有发生晚期失败的风险，并且有病毒和细菌病害传播的概率，而多孔金属能被加工成更多式样并且它的结构特性使它不随时间降解，所以在某些情况下，多孔的金属干骺端及组配型填充块可替代结构性同种异体骨移植。

迄今为止，多孔钽已经被用于初次和翻修的髋臼杯、初次全膝关节置换的胫骨组件、脊柱的植入物及全膝关节翻修术等。最近有报道，用多孔钽干骺端填充体可处理全膝关节置换术中股骨和胫骨干骺端骨缺损。这些填充体可被加工成不同的大小和形状以适合不同的缺损类型，并且为假体关节附着于骨提供了一个平台。需要注意的是，填充物与假体之间需用骨水泥，一般结合运用水泥型或非水泥型的柄来传递和分散应力，而多孔金属与宿主骨界面无需水泥填充以允许骨的长入。这种骨重建策略与传统方法相比，成功之处在于易于恢复关节线和重建正常的力线、持久而牢靠的固定。它的运用可能为大块骨缺损的处理提供一个合理的方法，但文献中对多孔金属尚缺乏充分的基础与应用研究。

（四）膝关节翻修骨质的重建方法

膝关节翻修术中骨缺损重建的顺序决定了在四个具体位置上处理骨缺损方式的选择，胫骨重建与韧带的平衡基本无关，然而股骨远端和后部骨缺损对于关节韧带的对称平衡同等重要。髌骨功能的恢复依赖于胫骨和股骨的重建。膝关节的重建过程开始于胫骨重建，接着是股骨重建，最后是髌骨重建。

1.胫骨平台的重建　胫骨关节面的水平决定了最终胫骨假体的位置和厚度，重建胫骨平台基部的主要目的就是为胫骨假体提供足够的支持和固定，并进一步方便使用标准厚度的胫骨假体，通常情况下，这将意味着胫骨假体的最终位置等于或高于腓骨头水平。

当考虑选用不同的胫骨重建术时，我们应该区分空洞型和块状骨缺损，独立的胫骨中心空洞型骨缺损在翻修术中经常遇到，轻度和中度的空洞型骨缺损可以很容易地用松质骨或骨水泥填充，并辅以条状胫骨植骨。对于伴有严重的全部干骺端骨缺损，但仅有少量块状骨缺损的膝关节，我们可以在保护胫骨平台周围完好骨壳支持功能的同时，将骨缺损用植骨、假体填充物或骨水泥填充。

作为一种选择，我们还可以用仔细塑形过的结构移植骨来填补胫骨平台基部的骨缺损（图 2-66），这些严重或中度的干骺端骨缺损也能用圆锥形的干骺端填充物来填充，或有时也可用骨水泥黏合植骨条填充以达到较好的固定效果，但在使用骨水泥时，要考虑到有足够的残存松质骨去配合骨水泥的使用。

胫骨平台的块状骨缺损通常位于平台内侧，而且在绝大多数翻修术病例中，胫骨平台外侧骨边缘基本保持完整，如果块状骨缺损的范围仅 1～2cm，可用金属半楔状垫片填于胫骨假体下以填充骨缺损，如块状骨缺损在高度上大于1.5cm，则可用结构移植骨来修复骨缺损，用球型填入法，即用正压(male)和负压(female)钻孔器分别做异体股骨头移植骨的准备和受者植骨处骨缺损的清理，是一项很好的修补技术。胫骨平台两侧全部缺损的Ⅲ型骨缺损的情况非常少见，虽然绝大多数病例还伴有空洞型骨缺损，但仍保留着有韧带附着的重要骨片段和骨壳，如胫骨结节。尽管一些学者主张用整个结构异体骨移植来取代胫骨平台基部，但如果能较好地利用这些残存结构并辅以大块的结构骨移植，将使治疗更容易，

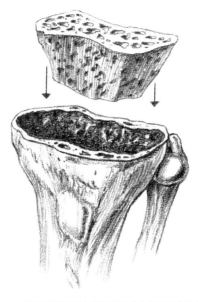

图 2-66　结构移植骨被塑形后填入干骺端的骨缺损

将大块移植骨填进胫骨平台基部残存的骨壳，两者之间再用松质骨填充，并用一根长的固定杆穿过移植骨达到髓腔的远端，使之固定。

　　在重新建立好胫骨假体植入结构的基础上，最好首先在最终的股骨重建之前将胫骨假体植入和固定，有了这个稳定的胫骨基础，估计膝关节屈曲和伸直所需要的关节间隙就容易多了，这将影响到关节全部韧带平衡的调节。其次，如果我们在胫骨平台的修复中用到了结构骨移植，移植骨的固定和位置也能在接下来的股骨修复中得到容易的调整。

　　2. 股骨重建　　如果关节侧副韧带和关节囊后部结构过分松弛和挛缩的话，我们就应慎重评估和调整骨缺损的重建。那种强调完全恢复关节解剖关节线的想法是不合实际的，而且在许多翻修术中也是不必要的，伴有严重骨缺损的膝关节同样也常伴有严重的韧带薄弱，或相反的有较严重的瘢痕和挛缩存在，在这种情况下，严格地恢复骨的解剖结构也是不现实的。

　　例如，在感染后假体重新植入术中，关节囊后部的瘢痕可能非常严重，因而需要切除股骨的部分骨质，以便使膝关节达到满意的屈曲功能；相反，在韧带薄弱或因磨损颗粒导致的溶骨缺损膝关节处理上，除非抬高关节线，否则我们不可能填充关节屈曲时留下的间隙。一个最常见的块状骨缺损的例子就是伴有关节屈曲不稳的膝关节置换术，病因常包括股骨远端切除过少以致关节线下移或股骨髁后部切除过多。绝大多数的翻修术过程需要联合应用股骨髁后部重建，纠正股骨和胫骨旋转中的排列错乱及抬高关节线。而这三种手术方式也为绝大多数简单的和许多复杂的膝关节翻修术的成功实施奠定了基础。

　　在股骨重建中，最易发生的错误就是过分关注股骨末端关节线的重建，而仅仅为了获得一个较大的屈曲关节间隙；相反的，最好的方案是应先重建或最大程度地替换股骨后部的骨缺损，然后再考虑股骨末端的重建，以便达到最终的关节韧带平衡。

　　半屈曲不稳出现于膝关节在屈曲和伸直位都稳定，而在关节弧形运动的中间部分出现不稳定。尽管这种现象我们了解得还不深,但最基本的原因是由于膝关节后部结构太紧,因而仅在伸直或屈曲成 90°时才能保持关节的稳定。在这些病例中,副韧带常处于无力状态,结果膝关节只有在完全伸直或屈曲成 90°时才能保持稳定,使用限制型假体有助于此类患者的治疗。

同胫骨一样,股骨髁小的空洞型骨缺损可用松质骨和骨水泥填充,而在股骨末端或髁后部的块状骨缺损,可以用标准的金属填充物填充,但在绝大多数膝关节中,这些标准填充物仅能用于 1cm 以内的骨缺损,如块状骨缺损大于 1 ~ 1.5cm,则可用准备好的球形结构骨移植。此方法的吸引力就在于最大限度地同时利用了宿主骨和移植骨,但认识到这些移植骨出现的远期融合效应也很重要,这种移植骨的再吸收将在假体固定杆上造成很大应力,如进一步发展的话,可致标准假体固定杆的断裂,而使置换术失败。特别严重的全部干骺端骨缺损(ⅡB 型骨缺损),可以用移植骨填塞、干骺端假体填充物或结构骨移植来治疗。

Ⅲ型股骨缺损最好的治疗方式是大块结构异体骨移植或有时用铰链式假体植入代替股骨末端的置换术,这两种方法的选择取决于骨缺损的严重程度,但大体上讲,关节周围有严重的瘢痕产生及高龄患者主张用股骨末端假体替代术,而年轻患者则适用于骨缺损修复术。

3.髌股重建 严重的髌骨缺损,而且无法提供充足的支持区植入另一髌骨的情况下,可以用髌骨切除术和保留残余髌骨壳(切除置换术)或髌骨植骨术去治疗,而在膝关节翻修术中使用髌骨切除术常致关节功能不良、伸肌无力或迟发型伸肌功能障碍。而髌骨切除置换术也常导致较差的临床治疗效果,如较低的关节评分、髌骨后疼痛、髌骨滑动紊乱、爬楼梯困难及迟发型髌骨破裂。

与其他治疗方法相比,髌骨植骨术在髌骨重建上显示出了独一无二的潜力。当使用这种技术时,保留瘢痕组织的假膜和绝大多数围绕髌骨的纤维变组织,将有助于方便将组织瓣缝合固定于髌骨边缘,而在装有残存髌骨的髌骨囊的准备上应切除囊内所有的纤维膜组织。组织瓣可以取自于多个部位,包括从髌骨周围纤维组织取得的较大的组织瓣,或从髌上囊和膝关节外侧沟取得的游离组织瓣。这些组织瓣被缝于髌骨周围边缘,而髌周的纤维组织亦被双股的 0 号不吸收丝线缝合形成一个闭合的不透水的环境,一个荷包缝合的小口被留下,以便于将移植骨放入骨缺损内。

自体移植用的松质骨可以在股骨干骺端的中间部分获得,因为翻修假体植入前要凿掉大量松质骨。但如果仍缺乏可利用的松质骨时,也可以用异体松质骨移植。植骨块最好被处理成 5 ~ 8mm 长宽大小,以便更紧地填入由组织瓣封闭的髌骨壳中,这些植骨块被从预留的小口很紧地填入髌骨缺损中,填入的量要足够,以便最后髌骨的高度达到 20mm。然后,预留的小口被缝上,以保持髌骨壳的完整性。最后髌骨周围的解剖结构被临时缝合和钳夹好,并在膝关节做整个屈曲运动中调整髌骨在股骨滑车中的结构,以便最终恢复关节的功能。术后的恢复方案同常规的膝关节翻修术一样。

与髌骨切除术和保留残余髌骨壳比较,这种新的手术方式提供了独一无二的髌骨重建的潜能,而且通过恢复髌骨在关节运动时的滑动作用和股四头肌的支点作用,而使患者的关节功能恢复得更好。同时,这种新的手术方式实施起来也不需要复杂的工具和很长的学习时间，目前这种方法取得了较为满意的短期和中期临床疗效。但我们还必须认识到，这种方法初步成功是建立在合理应用股骨滑车的解剖结构和谨慎确定关节在旋转运动中股骨与胫骨相对位置的基础上的。如果将此方法作为一个孤立的髌骨重建术，尤其是在关节本身就存在髌骨滑动紊乱的问题时，手术有可能失败。

是否用骨水泥固定仍是一个存在争议的问题，尤其在Ⅱ型骨缺损中。但大体上来说，如果选用限制型假体的话，用骨水泥就有必要，但因为缺乏比较研究，术中是否用骨水泥仍取决于术者个人的喜好、过去的经验及术中的判断。就笔者而言，赞成在绝大多数的翻修术中应用骨水泥，尤其是在严重的Ⅱ型和Ⅲ型骨缺损中，因为骨水泥毕竟提供了一个相对牢固的初始固定。

（五）膝关节翻修假体的安装

根据膝关节周围骨缺损的特点（范围、部位、类型）、骨的质量和韧带完整性选择膝关节假体，一般的原则是：骨质良好，骨缺损小于骨面的1/5，仍能获得良好固定，韧带完整，可以使用标准表面置换假体；骨质不良，骨缺损大于1/5需保护植骨，轻度侧方不稳定，韧带完整，选用延长杆后稳定型假体；侧副韧带功能不全，需要限制内外翻活动范围，应采用内外翻限制型假体；如果关节周围骨质严重缺损，韧带缺失无法提供可靠固定，只能选择旋转铰链型假体。随着膝关节假体限制程度的增加，传递到假体和假体-骨界面的应力就越大，应力增加就会加剧假体磨损和松动，最终导致关节置换假体失败，因此应根据膝关节翻修术中关节不稳定的程度，尽可能选择限制程度最小的假体。

翻修术中确定选用的假体类型后，就可以准备安装假体，一般先从胫骨开始，确定胫骨平台最高点位置，利用胫骨髓腔（髓内和髓外）确定胫骨平台的水平，根据胫骨近端髓腔宽度，调整平台内、外位置；然后处理股骨侧，重建屈曲间隙，确定股骨旋转中心和股骨髓腔，利用屈曲间隙和股骨髁横径确定假体大小和位置，根据髁间连线，确定股骨外旋，使其与胫骨关节线平行，建立屈曲间隙内外侧平衡，再次确认关节线水平，确定股骨后髁骨缺损的情况；接着建立伸直稳定性，确定股骨假体高低，根据股骨远端骨缺损的大小、内外侧平衡，选择是否采用限制型假体。安装假体试模再次检查下肢力线，关节内外侧和屈伸间隙平衡，髌骨轨迹和膝关节功能，确认无误后，植入最终膝关节假体。

五、并发症

全膝关节置换翻修术和初次全膝关节置换术相比，对相关技术的要求更高、难度更大、风险也更大。全膝关节置换翻修术的成功实施受到许多因素的影响，如患者自身条件、手术医师的技术水平、翻修假体的选择等，每个因素都会影响到患者术后的功能恢复和生活质量。回顾性研究结果表明，翻修术与初次置换术一样，可以出现多种并发症，并且发生率更高，主要有血管和神经损伤、下肢深静脉血栓形成和肺栓塞、术中或术后骨折、表浅或深部感染、关节不稳、假体松动等。其中，假体松动是导致人工膝关节翻修的最主要原因和翻修后最主要的并发症。但一些并发症在初次膝关节置换术中并不多见，而在膝关节翻修术中常常发生,如关节线上移、假体旋转不良、异体骨排斥反应与移植骨吸收、骨不连接、移植骨骨折等。

（许伟华）

参 考 文 献

束志勇，查振刚，李劼若，等 . 2008. 全膝关节翻修术中骨缺损的治疗进展 . 中国矫形外科杂志，16(24):1879-1882

杨述华 . 2014. 骨科学教程 . 北京：人民卫生出版社，1098-1115

杨述华，邱贵兴 . 2005. 关节置换外科学 . 北京：清华大学出版社，610-617

Aglietti P, Windsor RE, Roberto Buzzi, et al. 1989. Arthroplasty for the stiff or ankylosed knee. The Journal of Arthroplasty, 4(1):1-5

Bargren JH, Blada JD, Freeman MA. 1983. Alignment in total knee arthroplasty: correlated biomechanical and clinical observations. Clin Orthop Relat Res, (173): 178-183

Barrack RL, Matzkin E, Ingraham R, et al. 1998. Revision knee arthroplasty with patella replacement versus bony shell. Clin Orthop , 356:139-143

Bellemans J, Vandenneucker H, Van Lauwe J, et al. 2010. A new surgical technique for medial collateral ligament balancing: multiple needle puncturing. The Journal of Arthroplasty，25(7):1151-1156

Bellemans J. 2011. Multiple needle puncturing: balancing the varus knee. Orthopedics, 34(9):e510-512

Bourne RB, Crawford HA.1998.Principles of revision total knee arthroplasty. Orthop Clin North Am, 29:331-337.

Bradley GW.2000.Revision total knee arthroplasty by impaction bone grafting. Clin Orthop, 371:113-118

Brooks AT, Nelson CL, Stewart CL, et al.1993. Effect of an ultrasonic device on temperatures generated in bone and on bone-cement structure. The Journal of Arthroplaty, 8(4):413-418

Caillouette JT, Gorab RS, Klapper RC, et al. 1991. Revision arthroplasty facilitated by ultrasonic tool cement removal. Orthopaedic Rieview, 20(4):435-440

Coonse K, Adams JB.1943. A new operative approach to the knee joint. Surg Gymecol Obstet, 77:344-347

Denham RA, Bishop RE.1978. Mechanics of the knee and problems in reconstructive surgery. Bone & Joint Journal, 60:345-352

Dennis DA.1992. Removal of well-fixed cementless mental-backed patellar components. The Journal of Arthroplasty, 7(2):217-220

Elia EA, Lotke PA.1991. Results of revision total knee arthroplasty associated with significant bone loss. Clinical Orthopaedics & Related Research, 271:114-121

Emerson RH, Head WC, Malinin TI.1990. Reconstruction of patella tendon rupture after total knee arthroplasty with an extensor mechanism allograft. Clinical Orthopaedics & Related Research, 46(260): 137-151

Emerson RH, Head WC, Malinin TI.1994. Extensor mechanism reconstruction with an allograft after total knee arthroplasty. Clinical Orthopaedics & Related Research, (303): 79-85

Engh GA, Ammeen DJ.1999.Bone loss with revision total knee arthroplasty: defect classification and alternatives for reconstruction. Instr Course Lect, 48:167-175

Engh GA, Herzwurm PJ, Parks NL.1997.Treatment of major defects of bone with bulk allografts and stemmed components during total knee arthroplasty. Journal of Bone & Joint Surgery, 79(79):1030-1039

Firestone TP, Krackow KA.1991. Removal of femoral components during revision kinee arthroplasty. Journal of Bone & Joint Surgery, 73B(3):514

Ghazavi MT, Stockley I, Yec G, et al.1997. Reconstruction of massive bone defects with allografts in revision total knee arthroplasty. Journal of Bone & Joint Surgery, 79(1):17-25

Haas SB, Insnall JN, Windsor RE.1995.Revision total knee arthroplasty with use of modular components with stems inserted without cement. Journal of Bone & Joint Surgery, 77(11) :1700-1707

Hallock G.1990. Salvage of total knee arthroplasty with local fasciocutaneous flaps. Journal of Bone & Joint Surgery, 72(8): 1236-1239

Hanssen AD.2001.Bone-grafting for severe patellar bone loss during revision knee arthroplasty. Journal of Bone & Joint Surgery, 83(2):171-176

Harris AI,Poddar S, Gitelis S, et al.1995. Arthroplasty with a composite of an allofraft and prosthesis for knees with severe deficiency of bone. Journal of Bone & Joint Surgery, 77(3):373-386

Hvid I, Nielsen S.1984. Total condylar knee arthroplasty: prosthetic component positioning and radiolucent lines. Acta Orthop Scand, 55: 160-165

Insall JN.1971. A midline approach to the knee. Journal of Bone & Joint Surgery American Volume, 53(8):1584-1586

Jeffery RS, Morris RW, Denham RA.1991. Coronal alignment after total knee replacement. Bone & Joint Journal, 73(5): 709-714

Keblish PA.1991. The lateral approach to the valgus knee: surgical approach and analysis of 53 cases with over two year follow-up evaluation. Clinical Orthopaedics & Related Research, 271:2244-2247

Klapper RC, Caillouette JT, Callaghen JJ, et al.1992. Ultrasonic technology in revision joint arthroplasty. Clinical Orthopaedics & Related Research, 285:147-154

Klapper Rc, Caillouette JT.1990. The use of ultrasonic tools in revision arthroplasty procedures. Contemp Orthop March, 20:273-278

Koh HS，In Y . 2013. Semimembranosus release as the second step of soft tissue balancing in varus total knee arthroplasty. The Journal of Arthroplasty，28(2):273-278

Koh IJ, Kwak DS, Kim TK, et al. 2014. How effective is multiple needle puncturing for medial soft tissue balancing during total knee arthroplasty? A cadaveric study. The Journal of Arthroplasty，29(12):2478-2483

Lim LA, Trousdale RT, Berry DJ, et al.2001.Failure of the stem-condyle junction of a modular femoral stem in revision total knee arthroplasty: a report of five cases. Journal of Arthroplasty, 16(1):128-132

Lotke PA, Ecker ML.1977. Influence of positioning of prosthesis in total knee replacement. Journal of Bone & Joint Surgery, 59(1): 77-79

Lowe PA.1993. Laboratory evaluation of autonomic failure. In: Lowe PA. Clinical Autonomic Disorders. Boston: Little, Brown and Co, 169-192

Markovich GD, Dorr LD, Klein NE, et al.1995. Muscle flaps in total knee arthroplasty. Clinical Orthopaedics & Related Research, 321:122-130

Martin JW, Whiteside LA.1990.The influence of joint line position on knee stability after condylar knee arthroplasty. Clinical Orthopaedics & Related Research, 259:146-156

Meloni MC, Hoedemaeker RW, Violante B, et al .2014. Soft tissue balancing in total knee arthroplasty. Joints，2(1):37-40

Mihalko WM, Saeki K, Whiteside LA, et al. 2013. Effect of medial epicondylar osteotomy on soft tissue balancing in total knee arthroplasty. Orthopedics，36(11):e1353-1357

Mihalko WM, Klaled JS，Kenneth AK, et al. 2009. Soft-tissue balancing during total knee arthroplasty in the varus knee. J Am Acad Orthop Surg，17(12):766-774

Mow CS, Wiedel JD.1996.Structural allografting in revision total knee arthroplasty. Journal of Arthroplasty, 11(30):235-241

Murray PB, Rand JA, Hanssen AD, et al.1994.Cemented long-stem revision total knee arthroplasty. Clinical Orthopaedics & Related Research, 309:116-123

Nagai K, Hirotsugu M, Tomoyuki M, et al. 2014. Soft tissue balance changes depending on joint distraction force in total knee arthroplasty. The Journal of Arthroplasty，29(3):520-524

Peters CL, Jimenezc, Erickson J, et al. 2013. Lessons learned from selective soft-tissue release for gap balancing in primary total knee arthroplasty: an analysis of 1216 consecutive total knee arthroplasties: AAOS exhibit selection. J Bone Joint Surg Am，95(20):e152(1-11)

Pagnano MW, Scuderi GR, Insall JN. 1998.Patellar component resection in revision and reimplantation total knee arthroplasty. Clinical Orthopaedics & Related Research, 356:134-138

Partington PF, Sawhney J, Rorabeck CH, et al. 1999. Joint line restoration after revision total knee arthroplasty. Clinical Orthopaedics & Related Research, 367:165-171

Rand JA, Coventry MB.1988. Ten-year evaluation of geometric total knee arthroplasty. Clinical Orthopaedics & Related Research, 232(232): 168-173

Rand JA.1991. Revision total knee arthroplasty using the total condylar III prosthesis. Journal of Arthroplasty, 6:1-7

Reuben JD, Mcdonald CL, Woodard PL, et al.1991. Effect of patella thickness on patella strain following total knee arthroplasty. Journal of Arthroplsty, 6(3):251-258

Ritter MA, Carr K, Keating EM, et al.1996. Tibial shaft fracture following tibial tubercle osteotomy. Journal of Arthroplasty, 11(1):117-119

Ritter MA, Faris PM, Keating EM, et al.1994. Postoperative alignment of total knee replacement: its effect on survival. Clinical Orthopaedics & Related Research, (299): 153-156

Rorabeck CH, Smith PN.1998. Results of revision total knee arthroplasty in the face of significant bone deficiency. Orthopedic Clinics of North America, 29(2):361-371

Seo JG, Moon YM, Jo BC, et al. 2013. Soft tissue balancing of varus arthritic knee in minimally invasive surgery total knee arthroplasty: comparison between posterior oblique ligament release and superficial MCL release. Knee Surg Relat Res，25(2):60-64

Sharkey PF, Hozack WJ, Rothman Rh, et al. 2002. Insall Award paper. Why are total knee arthroplasties failing today. Clinical Orthopaedics & Related Research, (404):7-13

Stockley I, Mcauley JP, Cross AE.1992. Allograft reconstruction in total knee arthroplasty. Bone & Joint Joural, 74(3):393-397

Stuart MJ, Larson JE, Morrey BF. 1993. Reoperation after condylar revision total knee arthroplasty. Clinical Orthopaedics & Related Research, 286:168-173

Trousdale RT, Hanssen AD, Rand JA, et al.1993. V-Y Quadricepsplasty in total knee arthroplasty. Clinical Orthopaedics & Related Research, 286:48-55

Tsahakis PJ, Beaver WB, Brick GW.1994.Technique and results of allograft reconstruction in revision total knee arthroplasty. Clinical Orthopaedics & Related Research, 303:86-94

Verdonk PC, Pernin J, Pinaroli A, et al. 2009. Soft tissue balancing in varus total knee arthroplasty: an algorithmic approach. Knee Surg Sports Traumatol Arthrosc，17(6):660-666

Vince K.1993. Revision knee arthroplasty technique. Instr Course Lect, 42(31):325-339

Vince KG, Long W.1995. Revision knee arthroplasty. The limits of press fit medullary fixation. Clinical Orthopaedics & Related Research, 317:172-177

Whiteside LA, Bicalho PS.1998.Radiologic and histologic analysis of morselized allograft in revision total knee replacement. Clinical Orthopaedics & Related Research, 357:149-156

Whiteside LA, OhL MD.1990. Tibial tubercle osteotomy for exposure in difficult total knee anrhroplasty. Clinical Orthopaedics & Related Research, 260:6-9

Whiteside LA.1995. Exposure in diffcult total knee arthroplasty using tibial tubercle osteotomy. Clinical Orthopaedics & Related Research, 321:32-35

Whiteside LA.1998.Morselized allografting in revision total knee arthroplasty. Orthopedics, 21(9):1041-1043

第三章　肩关节置换术

第一节　发展简史与现状

肩关节(图 3-1)(盂肱关节)的严重病损，包括复杂性骨折、肿瘤、类风湿关节炎等，严重损害肩关节功能，影响患者生活质量。复杂的肱骨近端移位骨折，无论伴或不伴脱位，都很难治疗。因为保守治疗无法早期进行功能锻炼，常导致肩关节僵硬、骨不连和畸形愈合；而切开复位内固定需要广泛剥离软组织以暴露骨折端，其会加重对肱骨头血供的破坏，增加肱骨头缺血坏死及骨不连的危险，治疗效果也不尽如人意。肱骨近端是骨肿瘤好发部位之一，许多骨肿瘤或骨瘤样病变经局部刮除或切除后可获痊愈，但部分肱骨近端骨肿瘤经大块肿瘤骨切除行关节融合或行截肢术后会致关节功能大部分或全部丧失，特别是对于肱骨上段肿瘤行肩关节离断或关节缩短融合术，因丧失肩部的完整性及功能，患者难以接

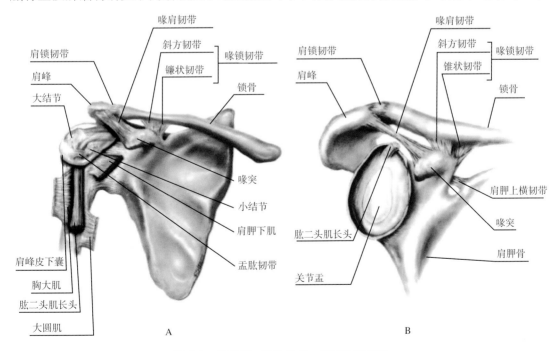

图 3-1　肩关节(盂肱关节)前面及侧面观

A. 前面观；B. 侧面观

受，目前人工肩关节置换术已成为肱骨近端骨肿瘤切除后重建肩关节功能的重要方法之一。类风湿关节炎侵及肩关节，可导致进行性疼痛加重，活动范围减小，运动功能丧失，而关节置换术可用以缓解疼痛，改善关节功能。Ⅳ~Ⅴ期类风湿肩关节炎应行关节重建术，其目的为缓解疼痛、增加活动范围和保存关节功能。

肩关节置换术，作为一种恢复患者肩关节功能的手术方式，应用于临床已有一百多年的历史，肩关节置换主要应用于因严重骨关节炎、风湿或类风湿关节炎、创伤及感染造成的盂肱关节破坏致肩关节活动障碍的患者，能够较好地缓解患者疼痛，改善肩关节功能。

19世纪末，Themistocles Gluck 设计了早期的半肩关节置换术式，并以象牙作为肩关节假体材料，其被人们称为第一代假体，但他并没有对外发表该项技术的应用情况。

1893年，法国医师 Jules Emile pean 首先报道了以橡胶和铂金属为假体材料在人体上实施全肩关节置换术，并为一例清创后的结核性肩关节炎患者成功实施了该项手术，开创了肩关节置换的里程碑。现代人工肩关节置换术真正意义上应用于临床是从1951年开始的，Neer 从髋关节置换术中得到启发，设计了第一代"整体型"人工肩关节假体，并用于治疗严重的肱骨近端骨折。1955年，他报道了11例采用钴铬钼合金肩关节假体的肱骨近端骨折患者，手术有效缓解了患者疼痛，并解决了严重骨折后即出现的肱骨头坏死的问题，由于该术式术后效果满意，Neer 将手术适应证逐步扩大到了创伤性关节炎、骨关节炎的患者。但该假体的缺点在于，只能提供一个单一固定的假体柄，肱骨头的方向不能改变，属于限制型假体，非常容易导致肩袖的磨损、缺失，并容易引起假体松动。到了20世纪70年代，肩关节置换术开始由人工半肩关节置换向全肩关节置换发展，高分子聚乙烯材料制成的关节盂假体开始广泛应用。Neer 在1974年报道了全肩关节假体系统，即 Neer Ⅱ型人工肩关节假体。其包括不同长度的假体柄和不同大小的肱骨头组件，与高分子聚乙烯关节盂组件相连，被称为第二代"模型化"假体，但也属于一种非限制型假体，至今仍被临床使用。早期的假体系统主要以减轻活动时的疼痛以及最大程度改善功能为设计目标，但由于肩关节缺少骨性结构限制并有较大的活动范围，使其难以达到令人满意的关节稳定。随后几年，陆续有学者报道了新的假体设计，都力争增加限制装置的稳定性。总的来说，对追求肩关节假体的稳定性和人工关节盂的固定问题是推动人工肩关节置换术发展的主要动力。1981年，Amstutz 报道了一种非制约性的人工肩关节置换术，随访3年左右，效果良好。20世纪90年代，法国医师 Walch 和 Boileau 首先设计了第三代人工肩关节假体，并将其命名为 Aequalis 型假体，设计理念在于尽可能恢复和重建肩关节的解剖状态，其又被称之为"解剖型"假体。在众多学者和单位设计的"解剖型"人工肩关节假体中，近期临床疗效最好的是由瑞士 Balgrist 大学 Christian Gerber 教授设计的 Anatomical 肩关节假体，它继承了第二代模型化假体的设计思路，不同的个体可以选择不同假体大小、长度和角度，有相对于肱骨轴线不同的颈干角扭转角和具有偏心性的肱骨头设计，手术后可以在一定程度上重建肱盂关节的解剖关系，但这种假体仍未考虑肱骨头与关节盂的前后扭转角和头盂匹配的问题，且由于假体颈干角和头的偏心距等均为模型化，个体解剖适应性相对缺乏。虽然解剖型的假体早期临床效果非常令人振奋，但缺乏长期、大量、多中心的临床随访。在此基础之上，近年来，假体设计者不断地试图利用 CT、MRI 等现代影像学设备，在手术之前对患者肩关节进行三维重建，确定假体如颈干角、假体头大小、假体后倾角等指标，以适合每个患者肩关节的解剖学特点及特殊功能需求，更大程度上增加了假体的个体差异，此即第四代人工肩关节假体，被很多学者称为"三维"肩关节假体，其代表产品为 UNIVER 3-D 肩关节假体，临床效果较满意。

国内人工肩关节置换术开展相对滞后，1992 年韩魁良报道了用于治疗肩关节脱位合并肱骨近端四部分骨折病例 8 例。同年，吴捷、卢世璧、冯乃实等采用人工肩关节置换术治疗具有保肢适应证的恶性骨肿瘤患者。1988 年，戴克戎等设计了反置组合式球臼假体并应用于临床。2005 年，王晋等应用仿生假体和自行研制改良钛合金全肩胛骨和倒置球臼型人工肩关节假体治疗肩胛部恶性肿瘤患者。自 2000 年以来，国内文献报道主要以人工肱骨头置换为主。

第二节 肩关节假体设计

1. 非限制型假体　人体肩关节由一个较大的肱骨头和较小的肩胛盂组成，关节的稳定性主要取决于关节囊和肩袖。非限制型假体由肩胛盂假体和肱骨头假体组成，两者的曲面相匹配。其设计与正常人体解剖结构相一致，由于两部分假体之间无任何机械性连接，其稳定性完全依赖周围软组织的完整性。其主要适宜于肱骨头坏死。

2. 限制型假体　人工全肩关节的最早设计为限制型。限制是通过曲面较小的球头安放在较深的臼窝中实现的，希望以此减少或防止脱位。这种假体在安放时需切除较多的骨性结构。由于假体的头臼之间有机械限制，不存在任何相对位移而难以缓冲外力，因此后期骨-假体间松动率较高。限制型仅适宜于类风湿关节炎。

3. 半限制型假体　人工全肩可用于各种关节病，如骨关节病、风湿关节炎、骨肿瘤等，而人工半肩（即人工肱骨假体）多用于骨折。目前，应用数量最大的是人工肱骨假体。

第三节 初次肩关节置换术

一、适应证

原发性或继发性的肩关节炎是进行表面置换的最常见原因。至今为止，肩关节表面置换已经应用于肩关节诸多疾病的治疗，如骨关节炎、类风湿关节炎、肱骨头缺血性坏死、肩袖关节病、创伤性关节炎、肩关节不稳、化脓性肩关节炎、肩胛盂发育不良等。

二、禁忌证

肩关节表面置换不适用于新鲜骨折的治疗。

三、手术要点、难点及对策

(一)人工半肩置换术

1.患者体位　正确摆放患者体位是手术成功的第一步，其重要性怎么强调也不过分。摆放体位是为便于暴露关节的上方、下方、内侧和外侧，因此要求将肩关节抬离手术台，并进行适当支撑。在肩胛骨内侧缘放置两块小治疗巾，这样肩部即可抬离手术台边缘。头部用头架支撑，手术台的头端部分拆除以便上方显露。然后把手术台摆放至改良躺椅位，先将其完全屈曲使膝部弯曲，然后升高手术台的背部，使患者背部与水平面成45°~50°角。与上臂同一水平放一臂托，用于术中支撑肘部和前臂，其可根据术中需要抬高，以便准备肱骨干时能完全伸直。铺单时上方至锁骨中部，下方至腋窝以下，上臂游离便于术中自由活动。

2.入路　取长三角肌-胸大肌入路，起自锁骨稍下方，沿喙突外侧至肱骨干的三角肌止点。在三角肌-胸大肌间隙处找到头静脉，因其内侧属支较外侧少，故应将三角肌及头静脉向外侧牵拉，胸大肌向内侧牵拉。但在上方常有一支较粗的静脉横过，应将其烧灼以不致影响暴露。保留锁骨和肩峰处三角肌的起点很重要，一般不必将其切断，如果需要更广泛的暴露，三角肌附着点可部分牵开，然后胸大肌的远端附着点通常可以分离达其长度的1/2。分离处应进行吊线标记，闭合切口时予以修复。辨认出喙突和喙突处附着的肌肉，喙突是肩部的解剖标志，除非肱骨头有移位，否则解剖的范围不应超过此标志。将一宽拉钩伸入喙突肌群外侧缘的下方，喙突肌群本身不能切断，喙突本身也不能进行截骨，因为其可保护神经血管束。可切除喙肩韧带前部突缘自肩峰外侧连接喙突外侧部分以增加显露，但切除不能过多，以防引起上方不稳。将另一拉钩置于三角肌下方，将此肌拉向外侧。在远端找到肱二头肌长头，由于其附着点在肩胛盂，可向近端追踪此腱以进入关节中心。

3.显露　将拉钩放置妥当后，可显露出血的滑囊和骨折的血肿，将其轻轻清除，但应保留较大的骨块以用于在短缩的肱骨干近端支撑假体。看清骨块的关键是找到肱二头肌长头，小结节多位于其近端的内侧，大结节多位于其外侧。肩袖间隙撕裂较为常见，肱二头肌肌腱沟常有骨折。肱骨头常位于大小结节之间，可以取出。在某些患者，肱骨头可能向外侧脱位，大小结节形成帽兜，向上移位但并无损伤。这种情况下此间隙必须在肱二头肌肌腱沟处打开，还需再次强调尽量保留松动和游离的骨块以备利用，肱二头肌肌腱用尼龙线缝合悬吊，然后游离大小结节，用2号粗尼龙线悬吊标记，可采用无损伤缝线，穿过结节近端的肌腱，这样可保持残留骨块与肌腱的连接，避免结节进一步碎裂。自上方内侧充分游离大小结节，通常由于喙肩韧带前束突缘的影响上方显露可能受到限制，可按前述方法将此突缘切除。此时检查患者是否存在肩峰下嵌顿非常方便，如果肩峰下方有较大的骨刺或肩峰的形状提示有撞击可能，则应行前肩峰下成形术。此时检查肩袖撕裂也非常方便，但此类患者无肩袖撕裂。如果肱骨头向前脱位至喙突下方喙突肌群的深面，切除应特别小心，如果是伤后1周以上的手术还可能出现严重的瘢痕粘连，此时则应自外向内小心钝性分离，尽量避免在非直视下在肱骨头内侧使用锐性器械以避免损伤神经血管束。如果肱骨头在后方陷入瘢痕，则可能需要将肱骨头截碎再逐块取出。

4.肱骨干准备及假体植入　肱骨干近端的处理必须十分精巧，因为患者常有骨质疏松，肱骨干还可能存在无移位的骨折，应特别小心。如果骨折线累及肱骨干，在植入假体前必须进行粗尼龙线或钢丝环扎固定，这样在植入假体和注入骨水泥后通常能获得稳定重建和有效支撑。在显露肱骨干前将臂托升高，使上肢能够伸直和外旋，这样肱骨干即可进入术野，用骨锉和髓腔钻处理髓腔。通常情况下应使用骨水泥以达到骨质的紧压配合。此外，如果大小结节均有骨折，假体将失去旋转稳定性，因此需要在肱骨近端钻孔，将大小结节用尼龙线固定，大结节处可钻 3 ～ 4 个孔。一般采用 2 号或 5 号带针的不吸收尼龙缝线穿过肱骨干，然后用血管钳夹住其末端备用。肱骨近端肿瘤需将冈上肌、肩胛下肌、三角肌等主要的肌腱附着点从肱骨剥离并标记好，肱骨截骨处距病变最少 3cm，并根据截骨段的长度，选择适当长度的假体。

5. 选择合适的假体并正确植入　假体合适与否包括假体的后倾角度、高度和合适的头径三个方面。一般男性使用的肱骨头径较大，女性则较小。目前，由于多组件的肱骨假体使用越来越普遍，肱骨头大小选择的灵活性也大大提高了，选择肱骨头时可对照对侧肱骨头的 X 线片，但不能使关节过满或过紧，否则术后可能出现关节僵硬。肱骨头也不能向肱骨残端方向插入太深，否则肱骨的长度将会减小，肩袖就会短缩，因而影响三角肌的功能。一般情况下，肱骨头应高于肱骨近端，留出大小结节的位置，这点非常重要。如果肱二头肌长头得以保留，它的张力可以作为整个肩袖张力的参考，如果肱二头肌长头张力过于松弛，则假体可能插入髓腔内太多，如果肱二头肌长头张力过大，则假体可能过于突出。如果大小结节未置于假体头以下，则会出现撞击。大小结节必须固定至肱骨近端，如果还有骨质剩余，应在行骨水泥固定腔时将其植入假体和肱骨干之间。

如何确定正确的后倾角，最关键的要点是将假体的侧翼对准肱二头肌沟处，但多数情况下由于骨折肱二头肌沟已经不复存在，有时远端尚可辨认。此时可用纱布填塞肱骨髓腔，使其临时固定假体，再判断正确的后倾角度。判断时用拇指和示指触及肱骨外上髁，然后将肱骨头假体复位至肩胛盂进行内旋外旋活动，如果上臂放于体侧，内旋外旋 40° ～ 50° 时假体稳定，则后倾角合适。一般情况下后倾角掌握至 20° ～ 30°，如果患者为骨折伴后脱位，则后倾角度减少 5° ～ 10°；反之，患者为骨折伴前脱位，则后倾增加 5° ～ 10°。总之，后倾不能 < 20°，也不能 > 40°。然后按确定好的假体位置进行骨水泥固定 (图 3-2)。

6. 大、小结节的修复　是一个重要步骤，此步骤操作失败是置换手术失败最常见的原因之一。大、小结节应同时固定至假体的侧翼和肱骨近端。已缝至结节近端肌腱内的尼龙缝线可以用来牵拉游离肌腱，先用 3 ～ 4 针粗尼龙线固定大结节，再用 2 针粗尼龙线固定小结节，最后用 2 针缝线穿过假体侧翼和大、小结节，打结将其同时固定。上臂要保持轻度屈曲外展位。如存在肱二头肌肌腱，应将其置于沟中，打开的肩袖间隙在肱二头肌肌腱表面修复，肱二头肌肌腱本身自肩袖远端的肱二头肌肌腱沟处走行。然后轻轻内旋、外旋、屈曲上臂，观察大、小结节修复的稳定性。长柄假体植入应将事先标记的各肌腱不可吸收线缝于对应的假体肌腱固定处。

7. 闭合伤口　出血多时可使用负压引流器，保持 12 ～ 24 小时，引流管于三角肌近侧自外侧穿出，避免损伤腋神经。胸大肌的附着点要进行修复，胸大肌 - 三角肌间隙也要行多针缝合，逐层缝合皮下组织及皮肤。

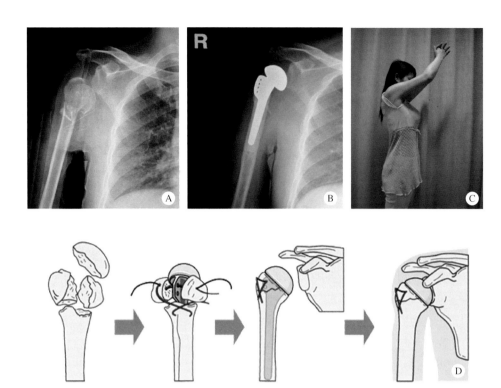

图 3-2 肱骨近端三部分骨折术前及术后 X 线片 (A、B)；人工半肩置换手术操作全过程 (C)；术后功能恢复良好 (D)

（二）全肩关节置换术

将患者置于躺椅体位，患肢用手术支架支撑，并可以在手术区内自由移动，通常还需将患肢过伸离开手术床的边缘。将一块手术巾置于肩胛骨下方，患者头部固定于手术床或头架上。患肢消毒至手部和腕部水平，手部无菌巾包裹，然后用绷带或弹力带包扎至肘部水平。用皮肤记号笔画出切口线位置，无菌手术单覆盖。

采用三角肌 - 胸大肌间隙切口，起于锁骨下缘，从肩锁关节和喙突中点向下、向外侧延伸至三角肌的附着部，止于肱二头肌的肌腹处。切开皮肤皮下至三角肌水平，通常可通过头静脉来确认三角肌 - 胸大肌间隙。可保护头静脉，也可将其结扎切除以防术中拉断。辨认联合腱附近的锁胸筋膜，切开至喙肩韧带水平。通常在联合腱腱性部分外侧有明显的肱肌纤维和肱二头肌短头，应将其与联合腱一道向内侧牵开，显露其下的滑囊和肩胛下肌。胸肩峰动脉的分支常可造成上方切口棘手的出血，可将其电凝止血，同时将喙肩韧带切除。如果需要进一步显露，可将胸大肌肌腱的上 1/4 切开，同时可将三角肌在肱骨外侧缘的附着部切断或进行骨膜下剥离。在进一步的解剖中可结扎旋肱前动脉。

将肩胛下肌和前部关节囊从肩袖间隙的平面处作为一个整体一道切开，至肩胛下肌附着部的最下缘，切开的部位位于距肩胛下肌小结节附着部约 2cm 处。在切开肩胛下肌上部时必须十分小心，以免因疏忽将肩胛间隙处的肱二头肌切断；在切开肩胛下肌下部时也必须十分小心，以免损伤腋神经，其在肩胛下肌 - 肌腱接合部内侧约 3mm 处下方穿过。在切开肩胛下肌时将上臂外旋有助于减小腋神经损伤的可能。此外，在肩胛下肌下放置钝头牵开器也有助于减少腋神经的误伤。在切开关节囊时，必须注意切得越低越好，因为这样有助于在关节较紧张时更好地显露，也便于肱骨头脱位操作。在将肩胛下肌切断后，向内侧切开肩袖间隙至喙突水平。肩胛下肌的末端留置缝线，牵向内侧。然后通过过伸和外旋患肢，使肱骨头脱位。通常在近侧于肱骨颈上放置一个钝头牵开器，在肱二头肌肌腱和冈上肌之下，在远侧于肱骨颈之下放置另一牵开器将有助于显露，切开关节囊。随着肱骨头的脱位，开始准备截除肱骨头，去除肱骨头周围的骨赘。骨关节炎的患者常有关节内游离体，需要去除。此外，在切开下部关节囊时，如果下缘有很大的骨赘，由于腋神经可能很靠近肱骨头下部和骨赘，因此在解剖此区域时应特别小心。

肱骨头和颈部如何截骨应根据所选用的人工肩关节的情况来定。无论选用何种肩关节假体系统，肱骨头的截骨区一般仅包括关节软骨覆盖的部分。截骨时应后倾 20° ～ 35°，这与肱骨头正常的后倾角相似。此外，截骨线应与肱骨干成 45° ～ 50° 角。如果采用徒手截骨，可将一个实验假体紧贴近侧肱骨干，用电刀画出截骨的角度。当肘关节屈曲 90°，前臂旋转中立位，上臂外旋 35° 时，直接从前向后截骨，就可达到 35° 的后倾角。在截骨时应特别注意两个方面：一方面为截骨量的控制，如果切除肱骨头过少，那么在关节内将会残留一个骨崤，使得关节过度紧张，肱骨头假体无法完全插入并固定，并使肩胛盂显露困难，难以进行肩胛盂假体置换；如果切除过多，那么截骨线有可能进入肩袖或甚至进入大结节，在这种情况下可导致大结节骨折。截骨线必须准确地经过肩袖在大结节上的附着部。在肩袖腱性部分和关节囊附着部与肱骨头截骨断端间不应有任何骨崤。另一方面为保护肱二头肌肌腱，截骨时必须十分谨慎。

完全截骨后，将一个试验假体柄以适当的倾斜角完全插入骨髓腔中，当假体的侧翼正位于肱二头肌肌腱沟的后侧时，有适当倾斜角的假体应使肘前屈 90° 时，假体正对肩胛盂，且从上方观察肱骨假体的侧翼与肘关节的横轴约成 30° 角。当肱骨试验假体插入截骨端后，周缘任何突出超过试验假体的骨赘必须切除。

拔出试验假体，调整患肢位置以显露肩胛盂。将患肢置于上肢支架上，可用或不用垫子支撑。将一个肩胛盂牵开器置于肩胛盂的后缘，轻轻地将近侧肱骨牵开。肩胛盂的显露对成功放置肩胛盂假体非常重要，常因软组织松解不充分使肩胛盂显露不够，操作空间太小。因此，通常应确保关节囊前部在肩胛盂缘的附着部从上到下都被松解，使整个肩胛盂颈从上到下均能触及。

将前后盂唇全部切除，同时切除任何增生的滑膜，注意勿从盂上结节处切断肱二头肌肌腱。可根据术中所见将后侧关节囊从上到下松解，但是应保留关节囊下方附着部，以免伤及腋神经。将一钝头牵开器放在肩胛下肌和前部关节囊深处以显露前部盂缘，将另一牵开器放在肱二头肌肌腱附着部下方以显露肩胛盂最上部。肩胛盂显露后，应将肩胛盂内软骨完全去除。此时，判断肩胛盂磨损类型非常重要，应判断是否有导致关节盂变形的骨赘形成，并努力辨别肩胛盂中央部，在此之下就是肩胛盂颈部的松质骨。可用一个直的探子或手指通过触探肩胛盂颈部的前缘判断肩胛盂颈的角度，做一中央孔。估计肩胛盂的中心，在肩胛盂窝的正常轴线上使用磨钻自上向下开一个小骨槽。若肩胛盂前部或后部过度磨损或过多骨赘形成，骨槽可偏离肩胛盂的几何中心。随后用一小刮匙插入骨槽并确定肩胛盂颈松质骨的方向。确定方向之后，就加深骨槽的上、下部，以便插入肩胛盂假体底部凸起的脊棱。骨槽做好后，用扩孔器进一步修整肩胛盂颈部，以便接纳试验假体。修整肩胛盂外形，使其与假体后面弧度吻合，使假体与骨质表面精确匹配并稳固地坐于软骨下骨上。进一步向上下方向加深骨槽，以便骨水泥固定。通常我们可见肩胛盂后部磨损比前部严重，因此肩胛盂有一定后倾，若忽视这一点，肩胛盂假体的后部就不能稳固地坐于软骨下骨上，在假体后部和肩胛盂后部之间形成一个间隙。此

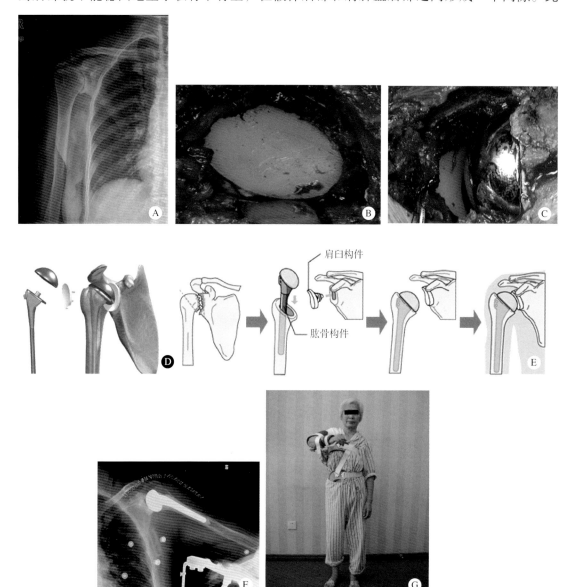

图 3-3　患者，女性，69 岁。肩关节骨关节炎

A ～ E. 人工全肩关节置换手术及示意图；F. 术后 X 线片；G. 患肢采用外展架固定

时可选择非对称性假体，将肩胛盂前部磨低或在后部植骨。将试验假体插入骨槽，当其前后部均能稳坐于软骨下骨上，假体没有过度摇动或卡锁时，肩胛盂的准备就完成了。

确定肩胛盂与假体匹配良好后，在肩胛盂表面钻几个穿透软骨下骨的孔。用脉冲冲洗或含肾上腺素的纱布擦干肩胛盂表面和骨槽。将骨水泥压入肩胛盂骨槽中，植入标准聚乙烯假体，除去多余骨水泥。再次显露肱骨截骨端，将上肢外旋以便髓腔操作，但应注意勿使大结节撬动肩胛盂假体。选择假体应选择与髓腔匹配最稳固、最粗的假体柄，应选择与肩胛下肌最紧贴、最大的假体头。选择假体头时应根据切除肱骨头的大小以及试验假体插入时肩关节复位后肩袖的紧张程度来决定假体头的直径。总之，假体头越大，可使周围软组织张力越大，肩关节更有力，假体头越小可使肩袖越容易缝合，肩关节活动度越大，避免肩关节填塞过满。假体植入后，假体头应很稳定，并允许一定程度的前后平移，向下牵引时可有一定程度的向下平移。肱骨头假体正确位置为肱骨头顶部高于大结节顶部 3 ~ 5mm。大结节过分突出可导致肩峰撞击，而肱骨头过大可使肩关节复位后应力集中于肩胛盂上部。在肱骨头假体最终插入前，应再次将肩关节复位，并检查关节的稳定性和活动度，处理可能存在的后方不稳 (图 3-3)。

肱骨头假体固定关节复位后，应进行肩胛下肌之间及肩胛下肌与冈下肌之间的解剖修复，但不应关闭前侧或后侧关节囊。在三角肌深面留置负压引流管，用可吸收线关闭三角肌 - 胸大肌间隙，丝线缝合皮下组织及皮肤。

人工肩关节置换在国外早已广泛地用于肩关节骨关节炎、类风湿关节炎及复杂肩关节骨折的治疗，技术已日臻成熟。在临床实践中，在实行肩关节置换时应严格把握其手术适应证，选择合适的假体、规范手术操作和术后早期功能锻炼是治疗成功的关键。

167

四、术后处理

术后患肢采用外展架将患肢固定于功能位。24 ~ 48 小时后拔出引流管并开始肩部功能锻炼，第 3 天行肩关节被动和辅助下主动的适量外旋和前屈活动，同时主动活动肘关节、腕关节和手部。1 周后可加强肩关节功能锻炼，尤其注意前屈、内旋和外旋锻炼，3 ~ 4 次 / 天，10 ~ 15 分 / 次，循序渐进，角度由小到大，先被动活动，后主动活动，避免引起疼痛、拉伤和脱位。术后 2 周视伤口愈合情况拆线，4 ~ 6 周时，若拍片显示粗隆愈合，则可开始进行主动肩关节活动。6 周后可除去固定，3 个月后开始力量训练，并定期复查。

（ 王 晶 杨述华 ）

参 考 文 献

杨述华 .2005. 关节置换外科学 . 北京 : 清华大学出版社

杨述华 , 梁袁昕 , 李进 , 等 .2005. 肩关节半关节置换治疗肱骨近端复杂性骨折 . 上海医学 , 28(7): 555-557

Chen AL, Joseph TN, Zuckerman JD. 1984. Rheumatoid arthritis of the shoulder. Journal of the American Academy of Orthopaedic Surgery, 11(11): 12-24

De Wilde LF, Van OE, Uyttendaele D, et al. 2002. Results of an inverted shoulder prosthesis after resection for tumor of the proximal humerus. Rev Chir Orthop Reparatrice Appar Mot, 88(4): 373-378

Gibson JN, Handou HH, Madhok R. 2002. Interventions for treating proximal humeral fractures in adults. Cochrane Database Syst Rev, 2: CDooo 434

Godeneche A, Boulahia A, Noel E, et al. 1999. Total shoulder arthroplasty in chronic inflammatory and degenerative disease. Rev Rhum Engl Ed, 66(11): 560-570

Hartsock LA, Estes WJ, Murray CA, et al. 1998. Shoulder hemiarthroplasty for proximal humeral fractures. Orthop Clin North Am, 29(3): 467-475

Heers G, Torchin ME. 2001. Shoulder hemiarthroplasty in proximal humeral fractures. Orthopade, 30(6): 386-394

Kassab M, Dumaine V, Babinet A, et al. 2005. Twenty nine shoulder reconstructions after resection of the proximal humerus for neoplasm with mean 7-year follow-up. Rev Chir Orthop Reparatrice Appar Mot, 91(1): 15-23

Krishnan SG, Sumant G, Harkins, et al. 2004. Total shoulder versus hemiarthroplasty: elements in decision making. Techniques in Shoulder & Elbow Surgery, 5(4): 208-213

Schill S, Thabe H, Grifka J. 2002. Differential therapy for the rheumatoid shoulder. Orthopade, 31(12): 1132-1144

Sjödén GO, Movin T, Aspelin P, et al. 2009. 3D-radiographic analysis does not improve the Neer and AO classifications of proximal humeral fractures. Acta Orthopaeolica Scandinavica, 70(4): 325-328

Zuckerman JD, Scott AJ, Gallagher MA. 2000. Hemiarthroplasty for cuff tear arthroplasty. Journal of Shoulder & Elbow Surgery, 9(3): 169-172

第四章　肘关节置换术

第一节　发展简史

近年来，随着假体工艺的不断改进，人工全肘关节假体制作也逐渐改进，人工全肘关节置换术得到了长足发展，已从简单的单轴铰链关节发展到复杂的无限制关节面再造的肘关节置换。

人工肘关节置换发展大致可分为四个时期：第一期为 1885～1947 年，包括关节切除，解剖型关节置换术阶段；第二期为 1948～1970 年，是全限制型或部分限制型金对金铰链型关节置换术阶段；第三期为 1971～1975 年，随着聚甲基丙烯酸甲酯合成的成功，它也开始被应用于人工全肘关节置换术；第四期从 1976 年至今，半限制型金属对聚乙烯铰链假体和无限制型金属对聚乙烯关节假体阶段。

第一阶段：1860 年 Verneil，1882 年法国医师 Ollier 对因肘关节结核强直患者进行骨膜下肘关节切除成形术，以改善结核导致的肘关节强直的功能，把肘关节肱骨远端和尺骨近端全部切除，但术后患者出现明显的假体不稳定。19 世纪初，美国医师 Hass 提出功能性肘关节成形术，把肱骨远端做楔形切除，留下部分肱骨给尺骨近端作为杠杆支点，仍为骨膜下切除关节。但术后出现伸肘力量减弱和关节不稳定。同时，我国陈景云教授创用了肘关节叉形切除术。这一阶段的切除关节成形术，可增加关节的运动，其主要并发症是关节面不匹配，半脱位发生率高，关节不稳定及残余疼痛，患者满意率为 30%～40%。

第二阶段：20 世纪 70 年代，英国伦敦 Middlesex Hospital 的 Dee 教授首先采用了金属对含有聚甲基丙烯酸甲酯的铰链假体进行肘关节置换，其被命名为 Dee 人工肘，该类假体属于全限制型假体，由于铰链的固定性使其冠状面和旋转中缺乏弹性，使得强大的剪切应力直接传递到骨 - 水泥界面，导致大多数患者术后 3 年之内出现假体松动，且二次翻修手术困难，现在该类假体很少被应用。

第三阶段：1973 年英国医师 Souter 报道了限制型肘关节假体的经验，日本医师 Kudo 研制了 Kudo 假体，但术后不可避免出现关节不稳定，该型假体不断被 Kudo 改进至 Kudo Ⅲ、Kudo Ⅳ 型、Kudo Ⅴ 型，改进理念在于不断对原来易断裂、不稳定部位进行加强。

第四阶段：1975 年后，出现了两种类型的肘关节假体，一类是半限制型的金属对聚乙烯铰链装置假体，有 Goonrad-Morrey、Mayo、Tri-Axial、coonrad、GSB Ⅲ、Prtchard

Mark Ⅱ型等全肘关节假体；另一种是全无限制型装置，采用金属对聚乙烯的假体，有Ewaldcapitellocondylar、London、Wadsworth等多种类型。其中，Goonrad-Morrey型假体为松弛的铰链，允许关节内8°的内、外翻和内、外旋，设计时在假体的下端前方增加了凸翼，防止肱骨柄向后上方的移位和轴向旋转，也可以根据情况在前方嵌入骨块加强固定，是目前临床应用最广泛的假体类型。

第二节　肘关节置换术

一、适应证

1. 风湿性关节炎。
2. 创伤性关节炎。
3. 其他治疗方法无效的肘关节严重疼痛、功能障碍、关节严重不稳定者。

二、禁忌证

1. 肘关节感染。
2. 骨缺损过多。
3. 同侧肩关节强直。
4. 神经营养性关节病变。
5. 屈、伸肘肌肉瘫痪。

三、术前准备

1. 了解疼痛程度，以确定手术指征。
2. 拍摄肘关节正侧位X线片，测量肱骨弓及髓腔直径，测量尺骨角度及髓腔直径，选择恰当的人工肘关节。
3. 术前静脉应用抗生素，准备皮肤。

四、手术要点

1. 手术入路　患者全身麻醉，上气囊止血带；取侧卧位，患侧上肢置于特制的外展架上；可取肘后正中、肘后内侧或后外侧切口，以肘后内切口为佳。肘关节前方入路必须通过肘前方的神经、血管-肌肉区，临床很少选用，但肘部损伤合并肘前血管神经损伤时，则仍可以采用肘关节前方入路。后正中纵行切口，向外侧稍有弧度。有两种入路：

(1) 将肱三头肌做一舌形瓣翻向远端，有利于关节的显露和操作。

(2) 从肱三头肌的桡侧进入，有利于对伸肘装置的保护。

(3) 两种入路均要游离尺神经并将其前置 (图 4-1、图 4-2)。

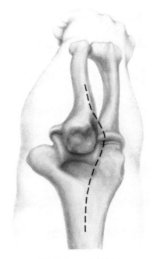

图 4-1　手术切口

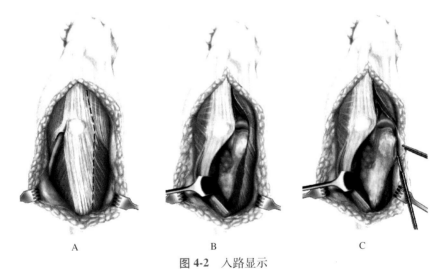

A　　　　　　　　B　　　　　　　　C

图 4-2　入路显示

2. 手术关键步骤

(1) 完全显露关节后，先将尺骨鹰嘴的突出部截去，以方便尺骨的开髓 (图 4-3)。

(2) 尺骨开髓 (图 4-4、图 4-5)。

(3) 尺骨近端截骨 (图 4-6)。

(4) 截除桡骨小头 (图 4-7)。

(5) 用尺骨髓腔锉准备髓腔 (图 4-8)。

(6) 安装尺骨试模 (同时置换桡骨假体时应先安装桡骨假体试模)，充分验证尺骨近端截骨是否合适 (图 4-9)。

(7) 肱骨开髓 (图 4-10)。

(8) 用肱骨试模作为截骨导向器进行肱骨近端截骨 (图 4-11)。

(9) 连接肱骨和尺骨试模，检查患者体力线和关节松紧度 (图 4-12)。

(10) 先装尺骨假体 (置换桡骨时先装桡骨假体)，后装肱骨假体 (图 4-13)。

(11) 将肱骨和尺骨假体复位 (图 4-14)。

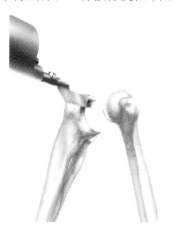

图 4-3　截去尺骨鹰嘴突出部

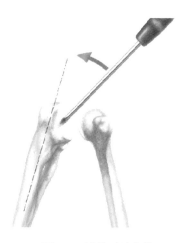

图 4-4　尺骨开髓定位

172

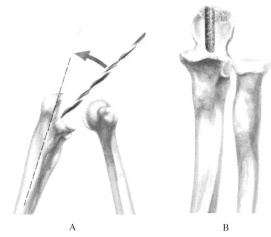

A

B

图 4-5　尺骨开髓

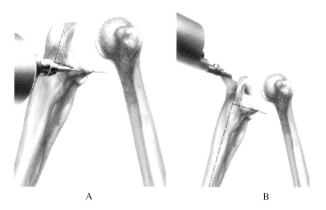

A

B

图 4-6　尺骨近端截骨

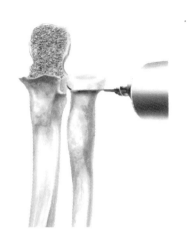

图 4-7 截除桡骨小头

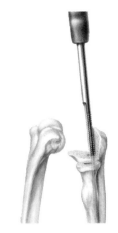

图 4-8 用尺骨髓腔锉准备髓腔

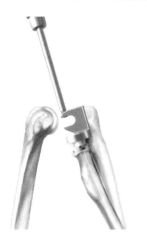

图 4-9 安装尺骨试模

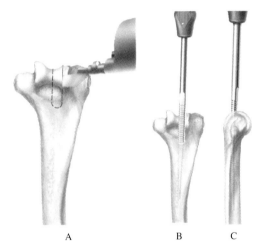

A   B   C

图 4-10 肱骨开髓

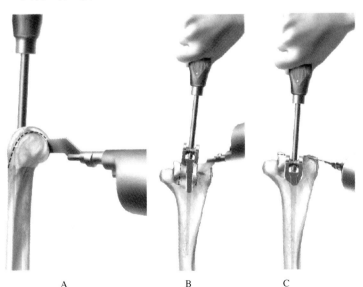

A   B   C

图 4-11 肱骨近端截骨

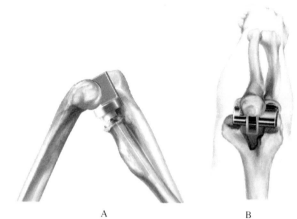

A   B

图 4-12　连接肱骨和尺骨试模

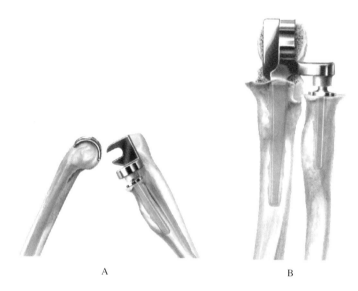

A   B

图 4-13　安装尺骨、肱骨假体

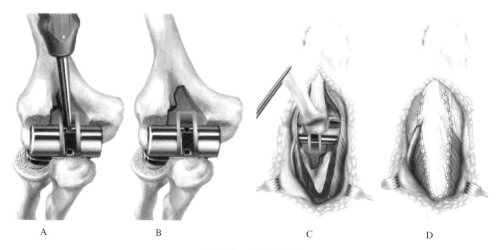

A   B   C   D

图 4-14　将假体复位

五、手术难点及对策

1. 人工肘关节置换的最终目的是让患者能最大限度地发挥手的功能，因此，手术前应全面了解患者腕、掌指及指间关节的功能。如手部功能严重障碍，则应先处理手部问题。

2. 如手部功能良好而肩关节、肘关节均有伤病，一般应先处理肘关节。但当肩关节严重或完全丧失旋转功能时，则应先处理肩部问题，因为僵硬的肩关节将增加肘部假体的内、外翻应力，可导致假体过早松动或损坏。

3. 术中应仔细处理肱三头肌肌腱。肱三头肌肌腱止点与浅筋膜、尺骨骨膜形成的内侧结合部是肱三头肌肌瓣的最薄弱处，应注意保持该部及整个肱三头肌伸肘装置的完整。

4. 尺骨开髓时由于尺骨的髓腔比较靠后，并且髓腔较细，注意使用骨锥的手法，否则可能造成髓腔穿孔。

5. 根据患者的情况和手术医师的要求，决定是否需要截除桡骨小头。截骨时注意切忌损伤环状韧带，截除桡骨小头不一定必须同时置换桡骨假体。

6. 用尺骨髓腔锉准备髓腔时需注意尺骨假体为解剖型设计，所以要注意髓腔锉曲度的方向。咬除桡骨小头及冠突尖部，注意尺骨弓，防止穿孔。

7. 肱骨开髓时需注意肱骨髓腔锉的曲度，少于 1cm 肱骨短缩能够在不影响肌力的情况下增加活动范围。

8. 骨水泥灌注可用指压法或利用一次性冲洗器加用一次性 50ml 注射器，骨水泥要充分预冷。

9. 在屈肘状态下拧入锁定螺钉，锁定螺钉一定要拧入到位，并在其上方用骨水泥覆盖，以防止螺钉松动。

10. 术后需使用 45° 半屈位石膏固定 24 ~ 36 小时，并采用各种方法减轻肿胀（图 4-15、图 4-16）。

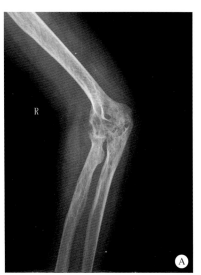
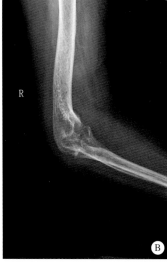

图 4-15　肘关节类风湿关节炎术前 X 线片

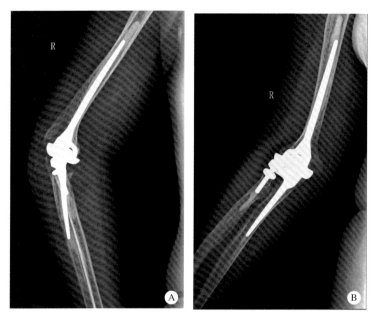

图 4-16　肘关节置换术后

六、术后处理

1. 术后肘关节用肘后石膏托固定于 45° 半屈位，持续固定肘关节于屈曲位可能引起尺骨鹰嘴对局部皮肤的压迫。

2. 患肢抬高 4 ~ 5 天，保持肘关节高于肩关节。

3. 术后 1 ~ 2 天拔除引流管。

4. 在术后第 3 ~ 5 天可解除加压包扎，更换敷料，并在疼痛可忍受的范围内开始屈伸肘关节。

5. 术后 3 ~ 7 天去除石膏，三角巾悬吊约 4 周，可间歇取下做柔和被动活动。

6. 术后 3 周开始主动活动锻炼，3 个月内避免用患肢提超过 2kg 以上的重物。

7. 术后应避免肘关节接受过度负荷，尤其是伴有扭力的重度负荷，对某些突然的冲击力量，如投掷、使用锤子、打网球或高尔夫球，也应尽量避免。肱三头肌完全断开的患者在 4 ~ 6 周内避免有拮抗的功能锻炼。

（刘先哲　许伟华）

参 考 文 献

杨述华 . 2005. 关节置换外科学 . 北京 : 清华大学出版社

杨述华 . 2014. 骨科学教程 . 北京 : 人民卫生出版社

张常青 . 2013. Wiesel 骨科手术学 . 上海 : 上海科学技术出版社

Engelbrecht E. 1972. Alloplastischer ersatz bei ellengelenkszerstorungen. Hefte zur Unfallheikunde, 114: 118-119

Engelbrecht E. 1975. A new elbow replacement.Acta Orthop Belgica, 41: 484-489

Engelbrecht E. 1975. Experiences with the elbow endoprosthesis model "St. George". Z Orthop Inre Grenzgeb, 113(4): 469-471

Engelbrecht E. 1975. Gelenkprothesen modell St. Georg, konstruktionsbedingungen, erfahrungen.Mat Med Nordmark, 27: 117-132

Engelbrecht E, Zippel J. 1975. Total replacement of the elbow with the St-Georg prosthesis. Acta Orthop Belgica, 41: 490-498.

Engelbrecht E, Zippel J. 1975. Totale ellengelenksendoprothese modell St. Georg.Chirurg, 46: 232-235

第五章 踝关节置换术

第一节 发 展 简 史

自 1970 年，Lord 等首次使用非限制型骨水泥人工换关节假体植入术后，就激发了大量医师进行多种多样假体的踝关节置换术。假体过于限制性的设计及骨水泥固定的特点，导致了骨 - 骨水泥 - 假体界面出现了相当高的剪切力。而较高的剪切力又导致了踝关节置换术后骨生长受抑制及早期的手术失效。由于 20 世纪 70 ~ 80 年代全踝关节置换术较高的失败率，之后一段时间内，全踝关节置换术几乎在临床中被彻底摒弃。随着对踝关节生物力学的深入了解以及假体设计的改良，全踝关节置换迎来了更加精良的第二代及第三代假体，并重新得到了临床医师的重视。

在正常步态行走时，踝关节所承受的重量约为体重的 6 倍。然而，随着踝关节退变及疼痛的进展，其负重降低为体重的 3 倍左右。然而，如果需要进行踝关节置换，骨强度至少应达到正常的 3 倍。为了代偿剧烈活动下的负重，且使得假体不会下沉，假体良好的固定显得至关重要。并且，如果可行的话，超高分子聚乙烯 (UHMWPE) 衬垫需要尽可能厚，从而避免早期的磨损。UHMWPE 的磨损取决于其几何形状、强度及假体的对线程度。迄今，尚没有踝关节置换术中关节间隙 UHMWPE 的推荐厚度。理论上而言，最合适的 UHMWPE 衬垫需要薄而强韧，从而减少骨 - 假体接触面间的骨强度的丢失。除此以外，一个完美的假体，最好能够完全在解剖上复制踝关节并在动力学性能上尽可能与正常关节类似。因此，全踝关节置换术需尽可能最大化负重面的平整性并最优化限制性。负重面的绝对平整使得不会产生点接触峰值压力，从而减小磨损。相反的，人工踝关节需要足够的限制性，从而在不增加骨 - 假体接触面剪切力的情况下提供足够的关节稳定性，从而延长假体使用寿命。现今的由三部分组成的踝关节假体更接近于生理解剖，有着更加优良的生物力学性能，能充分利用假体的生物学完整性。假体表面覆有微孔钙 - 羟基磷灰石。这种更接近于解剖的、生物型的非骨水泥型假体减少了胫骨与距骨的截骨量，假体尺寸减小，磨损减少，并杜绝了由于骨水泥发热而导致的骨与软组织损伤。

第二节　踝关节置换术

一、适应证

1.类风湿关节炎踝关节疼痛、残留功能极差者。

2.踝关节疼痛和踝关节的退变。

3.距骨骨质尚好，踝关节周围韧带稳定性完好者。

4.内/外畸形小于 10º 者。

5.后足畸形可以矫正者。

二、禁忌证

1.既往踝关节区有深部感染或胫骨内感染。

2.严重的骨质疏松。

3.侵袭性很强的关节炎，如银屑病关节炎和牛皮癣性关节炎等。

三、术前准备

术前必须重新做最新的踝关节 X 线片（正位、侧位），确认跟距关节的退变范围。

X 线检查应包括距骨下关节，以便对距骨下部退行性变的程度范围进行估计。可以应用骨闪烁扫描术对距骨和胫骨下部软骨的继发性改变进行评估。观察胫骨和距骨的软骨下骨的血运，观察并记录步态及疼痛情况、功能和活动度。运动步态分析亦对术前准备有帮助。

术前静脉应用抗生素，准备皮肤。

四、手术要点

1.手术入路　取仰卧位，患侧臀部垫高防止患足外旋，使用止血带。踝关节前方纵行弧切口：自踝上 10cm 经踝关节中点沿向第 1 跖骨。纵行切开筋膜后，在胫骨前肌和趾长伸肌肌腱间向深层分离。保护外侧的神经血管束。小心暴露胫骨前侧内外踝间的骨质，并尽量向近端剥离，同时完全切除前侧的关节囊。凿除前方的骨赘，完全暴露关节面边缘（图 5-1）。

2.手术关键步骤

(1) 胫骨截骨：胫骨截骨导向器紧靠

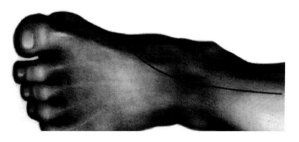

图 5-1　手术入路

胫骨前侧骨皮质安放。胫骨的关节面在矢状面上呈弧形，所以在胫骨下段的截骨的厚度在边缘厚 1cm，在中间仅厚 0.5cm。截骨的宽度：从内踝的基部到外踝的前结节水平。首先在截骨板的内侧用往复锯自关节面向近端截骨 (图 5-2)。

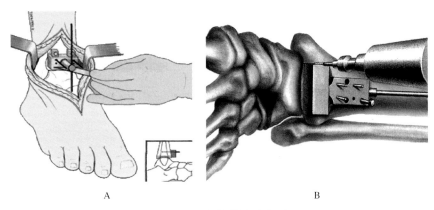

A

B

图 5-2　胫骨截骨示意图

(2) 距骨截骨：将 4mm 的 SIZER 安装到胫骨截骨板上，使踝关节背伸 90º，尽量使距骨贴近胫骨远端 (图 5-3)。

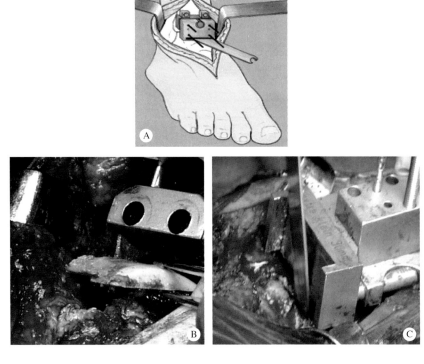

图 5-3　距骨截骨示意图 (A)；距骨截骨术中照片 (B、C)

(3) 在完成胫骨和距骨并取出截骨片后，要进行全关节清创。清除关节囊、骨赘，释放侧方和中间所有的踝关节的空间。用骨膜起子剥离全关节空间，可以通过纵向的牵拉来暴露关节间隙。在胫骨和距骨上钻固定孔，植入胫骨和距骨假体 (图 5-4)。

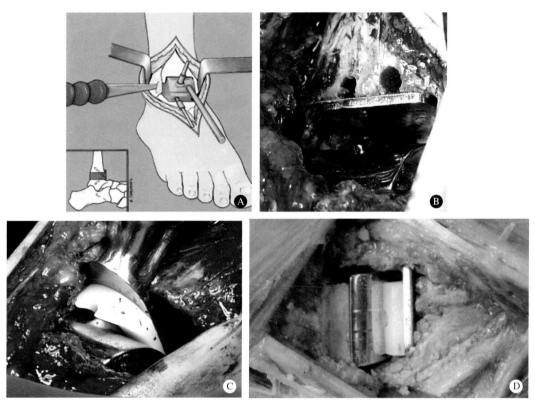

图 5-4　植入胫骨和距骨假体示意图 (A)；植入胫骨和距骨假体术中照片 (B、C)；
植入关节假体术中照片 (D)

五、手术难点及对策

　　踝关节的高度以踝关节内外侧韧带的紧张度能维持踝关节在冠状面上的稳定为准。然后做内外翻试验，必须确认距骨在衬垫下的冠状面上滑动。进行这些试验后，关节面必须保持咬合状态。衬垫的任何倾斜或豁口样改变都提示存在不稳定，需要更换更厚的衬垫。所有假体的高度必须包括踝关节内的 1mm 以上的空隙。同时，装入假体后，踝关节必须要有良好的活动范围。跖屈范围要在 40° ～ 60°，背伸范围最少要有 10° ～ 20°。

　　如果在以上步骤完成后背伸幅度不足或者存在马蹄样畸形，就要采取以下步骤：不能改用薄些的衬垫，否则会引起不稳和疼痛。进行跟腱延长，这是唯一能保持韧带的正常张力并增加踝关节活动范围的手段。此手段还可以防止跟腱挛缩。

　　距骨准备时可以通过透视确定距骨在矢状面上位于背伸 (跖屈) 中立位，以使距骨假体处于理想的位置。如果切除了前方骨赘，仍残留有足下垂，则行跟腱延长或腓肠肌腱膜切

181

断术以获得正确的距骨位置。在距骨顶去除残留软骨以确保合适的距骨截骨水平。位于距骨顶的垫板与截骨槽之间的距离是固定的，因此，如果距骨顶部有残留软骨或者骨赘使截骨导向器倾斜，会导致距骨截骨不充分或者不对称。

植入距骨组件时由于踝关节空间狭小，尽管截骨是准确的，但距骨组件在打压植入时仍有向前方倾斜的倾向。因此，在打压之前确保在矢状面上距骨假体的位置已经到位（必须足够向后）。在打压植入过程中，小心地在距骨假体的前缘下方放置一把小骨刀以限制假体前倾。

由于胫骨组件前宽后窄，在胫骨组件植入过程中，必须小心保护内踝，如果假体开始撞击内踝，用往复锯稍微锯掉一点内踝前方，减轻假体对内踝的压力。

六、术后处理

手术后采用小腿短管型石膏固定。术侧下肢需抬高 2 天，2 天后允许完全负重。然后要求患者在以单侧下肢担负体重的情况下一次步行达 10 分钟。术侧下肢以这种方式交替负重和休息。美国学者主张术后在踝关节中立位行 6 周膝关节下管型石膏固定。踝关节骨关节炎 4 周后和踝关节风湿性关节炎 6 周后可移除石膏（图 5-5）。

踝关节手术区域可肿胀达 3 ~ 4 个月。在此期间，患者通常会感到练习后或晚间的牵扯性疼痛。使用弹力袜套和抬高术侧下肢对缓解疼痛有帮助。

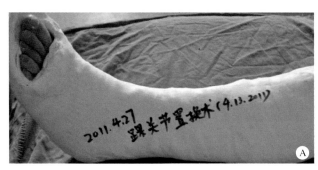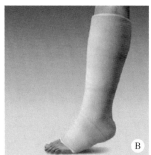

图 5-5 术后小腿短管型石膏固定效果

（杨述华　刘先哲）

参 考 文 献

张常青 . 2013. Wiesel 骨科手术学 . 上海：上海科学技术出版社

杨述华 . 2005. 关节置换外科学 . 北京：清华大学出版社

杨述华 . 2014. 骨科学教程 . 北京：人民卫生出版社

Bauer G, Eberhardt O, Rosenbaum D, et al. 1996. Total ankle replacement .Review and critical analysis of the current status .Foot Ankle Surgery, 2: 119-126

Buechel F. 1991. Total ankle:replacement state of the art. *In*: Jahss MH ed. Disorders of the Foot and Ankle: Medical and Surgical Management. Second Edition, Vol Ⅲ . Philadelphia: WB Saunders, 2671-2687.

Buechel F, Pappas MJ, Iorio LJ. 1988. New jersey low contact stress total ankle replacement biomechanical rationale and review of 23 cementless cases. Foot Ankle, 8(6): 279-290

Close JR. 1956. Some applications of the functionnal anatomy of the ankle joint. Journ of Bone & Joint Surgery, 38-A(4): 761-781

Cracchiolo A. 1993. The reheumatoid foot and ankle : pathology and treatment .Foot, 3: 126-134

Demottaz JD, Mazur JM, Thomas WH, et al. 1979. Clinical study of total ankle replacement with gait analysis. A preliminary report. Journ of Bone & Joint Sugery, 61(7): 976-988

Dini A, Bassett F. 1980. Evaluation of the early result of smith total ankle replacement. Clinical Orthopaeolics & Related Research, (146): 228-230

Huson A. 1982. Perpectives in human-joint kinematics, biomechanics: principles and application, selected proceedings of the 3rd General Meeting of the European Sociéty of Biomechanics. Nijmegen, the Netherlands, 31-46

Jonsson B. 1998. Alignment and long-term clinical results of a semiconstrained knee prosthesis. Clin Orthop, 226: 124

Langelaan EJ. 1983. A kinematical analysis of the tarsal joints. An X-ray photogrammetric study. Acta Orthopaedica Scandinavica Supplementum, 204(1):1-269

Ledermann M. 1984. Messmethodik und Standard-werte zur Untersuchung des Dynamik der Syndesmose beim Menschen. *In*: Funktionnelle Anatomie und Pathomechanik des Sprunggelenks. Stuttgart:Georg Thieme Verlag

Lord G. 1980. Arthroplastie totale de cheville - Expérience sur 10 ans, à propos de 25 observations personnelles. Revue chirorthop, 66, 527

Mcguire MR, Kyle RF, Gustilo RB, et al. 1988. Comparative analysis of ankle arthroplasty versus ankle arthrodesis. Clinical Orthopaeolics & Related Research,226: 174-181

Nancrede CB. 1880. Some new observations upon the anatomy and fuctions of the ankle and tibia-fibular joints. Med Times, 27 mars, 316

Vogel PL. 1970. Enige fuctionneel-anatomische aspecten van het bovenste spronggewricht. Leiden: Theisis

第二篇　关节周围截骨术

Section2

第六章　髋关节周围截骨术

第一节　Salter 骨盆截骨术

1961 年，加拿大多伦多儿童医院的 Salter 医师提出的骨盆截骨术式，是以耻骨联合为铰链的髂骨旋转截骨。Salter 认为，DDH 髋臼的病理改变是方向的异常，较正常者向前、向外，髋臼的缺损多见于前外缘，导致髋臼对股骨头的前外缘包容不佳。Salter 截骨术是通过截骨远端的旋转改变髋臼的异常方向，增加对股骨头前外缘的包容，而髋臼的结构和容积保持不变。由于 Salter 截骨术解决了 DDH 髋臼的病理改变，目前该手术仍被广泛认为是 DDH 手术矫正髋臼畸形的首选术式。

一、适应证

1. 年龄 18 个月 ~ 6 岁。
2. 头和臼的比例合适。
3. 髋臼指数小于 40° ~ 45°。
4. 保守治疗失败的病例可提早进行手术。
5. 年龄＞ 6 岁但耻骨联合未闭合的患儿可放宽。

二、禁忌证

1. ＞ 6 岁患儿耻骨联合接近闭合或者闭合。
2. 髋臼指数大于 40° ~ 45°。

三、术前准备

1. 术前检查和谈话　标准的骨盆平片并做好测量，必要时拍髋关节外展位和蛙式位骨盆平片；发育较差预计骨缺损较多时三维 CT 扫描加重建，准备左股骨近端截骨时扫描股骨。判断髋臼骨缺损的多少，测量颈干角、前倾角大小。

由于 DDH 病因不明，疾病畸形变化较多，术中变化较多，改变手术方式，出现并发症概率总是存在。因为再脱位、关节僵硬、骨坏死等原因而返修的可能性总是有的。术前与患儿父母一定要做好沟通。

2. 主要工具和材料准备　常规备血 200ml，手术熟练、止血方法先进或止血彻底的可以不用输血；电锯和丝锯；建议有条件时准备异体三角骨块及其他常规内外固定材料。

3. 术前内收肌松解、骨牵引或者皮牵引目前已不再作为常规。

四、手术要点、难点及对策

1. 明确 Salter 骨盆截骨术的手术原理　对理解以下各步操作很有帮助。自坐骨切迹与髂前上、下棘间的连线横行截骨，截骨远端连同髋臼关节面以耻骨联合为轴，向前、下、外方旋转，使截骨间张开 30°，其间植入三角形的自体或异体髂骨块。

2. 体位入路　患侧臀部、腿部抬高，常规消毒铺巾。取 Smith-Petersen 切口，经经红白间隙即阔筋膜张肌和缝匠肌间隙，显露其下方的股直肌。显露髂骨外板，沿髂骨翼骨骺切开骨骺至内板并暴露内板。内外侧暴露内外板至坐骨大孔，下方达髂前下棘水平。内外板有几个小的滋养血管，注意止血。暴露股直肌的直头和返折头，分别切断后将股直肌向远端游离至其神经肌支止，暂时缝合固定股直肌于切口的远端。打开股直肌深层的筋膜，游离旋股外侧动静脉升支，钝性向远端分离至股骨颈水平，不予结扎，以保留其对股骨近端的血供。于小转子上方显露并切断髂腰肌腱性部分。在臀肌与关节囊之间做分离，充分显露关节囊：上至真臼缘，下达股骨颈；内抵耻骨支，外到大转子。

3. 打开关节囊，清理髋臼，观察头臼形态　先距真臼缘 1cm 平行真臼缘切开关节囊，直达真臼底，再沿股骨颈的长轴纵向切开，即所谓 T 形。沿圆韧带的抵止点找到真臼并将其切除，用小尖咬骨钳清除臼内的纤维脂肪组织，彻底松解髋臼横韧带。分离关节囊与假臼间的粘连，向远端剥离关节囊达真臼缘。暴露充分后观察头臼发育情况：

(1) 髋臼深度及其前外缘和顶部的完整性与倾斜度。

(2) 髋臼盂唇的增生和形态情况。

(3) 观察股骨头的形状，以及测量股骨颈颈干角、前倾角、准备短缩的长度。

(4) 试行可否还纳；还纳股骨头后，头臼间的压力；屈髋、内旋、外展位是否稳定。

4. 股骨近端短缩旋转内翻截骨术　另做大腿外侧纵行切口，起自股骨大转子顶端。显露股外侧肌，沿其后缘的肌间隙进入并向前翻转，骨膜下显露股骨上端。根据骨骼粗细选择不同大小儿童髋部锁定板备用，角度一般为 110°。定位股骨前倾角和锁定板定位针，然后用克氏针双针定位法先在大转子处垂直于股骨干穿入一枚克氏针，然后在切口的远端，股骨干的前内侧穿入另一枚克氏针，两枚克氏针的夹角是拟矫正股骨颈前倾角的角度。股骨短缩的长度取决于脱位的高度，即股骨头上缘至真臼缘的距离。用电锯或线锯做截骨后，远端截除测量的骨块，完成股骨的短缩。对合骨端，将远端外旋（去旋转矫正），使两枚克氏针平行，即完成对过大的股骨颈前倾角的矫正。根据定位针和定位角度安装髋部锁定板，分别固定截骨近远端的两枚螺钉。

187

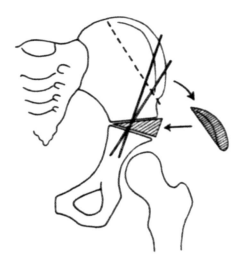

图 6-1　Salter 骨盆截骨术示意图

5. Salter 骨盆截骨术　骨膜下暴露髂骨内外板至坐骨大孔，骨膜剥离时保护好周围的软组织，用 90° 弯钳从内至外穿过坐骨大孔，从外侧露出钳尖。送入丝锯，在髂前下棘上方 0.5 ~ 1.0cm 处平行身体长轴截断髂骨。巾钳钳住截骨远端，向前、外下方牵拉使截骨两端张开角度。取好的三角骨块或者异体三角骨块植入，克氏针固定。克氏针注意不要进入关节腔太长。这样 Salter 截骨术通过截骨远端的旋转改变髂臼的异常方向，增加对股骨头前外缘的包容，而髂臼的结构和容积保持不变 (图 6-1)。

6. 关节囊成形术　T 形切开，V 形缝合。切开关节囊时，垂直切口形成两个三角形瓣。外侧的三角形瓣，是关节囊拉长、增厚的部分。

当还纳股骨头入真臼后，先剪除外侧三角形瓣以达到紧缩关节囊的目的。内侧三角形瓣的尖端要缝至耻骨支骨膜，底端缝合至髂前下棘下方，三角形瓣的外侧面再与髂臼缘的关节囊做水平褥式缝合。T 形切开关节囊，V 形修补之。注意缝合关节囊时，维持下肢于轻度屈髋、外展、内旋位，保持头臼处于同心圆位置 (图 6-2)。

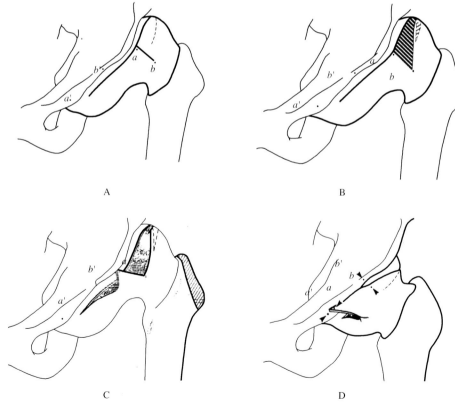

图 6-2　关节囊成形术示意图

五、术后处理

髋人字石膏固定，常规止血支持及预防感染治疗。复查骨盆平片，6周再次拍片复查，去除石膏后，应在理疗师的帮助下佩戴支具进行严格、正规的不负重功能康复锻炼。3个月再次拍片复查后开始部分负重。长期随访（图 6-3）。

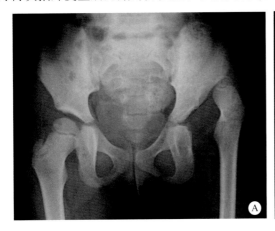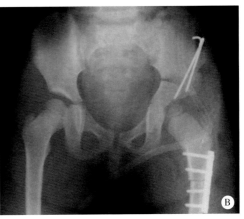

图 6-3　Salter 骨盆截骨术手术前后骨盆平片

六、术后常见并发症的预防与处理

髋脱位病因不明，病情复杂，个体化差异大，手术并发症发生率总是存在。特征性的并发症主要有三个：再脱位、关节僵硬和骨坏死。天津医院的经验对预防此三大并发症有帮助。

天津医院在国内较早采用早期一期手术治疗 2 ~ 4 岁的髋脱位患者，体会如下：

1. 得同心圆复位的前提条件是充分的软组织松解。具体步骤包括：经皮切断内收长肌腱，于腱性部分切断髂腰肌，切除圆韧带，松解髋臼横韧带。对关节囊的显露需充分，尤其是其内下方的挛缩，是阻挡复位的重要因素，要彻底松解，达真臼底。正确地行关节囊成形术，是维持稳定的同心圆复位的保证。

2. 离旋股外侧动静脉升支后，向远端钝性分离，不做结扎，以保留对股骨近端的血运。

3. 勿切除盂唇，以保留髋臼外缘的生长潜力，避免术后髋臼外缘骨的吸收。必要时做放射状切开。

4. 骨盆截骨术本身不能使髋脱位复位。只有在取得同心圆复位之后，才可行骨盆截骨术，矫正髋臼的畸形，使头臼匹配，为髋关节的发育塑形提供良好的生物力学环境。

5. 脱位程度达Ⅲ度、Ⅳ度者，股骨近端短缩截骨可降低髋关节周围的肌张力，避免股骨头坏死的发生；股骨近端的去旋转截骨，能矫正过大的前倾角，有助于头臼的同心圆复位。但前倾角的矫正，不宜超过 30°，以避免矫枉过正，股骨头向后侧脱位。

6. 术前无需骨牵引。

7. 术后严格的康复训练和家长的密切配合对预防关节僵硬尤为重要。家长尤其是父母的配合至关重要。

8. 定期的规范化随访，有利于及时发现并发症并采取措施。

七、临床效果评价

髋脱位病因不明，以发育畸形为主，部分患者存在遗传因素。病情复杂，个体化差异大，手术方式多样，手术并发症发生率总是存在。手术效果的好坏与术前准确的判断和手术设计、术中可能的变化处理、手术者的操作、术后的石膏处理、康复处理、随访处理等都有密切关系。

第二节 Pemberton 髋臼成形术

Pemberton 截骨术是在关节囊周围、环髋臼的不完全髂骨截骨术，属于髋臼成形术的一种。此截骨术于 1965 年由 Pemberton 设计，用以治疗髋臼发育不良。它以 Y 形软骨作为旋转的支点或铰链，将髋臼上部向外、向下旋转，下翻以增大和改善股骨头的前外侧包容，而不影响髋臼的后方。

一、适应证

1. 年龄 1.5 ～ 10 岁。

2. 拟矫正的髋臼指数 > 10º ～ 15º。

3. 髋臼陡直、真假臼延续无明显界线、臼大头小型的髋臼发育不良。

4. 髋臼的缺损位于髋臼壁的前方及上外侧。

5. 发育性髋关节脱位切开复位时由于髋臼陡浅不能维持稳定的复位。

6. 成功的闭合复位后残余髋臼发育不良，尤其是伴有进行性的股骨头半脱位。

二、禁忌证

1. 年龄过大。

2. 臼小头大型髋臼发育不良。

3. 髋臼后外侧缺损过多。

4. 真假臼阶梯明显等。

三、术前准备

术前准备基本同 Salter 骨盆截骨术，工具准备中去掉丝锯，加上弯骨刀。

四、手术要点、难点及对策

1. 体位入路，关节囊打开清理，股骨近端处理同 Salter 骨盆截骨术。

2. Pemberton 髋臼截骨术步骤 将牵开保护器置于坐骨大切迹的内外侧，以保护坐骨神经与臀动静脉及臀部神经。截骨点始于髂前下棘的上方，在关节囊附近或股直肌返折头上方 1cm 处，平行于关节囊，截骨前可以用克氏针钻入透视定位。用弧形骨刀由前向后做截骨，髂骨外板的截骨需在直视下截骨至坐骨大切迹前 1cm 处。然后骨刀尖伸入髂骨内指向 Y 形软骨的中后部，这是整个手术最困难的一步。术者必须小心以避免达到 Y 形软骨，此处截骨不能直视，宜在透视下完成截骨。完成截骨后，在两截骨处之间插入弧形骨刀，分开截骨的近、远端。手动操作完成这一步而不能用锤打击。如果髋臼缺损主要位于髋臼顶的前方，则截骨远端直接向下移以覆盖股骨头的前部，内外板的截骨应该位于同一水平；如果需要改善对股骨头外侧的覆盖，髂骨内侧面的截骨需稍低于外侧面，以允许髋臼顶向外倾斜；如果股骨头的前倾角较大，以柔软的 Y 形软骨做铰链或支点使截骨远端向外侧旋转以覆盖股骨头。自髂嵴取三角形全厚髂骨或者异体三角骨块。将股骨头还纳入髋臼内，嵌入植骨块于截骨处，克氏针固定或者无需内固定 (图 6-4、图 6-5)。

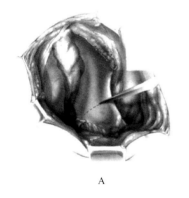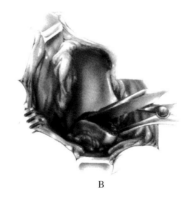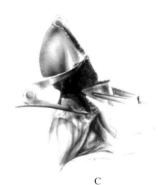

A B C

图 6-4 Pemberton 髋臼截骨术示意图

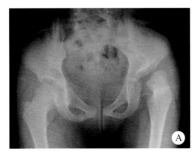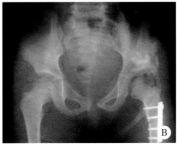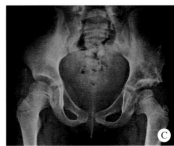

A B C

图 6-5 Pemberton 髋臼截骨术手术前后骨盆平片

3. 操作要点说明　Pemberton 截骨术，需骨膜下显露髂骨内、外板，以弧形骨刀由髂前下棘上方起始，从前向后、指向 Y 形软骨做弧形截骨，但不能凿到 Y 形软骨，以免损伤 Y 形软骨的生长中心，导致骨骺早闭。髂骨的内、外板均要截开，截骨处前方充分撑开以改变髋臼形状，并从前方向截骨的间隙嵌入三角形植骨块。

五、术后监测与处理

同 Salter 骨盆截骨术。

六、术后常见并发症的预防与处理

特有并发症：弧形骨刀截骨时损伤 Y 形软骨的生长中心，导致骨骺早闭。预防方法主要是截骨前定位、截骨时宜在透视下操作。

其他并发症同 Salter 骨盆截骨术。

七、临床效果评价

同 Salter 骨盆截骨术。

第三节　Chiari 骨盆内移截骨术

Chiari 骨盆内移截骨术属于姑息性手术，是将截骨远端内移，负重力线移向内侧，以增加股骨头外侧的包容和髋外展肌群的力量，改善跛行步态。此类手术可改变髋关节的负重力线，增加负重面积，缓解症状，但覆盖股骨头的是关节囊纤维组织和上方的松质骨，而非玻璃样关节软骨。

一、适应证

Chiari 骨盆内移截骨术适用于年龄较大、头臼相容性差、不能取得同心圆复位、髋臼无塑形潜力及髋关节半脱位并有髋部疼痛者，并可作为其他术式失败的补救。术前髋关节应无明显的功能受限和退行性改变。

二、术前准备

同 Salter 骨盆截骨术。

三、手术要点、难点及对策

1. 体位入路，股骨近端处理同 Salter 骨盆截骨术。

2. 关节囊和髋臼清理部分　根据半脱位包容不良情况可能不打开。

3. 截骨手术步骤　充分显露髂骨内外板和坐骨切迹。截骨平面是在关节囊附着点与股直肌返折头之间，由髂前下棘至坐骨切迹间进行。从前向后清晰地显露关节囊附着点，有助于确定截骨平面。截骨线应与水平面成 10° 的"外低内高"状，这样可使截骨远端易于向内推移 (图 6-6、图 6-7)。此外，还可做弧形截骨，即用电钻从髂骨外板沿截骨线连续做多个钻孔，前始于髂前下棘，后达坐骨切迹，中间呈弧形。完成截骨后固定骨盆，握持患肢使其外展，推大转子向内，远端内移的程度应为髂骨宽度的 1/2 ~ 2/3，并用两枚克氏针做内固定。术中注意截骨时应放置骨膜剥离器以保护坐骨切迹，避免截骨远端向后移，以防刺激、压迫坐骨神经。

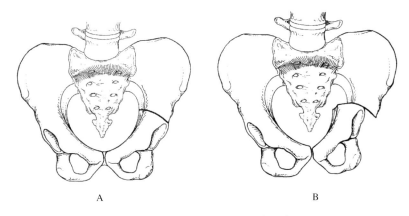

图 6-6　Chiari 骨盆内移截骨术示意图

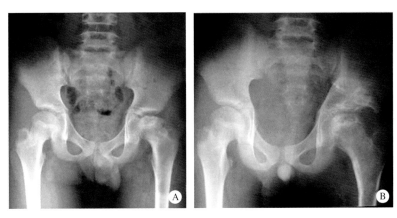

图 6-7　Chiari 骨盆内移截骨术手术前后骨盆平片

四、术后处理

1. 该类患儿年龄偏大，不太适合髋人字石膏管型固定，可以选择髋人字石膏夹或者支具固定。

2. 其他术后处理同 Salter 骨盆截骨术。

五、术后常见并发症的预防与处理

这类患者多为年龄较大、早期关节炎症状、关节功能基本正常的髋关节半脱位患儿，病例选择不一样，并发症和 Salter 骨盆截骨术也不一样。主要并发症为仍然包容不良，关节炎症状不能完全缓解等。患者在工作和生活中应注意关节的保护，减少负重性运动，也可以配合使用治疗骨关节炎的药物和进行康复治疗。

六、临床效果评价

近期改善包容、缓解症状的效果一般良好，远期效果常常不佳。成年后关节炎加重需要进一步治疗。

第四节　髋臼周围截骨术

194

髋臼周围截骨术 (PAO) 即伯尔尼髋臼周围截骨术，又称为 Ganz 髋臼周围截骨术，是重建髋臼术式中较常用的一种，最初由瑞士医师 Reinhold Ganz 和 Jeffrey Mast 于 1988 年提出，在髋臼周围进行多边形截骨，将髋臼从周围的骨盆中分离出来，截取的髋臼可以大幅度移动，使股骨头的覆盖得到较大程度的矫正，截骨面能够大区域接触则有利于愈合，保持连续的骨盆后柱，提供了截骨术后的骨盆稳定，能够早期部分负重，截出的髋臼节段大，明显降低缺血性坏死发生的危险性。

一、适应证

1. 年龄小于 45 岁。

2. 患者为髋关节发育不良，CE 角 < 25°，AC 角 > 15°。

3. 骨骺线闭合或接近闭合的成人和青少年患者。

4. 已出现疼痛症状、髋关节外展位时股骨头在髋臼内且包容良好、关节活动度良好。

5. 没有或只有轻度髋关节退变 (Tönnis 1 级)，关节间隙尚好，没有明显狭窄。

二、禁忌证

1. 年龄大于 50 岁。
2. 存在严重的髋关节畸形，截骨术后不能恢复股骨头臼关节面的对合关系。
3. 患髋关节活动严重受限。
4. 关节退变较重，间隙明显狭窄。

三、术前准备

常规准备基本同 Salter 骨盆截骨术。另外，需要一套合适的弧形骨刀和 V 形骨刀。常规备血 400 ~ 800ml，多于 Salter 骨盆截骨术。内固定选择长螺钉和 (或) 植骨材料。

是否同时进行股骨近端截骨根据脱位程度和股骨近端发育情况综合考虑。

四、手术要点、难点及对策

1. 体位入路　侧卧位，胸背部两侧部分阻挡，允许侧卧位时术中骨盆可以前后部分漂浮移动。广泛消毒下腹部、会阴部、腰臀部，铺巾。取强化 Smith-Petersen 切口，经红白间隙即阔筋膜张肌和缝匠肌间隙，显露其下方的股直肌。显露髂骨外板至髂前下棘和后方髋臼缘，沿髂骨翼骨骺结合部、髂前上棘至髂骨翼中部，用骨刀凿开骨骺至内板，并暴露内板至坐骨大孔和坐骨棘。内侧向前暴露经 Y 形软骨到耻骨上支。

2. 不用暴露股直肌和关节囊。

3. 髋臼周围截骨　内外板暴露，髋臼拉钩从骨膜内外侧插入坐骨大孔以保护坐骨神经。在 Y 形软骨部位内侧骨膜下完全暴露耻骨上支，靠近髋臼处并凿断之。在髂前上棘和髂前下棘之间进入，往骨盆入口方向凿开内外板到达骨盆入口后向下后往髂嵴方向继续凿入，内外侧平行凿入。内侧距离坐骨棘 1 ~ 2cm 拐向坐骨上支方向往下凿。外侧距离坐骨大孔骨性边缘 1cm 左右同时往坐骨上支处凿入。下一步在透视协助下，内外侧同时往坐骨上支凿入，边凿边摇动髋臼直至完全凿断坐骨上支 (图 6-8)。特别提醒注意，从前往后往下凿的过程中要防止凿穿髋臼进入关节腔。若术中截骨面进入关节内，可引起髋关节活动度减小、关节疼痛。

4. 调整髋臼方向并固定　髋臼与骨盆已经完全不存在骨性连结，活动度已经明显大于 Salter 骨盆截骨术和改良 Salter 骨盆三联截骨术。可以大角度调整髋臼的前倾角、索尔特角。调整时可以助手协助下肢牵引以帮助调整角度。透视下观察头臼包容情况，位置良好，长螺钉固定骨盆和髋臼。缺损大时可以植骨以促进愈合 (图 6-9)。

195

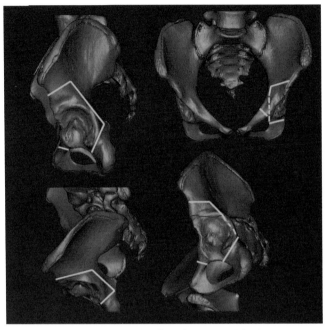

图 6-8 髋臼周围截骨术 (PAO) 示意图

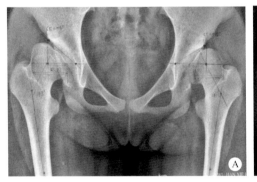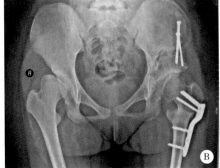

196

图 6-9 髋臼周围截骨术 (PAO) 手术前后骨盆平片

五、术后监测与处理

术后给予下肢皮牵引或者髋人字支具固定，给予术后常规止血、预防感染治疗，注意充分补液，观察引流情况，可能出血较多，观察患肢的血运和感觉运动。6 周拍片复查后，应在医师或者理疗师的指导帮助下行部分负重功能康复锻炼。3 个月再次拍片复查后开始完全负重。长期随访。

六、术后常见并发症的预防与处理

该手术的技术要求高，需要手术者有一定的髋关节骨盆手术经验。因为经强化 Smith-

Peterson 入路进行髋臼周围截骨术时坐骨支显露不佳，坐骨支截骨时不容易定位，主要凭术者的经验和感觉在非直视条件下通过定向骨折来完成截骨，在早期可能会遇到一些较严重的并发症，包括大出血、股神经、坐骨神经、股外侧皮神经麻痹。其他并发症包括后柱不连续、矫正不足或过度、耻骨不连接、异位骨化、截骨处延迟愈合或者不愈合、关节僵硬等。

　　旋转髋臼时旋转的方向和角度目前没有具体的量化标准，难以使股骨头达到最理想的覆盖。只能通过透视观察包容情况和关节活动度来判断有没有过度前后倾或者过度包容。若髋臼过度外移，还可引起髋关节外展肌力减弱。

七、临床效果评价

　　Ganz 等于 1999 年报告了 63 例 (75 髋) 伴或不伴继发髋关节退变患者，平均随访 11.3 年 (10 ～ 13.8 年) 的临床效果，取得了 73% 的优良率。

　　髋臼周围截骨术是目前治疗成人髋关节发育不良较为理想的方案，通过髋臼周围截骨术来旋转髋臼，纠正髋关节的畸形，从而使股骨头能得到更佳的覆盖，减少股骨头局部的应力。对于有髋部疼痛症状的骨关节炎 Tönnis 分级 0 ～ 1 级患者有较好的疗效，大部分患者的症状得到明显改善。但对骨关节炎较重的患者实施该手术满意度较低。

　　同时，该手术的患者骨盆后柱完整，髋臼截骨块的血供好；矫正后用螺钉固定骨块，无需石膏及其他外固定，可早期下床活动；真骨盆结构未破坏，使女性患者术后可以自然分娩；可以保护外展肌免受损伤，但术后髋关节活动度可能略有影响。

（李　进）

197

参 考 文 献

Anderson LA, Gililland J, Pelt C, et al. 2011. Center edge angle measurement for hip preservation surgery: technique and caveats. Orthopedics，34:86

Barton C, Kanga K, Beaulé PE. 2009. Anterior Hueter approach in the treatment of femoro-acetabular impingement: rationale and technique. Orthop Clin North Am, 40:389

Byrd JW, Jones K. 2004. Diagnostic accuracy of clinical assessment, magnetic resonance imaging, magnetic resonance arthrography, and intra-articular injection in hip arthroscopy patients. Am J Sports Med，32:1668

Ganz R, Gill TJ, Gautier E, et al. 2001. Surgical dislocation of the adult hip: a technique with full access to femoral head and acetabulum without the risk of avascular necrosis.J Bone Joint Surg，83B:1119

Ganz R, Gill TJ, Gautier E, et al. 2003. Surgical dislocation of the hip. J Bone Joint Surg，85A:278

Jessel RH, Zurakowski D, Zilkens C, et al.2009. Radiographic and patient factors associated with pre-radiographic osteoarthritis in hip dysplasia. J Bone Joint Surg，91A:1120

Kain MS, Novais EN, Vallim C, et al.2011. Periacetabular osteotomy after failed hip arthroscopy for labral tears in patients with acetabular dysplasia.J Bone Joint Surg，93A(Suppl 2):57

Kim YJ, Ganz R, Murphy SB, et al. 2006. Hip joint-preserving surgery beyond the classic osteotomy. Instr Course Lect，55:145

Matheney T, Kim YJ, Zurakowski D, et al. 2009. Intermediate to long-term results following the Bernese periacetabular osteotomy and predictors of clinical outcome. J Bone Joint Surg，91A:2113

第七章 膝关节周围截骨术

第一节 胫骨高位截骨术

胫骨上端高位截骨术用于骨关节炎的手术治疗。膝关节骨关节炎常可伴有膝内翻或膝外翻，并产生关节内的持重应力分布的改变。在膝关节内翻时，应力集中在膝关节的内侧部分，并使发生在膝内侧的退行性改变进展加速。相反，如膝关节畸形呈外翻位，则这些变化均发生在膝关节的外侧部分。截骨的主要目的是通过矫正膝关节轴线和增加关节的稳定性来改善膝关节功能。

一、适应证

1. 膝关节骨关节炎患者，因膝关节疼痛及功能障碍影响工作和生活，且非手术治疗无效者。

2. 骨关节炎在 X 线片上显示以单髁病变为主，而且与内、外翻畸形相符合。

3. 手术人能够使用拐杖，术后有足够的肌力进行康复锻炼。

4. 膝关节屈伸活动范围＞90°。

5. 患侧正常，没有严重的缺血或曲张。

二、禁忌证

1. 由于软骨下骨丢失，使单侧胫骨平台凹陷超过 10mm 者。

2. 膝关节屈曲挛缩畸形＞20°者，屈曲受限超过 90°者。

3. 对于神经营养不良性关节炎、感染性关节炎、类风湿关节炎、骨缺血，伴膝关节内、外畸形者均不宜选用高位截骨术。

4. 内翻畸形＞12°或外翻畸形＞15°者。

5. 双侧关节间室被波及者。

6. 患侧的髋、踝及足部关节的功能与截骨后进行膝关节康复锻炼相关联，同侧髋关节畸形和活动受限并非是截骨的禁忌证，但应先期手术矫正髋关节至功能位，再行截骨矫正膝关节畸形。

三、术前准备

1. 认真检查膝关节，确定关节的活动范围、畸形程度，并检查关节内、外侧固定装置及前后交叉韧带，以确定有无关节不稳。拍摄单下肢负重位内、外翻应力下 X 线片，判断膝关节的侧方稳定性。

2. 如果患者有严重的关节积液，应行关节穿刺检查，以排除关节内感染等其他病变。

3. 行关节造影，以了解各关节间室的情况以及关节面是否光滑完整，有无关节游离体。

4. 拍摄单下肢负重位下肢力线片，画出下肢力线，测量畸形角度。为测量准确应注意拍片长度要足够，避免肢体旋转。同时，应该记录有无膝关节半脱位，并拍股骨髁和髌骨切线位片。

5. 测量截骨角　Coventry 用 Boucher 等所设计的方法来计算截除楔形骨的大小。在楔形基底部每 1mm 长大概可矫正 1°，如矫正 20° 等于楔形基底长 20mm。也可应用 Slocum 等方法来准确测量切骨基底的宽度，在术前用一个三角形进行测量。

四、手术要点、难点及对策

1. 截骨平面　对于胫骨外翻截骨术，一般是在胫骨上段（即胫骨结节远端）进行，以矫正内翻畸形。这样操作显露容易，操作简便。而今治疗膝关节骨关节炎合并内翻畸形患者，截骨平面在胫骨结节与关节面之间，这不仅因截骨平面通过的胫骨干骺端为松质骨，血运丰富有利于骨愈合，且该平面更接近于畸形的真正部位，更主要的是可使股四头肌与腘绳肌对截骨部位起到加压作用，同时也可调节两侧副韧带的紧张程度。另外，只有高位截骨才能达到胫骨上端的骨内压降低及其血运的重建。

2. 截骨后的固定方法

(1) 石膏或支具外固定：此手术不做内固定，故术中容易发生截骨端错位，致使矫正度改变，而且制动时间长，容易并发关节僵硬、活动受限。

(2) 穿针外固定器固定：采用此种固定方法，可使截骨近端及远端对截骨面有一定加压作用，但因针暴露于外，常可并发针道感染。据有关文献报道，采用此方法也可有神经血管损伤并发症。

(3) 胫骨高位截骨术钢板螺钉内固定：欧美及日本医师多采用此法，但手术复杂，并发症的发生率比其他方法高。

(4) 骑缝钉固定：此种方法的手术剥离范围小，操作容易，术后根据需要只需给予短期外固定 3 ~ 5 周即可。

3. 截骨方式

(1) 闭合式楔形截骨术：多数学者愿意采用闭合式楔形截骨术，原因是开放式楔形截骨术需要植骨，因而延长术后制动时间，并有时可因植骨被吸收而导致矫正度丢失或延缓愈合。

199

闭合式楔形截骨术虽使患者肢体稍有短缩，但截骨操作容易，截骨接触稳定。

(2) 半开放楔形截骨术 (图 7-1)：当患者膝内翻畸形严重时，若行闭合式外翻楔形截骨术，切除楔形骨块较大，小腿短缩较多。施行半开放楔形截骨术，可截除较小的楔形骨，矫正较大的内翻，即在胫骨上端外 2/3 做闭合式楔形截骨，内侧 1/3 水平方向截断，然后将外侧截下的楔形骨块插入内 1/3 开放的楔形缺损中。

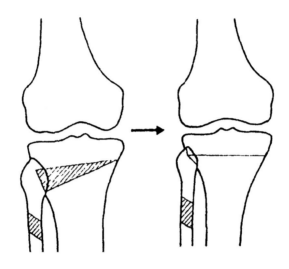

图 7-1　半开放楔形截骨术

(3) 台形截骨术或倒 "V" 字形截骨术：此法是在胫骨结节正上方做一水平横行截骨，两侧各做一斜行截骨，使之呈 "台" 字形，如图 7-2 所示。在台形外侧根据矫正度大小截除骨块，然后将外侧截骨面闭合，而将外侧截下的骨块插入内侧开放后的间隙中，故台形或倒 "V" 字形截骨少有小腿短缩，可防止截骨端侧方错位，易于在术后对矫正度进行再纠正。但台形截骨术不利于内固定物的应用。

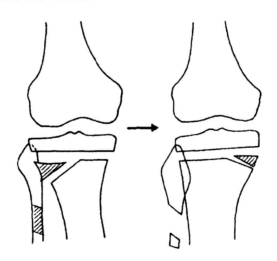

图 7-2　台形截骨术

(4) 拱形 (或球形) 截骨术: 它是以胫骨结节上方为顶点, 做一拱状的或球状的截骨术 (图 7-3)。其截骨面接触广, 截骨端稳定, 术中可三维矫正；若不做内固定, 术后发现矫正不满意, 可做精确的补充再矫正。此种截骨术在理论上优点较多, 但实际上在胫骨上端高位做球状截骨, 除非有球状凿, 否则做成球状截骨操作比较困难。

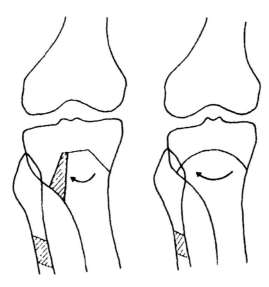

图 7-3 拱形 (或球形) 截骨术

除胫骨截骨外, 更强调指出, 膝关节的胫股关节骨关节炎患者, 常合并髌股关节骨关节炎, 故在行胫骨高位截骨术的同时, 应将胫骨结节前置 (髌骨前移) 以减轻髌股关节症状。总之, 无论采用什么方式的截骨术, 用何种固定方法, 更主要的是术前要精确测量, 严格掌握矫正角度, 并维持此角度, 直至骨愈合, 才能获得好的治疗效果。

4.胫腓韧带和腓骨的处理 当行胫骨上端截骨术时, 患者近侧胫腓关节常妨碍外翻矫形, 解决此障碍的方法有以下三种:

(1) 通过截骨切口, 充分显露胫骨外髁, 然后将腓骨小头切除, 并将股二头肌肌腱及膝外侧副韧带在生理张力下附着在腓骨颈上。此方法需将腓总神经显露, 在直视下施行手术, 以免将其损伤。

(2) 假如采用前侧横切口或前外侧切口, 可将胫腓韧带切断或将其腓骨附着部分切除, 但对严重畸形者矫正度较大, 当楔形截骨后骨端闭合时, 腓骨头常可顶挤胫骨髁。

(3) 在腓骨近处斜行截断或将其截除一段向胫骨端合拢时, 使腓骨断端重叠在腓骨上 1/3 处截骨矫形容易, 但常可使腓总神经肌支受损伤, 而致伸踇长肌或胫前肌麻痹, 文献上也有发生胫前肌间隔综合征的报道。笔者主张将腓骨截除一段, 截除的长度依矫正度大小而定, 一般如矫形 10° , 则截除长度为 10mm, 但截骨部位不在腓骨上 1/3 处, 而在腓骨中段, 这样可大为减少腓神经肌支受损伤的机会。

五、术后监测与处理

依伤口渗血多少，负压引流管可留置 24 ~ 48 小时。术后第 2 天，患者即可开始膝关节主动活动练习，包括股四头肌训练及伸屈活动。一般术后 2 周左右，应使患侧膝屈曲至 90°（以 90° 为限，否则其应力会影响固定）。术后 2 周伤口拆线，术后允许患者早期扶拐下地，患肢开始逐步部分负重行走。视固定牢固程度及患者骨质疏松情况，采用或不采用长腿石膏固定或支具外固定。

六、术后常见并发症的预防与处理

胫骨高位截骨术的早期并发症与其他骨科手术相同，主要有以下六方面：

1. 伤口感染　目前伤口感染已不是严重问题。笔者施行多例高位截骨术均未形成关节内感染。假若胫骨高位截骨术与关节清理术同时进行，则可能有招致关节感染与粘连的危险。

2. 深静脉栓塞　对老年人施行下肢手术，术中用止血带的松紧与持续时间长短均需给予注意；术后要指导患者进行下肢活动练习，必要时给予小剂量的预防性抗凝治疗，以防静脉栓塞的形成。

3. 腓总神经麻痹　可由不同原因产生，如术后绷带过紧或石膏压迫、术中牵开器过度牵拉或手术直接损伤等。因此，对腓总神经的解剖位置，外科医师应永远记在头脑中。另外，如前所述，在腓骨上 1/3 处截骨使腓神经损伤增加；同样，在胫骨截骨后穿针外固定不仅增加针道感染机会，也增加了腓总神经受损伤的机会。

4. 血管损伤　此种并发症极为少见，但有文献报道，特别是用穿针外固定或在胫骨上端广泛剥离应用钢板螺钉固定时均可发生此种并发症，若累及胫前动脉，其结果可产生胫前肌间隔综合征。术中为避免腘动脉受损伤，剥离腘部结构时应使患者膝关节屈曲并将腘部结构牵开。

5. 迟缓愈合或不愈合　和其他部位的截骨术一样，若截骨线是在松质骨部位，截骨面整齐，骨端接触良好，且术后固定牢靠，施行此种手术一般很少发生不愈合或迟缓愈合。早期手术病例发生骨不连接，是由于固定螺钉未进入对侧骨皮质，内固定不牢所致。如发生骨不连接或迟缓愈合，而截骨后的力线尚好（矫正角度未丢失），可用电刺激疗法或局部注射骨生长刺激素（金葡液）辅助治疗。如力线不好（矫正角度丢失），应再次施行手术，再次手术时必须固定牢靠内固定或外固定。

6. 其他并发症　截骨术本身的合并症直接关系到外科技术问题。如截骨线斜向近侧而进入关节；截骨线未到达对侧骨皮质而发生骨折；截骨线距关节太近，即近截骨段太薄而发生近截骨端缺血坏死；或手术结果未达到要求的矫正度数等，均属于技术问题。为避免上述手术并发症，要求术前必须精确测量，术中按设计仔细进行操作。患者接受截骨术几年后矫正角度丢失，并非手术本身的并发症；为防止矫正角度的丢失，有些学者主张在施行截骨术时可适当做过度矫正。

七、临床效果评价

1.关于高位截骨术的效果　只要术前患者选择得当，术中畸形矫正确切，术后维持矫正度不丢失，而又无手术并发症者，其结果一般是满意的，即术前的疼痛明显缓解，步行能力提高，关节活动度增加。其效果不仅表现在临床症状与体征上，也表现在客观检查上，如硬化或囊性变消失、骨赘变小或消失等。因此，我们认为对于年龄在55岁以下的骨关节炎患者，无论是全膝置换，还是单髁置换，都应当慎重，应首先考虑采用胫骨高位截骨术治疗。

2.胫骨高位截骨术的疗效维持时间　这方面国内长期随诊的资料很少。研究表明，截骨术后1～3年内效果最好，而后随着时间的推移其效果逐渐下降，但截骨术后5年内其效果绝大多数是满意的。对膝的远期随诊，术后5年以内者优良率为87%，而5年以上者为72%，5年后有56%的膝又需间断服用消炎止痛药，44%的膝逐渐出现无痛步行距离缩短，12%的膝出现静止时疼痛，甚至有时关节肿胀或积液。

3.影响疗效的因素　影响截骨术后疗效的因素很多，根据我们随诊分析认为，手术对畸形矫正程度、术后矫正度丢失程度以及患者体重超标程度与远期疗效关系更为密切，即下肢正常力线的重建是影响手术效果最重要的因素，因此我们主张，术前准确测量矫正度并以站立位股胫角为准，以防止畸形矫正不足，术中严格按照术前设计精确截骨，术后要准确固定；并主张早下地、晚负重，以减少矫正度丢失或加大，对体胖者应积极减肥以减少关节内侧过度负荷内翻复发，这样才能使胫骨高位截骨术远期疗效进一步提高。

总之，胫骨高位截骨术治疗膝关节骨关节炎，不仅可以减轻症状、延缓关节炎的进展，同时它也是一种充分利用健康关节软骨的有利条件，使部分正在退变的软骨得到治愈的手段。对某些活动能力下降的老年患者，它是一种与膝关节置换竞争的手术。而胫骨高位截骨术选择对象年龄相对较轻，活动能力较强，并以治疗单髁骨关节炎为主。

（冯　勇）

第二节　儿童膝关节周围截骨术

膝内外翻的病因有生理性和病理性两类。病理性膝内外翻的病因有：佝偻病、外伤、炎症、先天性骨骼生长障碍性疾病(Blount病)、骨骼软化症、骨骼发育不良(如脊椎骨骺发育不良)、Ⅳ型黏多糖病(莫基奥综合征)或软骨外胚层发育不良(Ellis-van Creveld综合征)、肿瘤、脊髓灰质炎及脑瘫等病因均能引起下肢力线性排列的紊乱，造成膝内翻、膝外翻畸形(图7-4)。双侧膝内翻者占25%左右，而双侧膝外翻占60%以上，其他为一些疾病的后遗症，因此常伴有骨骼的扭转、神经和肌肉软组织病变，病情复杂。膝内翻的病变多表现在胫腓骨上端，而膝外翻病变多在股骨下端。婴幼儿在发育过程中，会经历从发生膝内翻到正常再转变为膝外翻再到正常的过程，新生儿是膝内翻，至2岁时接近正常；2岁后逐渐形成轻微的外翻，3～5岁时胫-股角最大，可出现碰膝症，可能会引起家长注意，7岁以后恢复正常，绝大多数儿童会保持0°～10°的膝外翻，这都在正常生理范围之内。

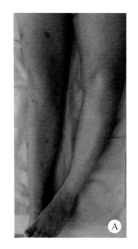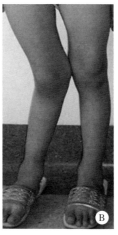

图 7-4　膝关节内外翻畸形

A.左膝关节内翻畸形；B.右侧膝关节外翻畸形

一、适应证与禁忌证

对于 2 ~ 6 岁以内的生理性膝内翻、发育性膝外翻患儿基本不必行特殊治疗，95% 的患儿在生长发育过程中可以慢慢纠正。以上各种类型中，生理性膝内外翻是最常见的类型，仔细询问病史并进行详细体格检查后，一般不需要拍摄 X 线片，医师应该向患儿家长说明这种生理性膝内外翻现象会随着负重和骨骺的发育自动地纠正，不必佩戴支具，也不用穿矫形鞋。因此，最好对生理性膝内外翻患儿进行随访和指导。

佝偻病患儿应该转诊至内分泌科专家处以获得最佳治疗效果，治疗家族性低磷酸血症佝偻病，虽然用了合适的药物，但畸形仍会存在，对于支具治疗佝偻病的作用则存在争议，效果尚未证实。

Blount 病 1 期和 2 期患儿通常采用支具治疗，通常使用的是膝 - 踝 - 足支具。使用时间不应超过 1 年，如果畸形持续到 4 岁或畸形发展到了 3 期应该停止支具治疗。

严重膝内外翻患儿，特别是 8 岁以下肥胖儿童及病理性膝外翻者，对于有些病例踝间距和膝间距超过 5cm 者可以考虑佩戴支具和穿矫正鞋。夜间佩戴膝内外翻矫形器的目的是保护膝关节、防止韧带不稳，矫形器可应用 1 ~ 2 年。

二、术前准备

1.患者早期多无不适或仅有行走不便，双腿软弱或易于疲劳，不能久行和久站。步态异常，走路呈"八"字形或鸭形步态，行走有程度不同的障碍。双下肢伸直时，两膝或两内踝间的距离增大。病程长者可继发张力侧膝韧带松弛、退化性关节炎、髌骨脱位及髌骨软化症等，并引起相应的症状。

要仔细询问家族史，包括家族中是否有任何人有膝内、外翻病史，包括弓形腿、代谢性骨病或骨骼发育不良、是否有钙摄入减少的营养史，并对其畸形进展的速度进行评估。体格检查包括：评估患儿身高和身体比例是否正常；佝偻病和各种综合征中常见身材矮小，是否存在其他畸形；畸形是否对称；畸形是局限还是泛发；还应评估关节活动范围和关节稳定性、肢体长度、胫-股角。测量胫-股角时，患者站立，髌骨朝前，用量角器测量。膝内翻的患者要测量双膝间距，膝外翻的患者要测量双踝间距，这个方法简单易行。膝内翻和膝外翻根据严重程度分为三种：膝、踝间距在 5cm 以下为轻度，5 ~ 10cm 为中度，在 10cm 以上为重度。

2. 实验室检查　若患儿有全身性畸形，应行代谢检查，包括钙、磷、碱性磷酸酶和肌酐及血细胞容积测定。

3. 影像学检查　应当拍摄站立时双下肢前后位 X 线片，包括髋关节、膝关节及踝关节，并双侧髌骨朝正前方，以评估膝内外翻的情况，包括解剖轴和机械轴的情况。骨骼发育不良患者如果软骨骨骺没有明显变化，在 X 线片上看不到，为了评估关节的排列，可能需要做 MRI 检查。

三、手术要点、难点及对策

单侧内外翻畸形的膝间距或踝间距 > 5cm 或双侧内外翻畸形的膝间距或踝间距 > 10cm 的患者可以考虑手术治疗，截骨手术患者应尽量推迟到 12 岁以后。手术治疗的原则是最大程度恢复下肢正常力线排列和关节方向，防止远期并发症的发生，而并非以改善外观为目的，对于伴发的肢体短缩畸形可一期或分期手术矫正。手术方式包括截骨术、半骨骺阻滞术。

佝偻病的患儿，应在自觉症状消失，检查血钙、血磷、碱性磷酸酶确定佝偻病已经静止，膝间距超过 10cm 时行手术治疗，手术时间尽可能推迟，生长结束后再行手术可以减少畸形复发的风险。若畸形严重，有可能在儿童期即需手术治疗。

对于初诊时已是 3 期、4 期的 Blount 病患者，则需行截骨术，尽可能在 4 岁前手术，5 期和 6 期病变复杂，需行双平面或多平面截骨以矫正膝内翻、关节面塌陷及胫骨旋转畸形。

创伤后膝外翻畸形应防止早期手术，畸形常会随时间自然纠正，若畸形持续存在，则在接近骨骼成熟时行矫形手术。

（一）截骨矫形术

决定采用截骨术矫形前应根据站立位双下肢正侧位 X 线片评估患儿的畸形为单处畸形还是多平面畸形，有无伴发短缩畸形以及每处畸形的大小、位置、与邻近骺板的距离，从而正确计划截骨的数量与位置。目前，多数膝内翻患儿在胫骨上端截骨矫正，多数膝外翻患儿在股骨髁上行截骨矫正。截骨矫形术可对膝内外翻畸形进行一次性矫正，可以矫正多平面的畸形，可使患者和医师立即看到明显的效果，并缩短了恢复时间，但截骨矫形术仍然会有一定风险，如延迟愈合、不愈合、感染、矫正不充分或者过度矫正、筋膜间隔综合征和周围神经损伤等，并发症的发生率与截骨方式、畸形度数和矫正的度数、截骨的部位及骨骼的状况有关，医师可以根据拟矫形的类型等因素选择最合适的截骨方式。目前截骨的方式主要有楔形截骨、横行截骨、斜行截骨、杵臼截骨。

截骨术后的固定方法没有太多变化，临床常用的内固定方式有锁定钢板、髓内固定及克氏针并辅以石膏管型固定。锁定钢板操作简便，可用于任何截骨术，缺点是软组织损伤大，且需要二次取出。弹性髓内针固定操作简便，感染风险小，软组织损伤小，但固定强度偏小，抗旋转能力较差，术后必须辅助石膏固定。对于年龄较大的患儿，因需要在术后早期活动，可以考虑使用外固定支架，笔者所在单位目前常用的是伊利扎诺夫环形外固定架，该固定方式的优点是软组织切开少，比内固定的感染风险低，术后调整方便，方便多平面矫正，利于机械轴的恢复，如果需要可同时行肢体延长。缺点是手术操作复杂、愈合时间长、活动晚，需要患者及家长对术后管理的配合 (图 7-5)。

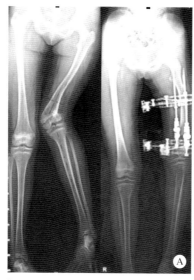
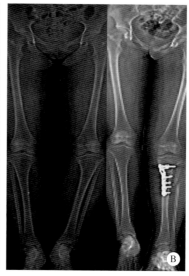

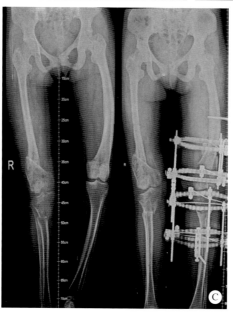

图 7-5　患者，女性，12 岁。左膝外翻患者行股骨髁上截骨合并伊利扎诺夫外固定器矫形术治疗 (A)。患者，女性，13 岁。左膝内翻患者行左胫骨截骨内固定矫形术治疗 (B)。患者，女性，25 岁。左膝内翻患者行胫骨股骨联合截骨合并伊利扎诺夫外固定器矫形术治疗 (C)

（二）半骨骺阻滞术

在生长期的儿童可以通过半骨骺阻滞技术有效矫正成角畸形，半骨骺阻滞技术的发展经历了从 U 形钉阻滞术到 8 字钢板阻滞术的过程，8 字钢板技术克服了 U 形钉术后易退出、骺板早闭等并发症，对于年龄 ≥ 18 个月的患儿及还有 12 个月以上剩余生长潜力的儿童，几乎都可以运用此项技术，该术式不但创伤小、出血少、不损伤骺板，而且术后 2 天即可下地活动，恢复正常生活，患儿及家长都容易接受，矫正角度可以在动态观察中得到控制，一旦畸形矫正即可取出钢板，对于再次复发的畸形仍可重复使用此方式矫正，8 字钢板半骨骺阻滞术的缺点是矫形速度相对较慢，畸形复发且不可矫正旋转畸形 (图 7-6)。

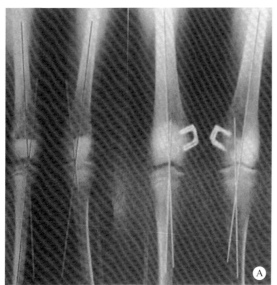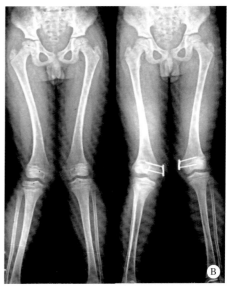

图 7-6　双侧膝外翻行双侧 U 形钉半骨骺阻滞术 (A)；双侧膝外翻行双侧股骨 8 字钢板半骨骺阻滞术 (B)

（李　进）

参考文献

马童，涂意辉 . 2012 前交叉韧带在膝关节单髁置换术中作用的研究进展 . 中华关节外科杂志（电子版），06(4)：612-616

马童，蔡珉巍，薛华明，等 . 2013 髌股关节退变对膝关节单髁置换术疗效影响的研究 . 中华外科杂志，51(11)：1010-1015

李相伟，丁晶 .2013. Oxford 单髁置换术的术后影像学评价及分析 . 中华关节外科杂志（电子版），7(1)：48-51

刘晓东 .2010 膝关节单髁置换术的临床应用进展 . 中华关节外科杂志（电子版），04(6)

喻忠，王黎明，桂鉴超，等 . 2007 计算机导航辅助下微创膝关节单髁置换术 . 中华医学杂志，87(47)：3335-3338

Berger RA, Nedeff DD, Barden RM，et al.1999. Unicompartmental knee arthroplasty. Clinical experience at 6- to 10-year followup. Clin Orthop Relat Res, (367): 50-60

Cartier P[1], Sanouiller JL, Grelsamer RP. 1996. Unicompartmental knee arthroplasty surgery. 10-year minimum follow-up period. J Arthroplasty, 11(7): 782-788

Christensen NO.1991. Unicompartmental prosthesis for gonarthrosis. A nine-year series of 575 knees from a Swedish hospital. Clin Orthop Relat Res, (273): 165-169

Goodfellow J,O'Connor J.1978. The mechanics of the knee and prosthesis design. J Bone Joint Surg Br,60-B(3): 358-369

Goodfellow M, Sangal V, Jones AL, et al.2015. Charting stormy waters: a commentary on the nomenclature of the equine pathogen variously named Prescottella equi, Rhodococcus equi and Rhodococcus hoagii. Equine Vet J, 47(5):508-509

Jämsen E, Varonen M, Huhtala H,et al.2010. Incidence of prosthetic joint infections after primary knee arthroplasty. J Arthroplasty, 25(1): 87-92

Jung KA[1], Lee SC, Hwang SH. 2009. Pseudomeniscal synovial impingement after unicondylar knee arthroplasty. Orthopedics, 32(5): 361

John Goodfellow. 2012. 牛津膝单髁关节置换术. 郭万首译. 北京：人民军医出版社

Kozinn SC,Scott R.1989. Unicondylar knee arthroplasty. J Bone Joint Surg Am, 71(1): 145-150

Lewold S[1], Robertsson O, Knutson K, et al.1998. Revision of unicompartmental knee arthroplasty: outcome in 1,135 cases from the Swedish Knee Arthroplasty study. Acta Orthop Scand, 69(5): 469-474

Marmor L.1985. Unicompartmental and total knee arthroplasty. Clin Orthop Relat Res, (192): 75-81

Newman JH[1], Ackroyd CE, Shah NA. 1998. Unicompartmental or total knee replacement? Five-year results of a prospective, randomised trial of 102 osteoarthritic knees with unicompartmental arthritis. J Bone Joint Surg Br,80(5): 862-865

Panni AS[1], Vasso M, Cerciello S, et al.2012. Unicompartmental knee replacement provides early clinical and functional improvement stabilizing over time. Knee Surg Sports Traumatol Arthrosc, 20(3): 579-585

Price AJ,Svard U.2011. A second decade lifetable survival analysis of the Oxford unicompartmental knee arthroplasty. Clin Orthop Relat Res, 469(1): 174-179

Price AJ[1], Waite JC, Svard U. 2005. Long-term clinical results of the medial Oxford unicompartmental knee arthroplasty. Clin Orthop Relat Res, (435): 171-180

Price AJ, Dodd CA, Svard UG, et al.2005. Oxford medial unicompartmental knee arthroplasty in patients younger and older than 60 years of age. J Bone Joint Surg Br, 87(11): 1488-1492

Song MH, Kim BH, Ahn SJ, et al.2009. Early complications after minimally invasive mobile-bearing medial unicompartmental knee arthroplasty. J Arthroplasty, 24(8): 1281-1284

Swienckowski JJ,Pennington DW.2004. Unicompartmental knee arthroplasty in patients sixty years of age or younger. J Bone Joint Surg Am, 86-A Suppl 1(Pt 2): 131-142

Tabor OB Jr, Tabor OB, Bernard M, et al.2005. Unicompartmental knee arthroplasty: long-term success in middle-age and obese patients. J Surg Orthop Adv, 14(2): 59-63

Vardi G,Strover AE.2004. Early complications of unicompartmental knee replacement: the Droitwich experience. Knee, 11(5): 389-394

第八章　肘关节周围截骨术

第一节　肘内翻截骨矫形术

肘内翻通常为肱骨髁上骨折后畸形愈合引起的。累及滑车和内侧部分损伤的可导致进行性肘内翻畸形。少部分为肱骨外髁骨折不愈合引起的。过去的保守治疗发生率文献报道为 9%～58%。闭合复位穿针外固定治疗后发生率降为 3%。其主要是影响外观，功能影响一般不大。内翻 10° 以内影响不明显，可以选择观察。治疗方式只有手术截骨矫形。

一、适应证

1. 年龄一般在 5 岁以上。
2. 外伤超过半年。
3. 关节屈伸功能已经恢复正常。
4. 肘内翻的内翻角度超过 10°～30°。
5. 外观畸形明显伴有功能障碍或者疼痛。
6. 患儿或者家属在外观心理等方面有较高治疗要求。

二、禁忌证

1. 年龄过大或过小。
2. 外伤骨折尚未完全愈合，肘关节屈伸功能恢复不佳。
3. 伴有其他畸形或者系统疾病影响手术效果和价值。

三、术前准备

1. 术前检查和谈话　肘关节正侧位拍片，必要时提供上肢全长正位片以了解上肢长度和力线。影像学测量和外观测量。对侧提携角测量。术前确定需要矫正的角度，注意一定要加上对侧提携角。对有心理影响的应注意加强沟通。

2.主要工具和材料准备　电锯、电钻、角度测量尺。合适的电锯非常重要，可以明显缩短手术时间，截骨矫正角度准确。

四、手术要点、难点及对策

1.入路选择和暴露　患者取仰卧位，患肩稍抬高。手术室常规上肢手术准备，切口选择肱骨下段外侧正中偏后 1 ~ 1.5cm，长度为 6 ~ 8cm，切口下方达肱桡关节面水平。肱骨下端外侧骨脊向前后剥离骨膜进入至对侧。

2.截骨平面选择和截骨　前后暴露完成后，远端截骨线平行肱桡关节面，肘伸直时尺骨鹰嘴上方 0.5 ~ 1.0cm，近端截骨线根据术前测量所需截骨的角度测量出三角形，要求能使远端截骨线完全截断而不是内侧藕断丝连（图 8-1）。可用远近端打入固定克氏针的方法帮助测量和固定角度。用骨刀轻击再次确定截骨线，计划上下两个截骨线刚好按照截骨角度在对侧皮质截断处会师。用骨刀使对侧完全截断分离。

3.固定　完成截骨后，骨刀分离内侧使完全骨折。远近端截骨端复位相对，注意使外侧皮质对齐，远端内侧适度内移，达到在矫正角度的同时调整上肢力线的目的。维持位置锁定板固定，远近端各两枚锁定螺钉基本足够（图 8-2）。

4.松解内侧尺神经　矫正角度超过 30° 时，常规辅助内侧尺神经松解术。

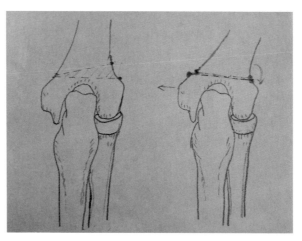

图 8-1　肘内翻截骨矫形术示意图

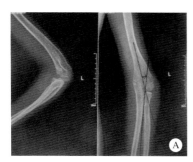
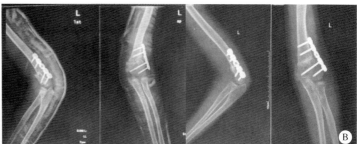

图 8-2　肘内翻截骨矫形术术前、术后 X 线片

五、术后监测与处理

1. 观察末梢感觉运动，尤其是尺侧。
2. 长臂石膏托固定 4 ～ 6 周，有骨痂生长时去除石膏托功能训练。
3. 定期随访。

六、术后常见并发症的预防与处理

1. 截骨角度矫正过大或者过小　术前精确测量；除了 X 线测量，配合双侧上下臂外观准确测量。
2. 肱骨外髁局部畸形　肘内翻时间较长的患儿，往往外髁发育异常增大，内髁变小，而且上肢力线异常。矫正角度的同时注意使远端适度内移，这两个问题都可以解决。
3. 尺神经麻痹　局部畸形较重，内翻角度较大时，注意松解尺神经。
4. 截骨不愈合　固定牢靠，尽量减少骨膜剥离损伤；术后辅助简单的石膏托吊带外固定。4 ～ 6 周复查有骨痂后去外固定，行功能恢复活动。

七、临床效果评价

1. 外观畸形完全恢复正常或者大部分正常。
2. 截骨愈合良好。
3. 功能恢复正常。

第二节　肘外翻截骨矫形术

肘外翻畸形比较少见。髁上骨折远端向后外侧移位伴有外旋移位时容易产生肘外翻。肘外翻时肘关节功能一般正常，外观影响也不大，故一般无需治疗。外翻严重时外观差异明显，可能伴发尺神经炎，需要治疗。

一、适应证

1. 年龄一般在 5 岁以上。
2. 外伤超过半年。
3. 关节屈伸功能已经恢复正常。
4. 肘内翻的外翻角度超过正常 20° ～ 30° 或者外观明显异常。
5. 伴有功能障碍、疼痛或者尺神经炎。

6.患儿或者家属对外观心理等方面有较高治疗要求。

二、禁忌证

1.年龄过大或过小。
2.外伤骨折尚未完全愈合，肘关节屈伸功能恢复不佳。
3.伴有其他外伤或者发育畸形。
4.其他系统疾病影响手术效果和价值。

三、术前准备

1.术前检查和谈话　肘关节正侧位拍片，必要时提供上肢全长正位片以了解上肢长度和力线。影像学测量和外观测量。对侧提携角测量。术前确定需要矫正的角度，注意一定要减去对侧提携角。对有心理影响的应注意加强沟通。

2.主要工具和材料准备　电锯、电钻、角度测量尺。合适的电锯非常重要，可以明显缩短手术时间，截骨矫正角度准确。

四、手术要点、难点及对策

1.入路选择和暴露　患者取仰卧位，患肩稍抬高。手术室常规上肢手术准备，切口选择肱骨下段内侧入路，长度为6~8cm，暴露尺神经，有尺神经炎症状时更应该暴露尺神经。肱骨下段内侧肌间隙向前后剥离骨膜进入至对侧，显露截骨部位。

2.截骨平面选择和截骨　前后暴露完成后，远端截骨线平行肱桡关节面，位于肘伸直时尺骨鹰嘴上方0.5~1.0cm，近端截骨线根据术前测量所需截骨的角度测量出三角形。可用远近端打入固定克氏针的方法帮助测量和固定角度。用骨刀轻击再次确定截骨线，计划上下两个截骨线刚好按照截骨角度于对侧皮质截断处会师。对明显外髁发育不良的骨骺、还在发育的小孩适当增加截骨量。

3.固定　完成截骨后，骨刀分离外侧使其完全骨折。远近端截骨端复位相对，注意适当调整远端位置，达到在矫正角度的同时调整上肢力线的目的。维持位置锁定板固定，远近端各两枚锁定螺钉基本足够。

五、术后监测与处理

1.观察末梢感觉运动，尤其是尺侧。
2.长臂石膏托固定4~6周，有骨痂生长时去除石膏托进行功能训练。
3.定期随访。

六、术后常见并发症的预防与处理

1.截骨角度矫正过大或者过小　术前精确测量；除了 X 线测量，配合双侧上下臂行外观准确测量。

2.肱骨下段局部畸形　肘外翻畸形严重时间较长的患儿，往往内外髁发育异常，而且上肢力线异常。在矫正角度的同时注意使远端适度外移，避免肱骨远端局部突起。

3.尺神经麻痹恢复不良　外翻畸形较重，外翻角度较大时，注意彻底松解尺神经。

4.截骨不愈合　固定牢靠，尽量减少骨膜剥离损伤；术后辅助简单的石膏托和吊带外固定。4 ~ 6 周复查有骨痂后去外固定，行功能恢复活动。

七、临床效果评价

1.外观畸形完全恢复正常或者大部分正常；需要强调的是，肘外翻畸形尽管少见，但是需要治疗的相当一部分患者对外观畸形要求很高，故而测量矫形一定要尽量准确，沟通一定要充分。

2.截骨愈合良好。

3.功能恢复正常或恢复至术前水平。

（李　进）

参 考 文 献

Amis AA, Dowson D, Wright V. 1980.Elbow joint force predictions for some strenuous isometric actions.J Biomech,13:765

Amis AA, Dowson D, Wright V, et al. 1979. The derivation of elbow joint forces and their relation to prosthesis design. J Med Eng Tech,3:229

Bryan RS, Morrey BF. 1982. Extensive posterior exposure of the elbow: a tricepssparing approach. Clin Orthop Relat Res,166:188

King GJW, Glauser SJ, Westreich A, et al. 1993. In vitro stability of an unconstrained total elbow prosthesis. J Arthroplasty, 8:291

Lewis G, Clark MC, Harber MS. 1996. The elbow joint and its total arthroplasty. Part II.Finite element study. Biomed Mat Eng,6:367

London JT. 1981. Kinematics of the elbow. J Bone Joint Surg,63A:529

Mehlnoff TL, Bennett JB, Tullos HS. 1990. Silastic prosthetic replacement for severe fractures of the radial head: long term results. Paper presented at the Fiftyseventh annual meeting of the American Academy of Orthopaedic Surgeons, New Orleans

Morrey BF, Askew LJ, An KN, et al. 1981. A biomechanical study of normal functional elbow motion. J Bone Joint Surg,63A:87

第三篇　关节镜手术

Section3

第九章　髋关节镜手术

髋关节镜的操作在关节镜中是难度较高的一种，因为髋关节位置深，位于皮下组织和多层肌肉的下面，股骨头的大部分被髋臼所包围，使通道的进出尤为困难，因此在显露中困难得多。但髋关节镜的优越之处在于能够通过最小的切口完成本需要 10~20cm 长的切口才能完成的开放手术。本章主要介绍髋关节运动损伤中盂唇损伤的处理，盂唇损伤最常见于髋关节创伤性过度伸展和过度外旋，损伤最常累及盂唇前缘，其他盂唇损伤见于髋关节畸形、不稳定和退变。

一、适应证

1.髋关节游离体。
2.髋关节盂唇撕裂。

二、禁忌证

1.严重股骨头缺血坏死。
2.严重骨关节炎。
3.先天性髋关节脱位。
4.髋关节强直。
5.髋周浅层皮肤感染。

三、术前准备

1.除备皮、术前禁食水等一般手术的常规准备外，术前应戒烟，手术前 3 天停用血管扩张药及抗血小板凝聚药，以减少术中出血。控制血压、心率等，糖尿病患者应控制血糖至接近正常水平。术前应进行详细体征及 X 线、MRI 等检查，大致明确病变的部位，以便术中重点观察。

2.常规备用 C 形或 G 形臂 X 线影像增强器，对确保准确无误的入路是十分重要的。

3.必备 30° 和 70° 关节镜、冷光源、摄像成像系统、监视器关节镜、手动器械和电动切割刨削系统、射频。一般 30° 的关节镜观察髋臼中心部分和股骨头与髋臼窝的上部效果最好。70° 的关节镜观察关节外周部分、髋臼盂唇和髋臼窝的下部效果最好。交替使用这两种关节镜，可获得最佳图像。

4. 机械液体压力泵在维持水流量方面颇有优点，如果水压过大可能导致灌洗液渗漏。高流速灌洗液控制系统，无需过高的压力即可产生足够的水流量。

5. 分类齐全的加长关节镜套管，直径为 4.5mm、5.0mm 和 5.5mm。套管、穿刺锥与导丝配套器械，导丝通过特殊的 17 号穿刺针进入关节内。

6. 为了适应股骨头的球形曲面外形，需备专用的加长弧形刨削刀具。

7. 加长手术器械和专门加长的等离子刀，有助于关节镜下手术操作。

四、手术要点、难点及对策

(一) 麻醉和体位

1. 全身麻醉或硬膜外间隙阻滞麻醉 (硬膜外麻醉)，充分的阻滞运动神经，以便保证肌肉松弛。

2. 仰卧位或侧卧位，体位的选择多取决于医师的习惯。仰卧位前方入路比较容易，可以避免液体渗漏，本章介绍的体位为仰卧位。

3. 垂直会阴柱可大大增加牵引力，牵开髋关节的力量需要 10 ~ 20kg，牵引力量不应大于 35kg，牵引时间不应超过 2 小时。X 线透视荧光屏上显示出现真空现象是关节牵开后的囊内负压造成的。确认髋关节已经牵开后，应减少牵引重量。

(二) 手术步骤

1. 患者置于骨折牵引床上。

2. 用一有厚垫的会阴柱，于患侧大腿内侧将其顶向外侧。会阴柱稍偏可在牵引同时增加外推力，减轻其对阴部神经的压迫，避免神经麻痹。

3. 术前体表定位　将股骨大粗隆画出，标记髋关节周围的骨性标志、血管神经走行。

4. 患侧髋关节伸展、25° 外展、外旋中立位，轻度屈髋可放松关节囊并利于牵引，但增加了对坐骨神经的牵拉，并使其贴近关节，从而更易损伤。关节镜操作过程中髋应避免过度屈曲。虽然保持下肢旋转活动能够帮助显露，但建立入口时应置于旋转中立位。

5. 对患肢施加牵引，并透视确认关节已牵开。手术区域消毒铺巾。

6. 该术式需三个标准入口　前入口、前外侧入口、后外侧入口 (图 9-1)。

(1) 前外侧入路：位于关节镜安全区的中心，因此通常是最先建立的入路，以用来引导其他入路。这一入路定位于经大转子前界的矢状线上，仅高于大转子上界的位置。注意保持髋关节处于旋转中立位。

(2) 后外侧入路：定位类似于前外侧入路，只不过它定位在大转子的后缘上。因为后外侧入路更靠近坐骨神经等结构，在前外侧入路置镜引导下做后外侧入路更为适宜。

(3) 前侧入路：经髂前上棘向远端作一条矢状线，经股骨大转子顶部作一横线，两线的交点即为前方入路的定位点，入路必须向头侧倾斜 45°，向中线倾斜 30°，可以在透视引导下进针或先经前外侧入路进入关节腔后，在关节镜引导下进针 (图 9-2)。

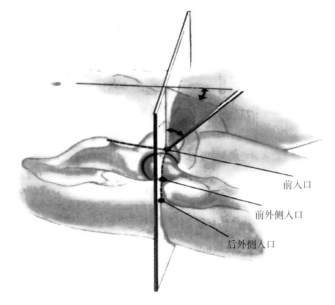

图 9-1　手术入路

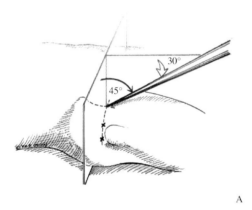

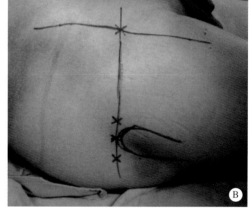

图 9-2　前侧入路

(4) 三个入路建立后，后外侧入口作为灌注通道。为了从每一入口观察髋臼、盂唇和股骨头，在前外侧和前侧入口交替使用 70° 和 30° 关节镜。旋转镜头，并内外旋转髋关节，用 70° 关节镜可以更好地观察盂唇、髋臼周缘和股骨头，用 30° 关节镜可观察髋臼中心区、股骨头和髋臼窝的上部，通过套管置入关节镜切割刀，稍微横向切开周围关节囊，以增加器械的操作空间。

7. 手术处理　建立入路后行关节镜检，对病变部位行手术处理。

(1) 用可互换的软套管可将弧形切削刀片送达股骨头、髋臼的大部分区域，可以用刨刀切除病变滑膜，也可用加长器械取出盂唇或游离体碎块，大的游离体可咬碎取出，应仔细将碎块从套管中取出。对于髋臼和股骨头的软骨损伤，可行微骨折术。

（2）盂唇损伤最常见于髋关节创伤性过度伸展和过度外旋，损伤最常累及盂唇前缘。其他盂唇损伤见于髋关节畸形、不稳定、退变。盂唇撕裂可分为：Ⅰ型，即盂唇关节囊结合部损伤；Ⅱ型，即盂唇内损伤。与半月板相似，盂唇周边血运丰富。盂唇损伤的清理与修复术如下（图9-3）：

1）清理所有破损组织，尽量留下健康无损的盂唇。

2）当看到盂唇损伤时，用弯探针确定撕裂范围。通过弯探针，控制使用单极射频刀头可皱缩盂唇撕裂部位，并明确边缘。

3）用弯韧带钳从完整盂唇上咬除破损部分，仅留少许。

4）用刨削刀清除破损盂唇后，完成清创。

5）如果盂唇自骨面撕脱，用可吸收锚钉将纤维软骨固定于髋臼边缘。一般髋臼边缘锚钉应以一定角度更多偏向关节囊一侧而非盂唇一侧，以免锚钉穿透进入关节。可透视以确保位置恰当。

6）当锚钉套管置于适当位置时，直视观察髋臼关节面下敲入锚钉，应避免医源性软骨损伤。

7）锚钉放置后，用穿线器带一根缝线穿过小部分盂唇，拉出缝线，再次穿过盂唇，形成垂直褥式缝合，将套管退到关节外，通过标准关节镜打结法缝合固定盂唇。该过程必须依靠触觉盲法操作，自动剪线器于线结上方剪线。

8）如果组织内盂唇裂伤能够良好固定于髋臼，并且外缘固定，则盂唇撕裂是可修复的。彻底明确破损、无活动组织的破裂面并清创。

9）用穿线器穿过邻近的关节软骨和盂唇纤维软骨，穿过单根缝合线环，将工作套管退到关节囊外，用鸟钳通过盂唇撕裂部位边缘，穿过可吸收线，抓住线环并通过套管牵出。利用触觉，将线结打在关节囊外，同样置入自动剪线器，于线结上方剪断剩余缝合线。

10）盂唇修整后，活动检查关节囊和股骨头颈交界处，确定是否有其他的病理情况需要处理，如关节囊皱襞、股骨髋臼撞击骨性成形等。

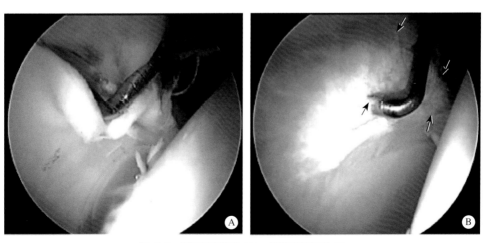

图9-3　髋臼唇撕裂（A）；髋臼唇清理（B）

五、术后监测与处理

术后给予心电监护、镇痛、冰敷等对症支持治疗。术后应严格避免早期关节负重,维持髋关节于中立位,以便纤维组织愈合;患者术后穿中立位鞋,限制髋部活动,特别是内旋、外旋和外展。出院后,中立位鞋仅在夜间穿 2 ~ 4 周。患者术后立即采用持续被动活动器,于 30° ~ 70° 活动髋关节,每天 4 小时,持续 4 周。术后 10 天至 2 周,佩戴支具限制髋关节活动,特别是控制屈曲和外展。4 周后,患者可扶拐行走、上下楼、在康复理疗师监督下可骑固定的自行车锻炼。早期活动以预防粘连。4 周内足负重限制于不超过 9kg。若行微骨折术,术后患侧髋关节 8 ~ 10 周不能负重,但可以进行全范围的活动。

六、术后常见并发症的预防与处理

1.髋关节镜手术不准确的入路定位可能损伤许多重要的神经和血管结构,如股骨的血管损伤和股骨或坐骨神经麻痹。神经并发症大多由牵引或直接损伤皮神经引起,如股外侧皮神经,还可能有会阴部和坐骨神经暂时性麻痹。

2.与牵引设备有关的并发症有足部、阴囊及会阴的压迫性坏死。如果注意牵引的力量和持续时间,这些并发症是可以避免的。间断性地放松牵引非常重要,垫好会阴柱也是关键。

3.与关节内器械操作有关的并发症包括关节面的擦伤和关节镜器械的折断。因此,所有的关节镜器械都应经坚硬的金属鞘管进入,防止在髋关节囊上多次穿孔。

4.术后感染罕见,手术中大量冲洗可以减少感染概率。

七、临床效果评价

关节镜清理手术治疗创伤性的盂唇撕裂效果令人满意。镜下检查时留意有无退行性改变和软骨损伤,以上两者的程度是影响最终手术效果的重要因素。随着器械的改进和经验的成熟,盂唇修补 1 ~ 2 年后随访的近期疗效优于盂唇切除。其对于髋臼和股骨头的软骨损伤、微骨折有效果,适于微骨折手术治疗的软骨损伤多发生于髋臼的外侧。

(王 洪)

参 考 文 献

Awan N, Murray P. 2006. Role of hip arthroscopy in the diagnosis and treatment of hip joint pathology. Arthroscopy,22:215

Bond JL, Knutson ZA, Ebert A, et al. 2009. The 23-point arthroscopic examination of the hip: basic setup, portal placement, and surgical technique. Arthroscopy,25:416

Byrd JW: Hip arthroscopy. 2006. surgical indications. Arthroscopy,22:1260

Clarke MT, Arora A, Villar RN. 2003. Hip arthroscopy: complications in 1054 cases. Clin Orthop Relat Res,406:84

Clohisy JC, Carlisle JC, Beaulé PE, et al. 2008. A systematic approach to the plain radiographic evaluation of the young adult hip. J Bone Joint Surg,90 (Suppl 4):47

Domb BG, Brooks AG, Byrd JW. 2009. Clinical examination of the hip joint in athletes. J Sports Rehabil,18:3

Fowler J, Owens BD. 2010. Abdominal compartment syndrome after hip arthroscopy. Arthroscopy,26:128

Ganz R, Parvizi J, Beck M, et al.2003. Femoroacetabular impingement: a cause for osteoarthritis of the hip. Clin Orthop Relat Res,417:112

Horisberger M, Brunner A, Herzog RF. 2010. Arthroscopic treatment of femoral acetabular impingement in patients with preoperative generalized degenerative changes. Arthroscopy,26:623

Ilizaliturri VM Jr, Byrd JW, Sampson TG, et al. 2008. A geographic zone method to describe intra-articular pathology in hip arthroscopy: cadaveric study and preliminary report. Arthroscopy,24:54

Kamath AF, Componovo R, Baldwi K, et al. 2009. Hip arthroscopy for labral tears: review of clinical outcomes with 4.8-year mean follow-up. Am J Sports Med,37:1721

Kelly BT, Weiland DE, Schenker ML, et al. 2005. Arthroscopic labral repair in the hip: surgical technique and review of the literature. Arthroscopy,21:496

Lage LA, Patel JV, Villar RN. 1996. The acetabular labral tear: an arthroscopic classification. Arthroscopy,12:269

Larson CM. 2010. Arthroscopic management of pincer-type impingement. Sports Med Arthrosc,18:100

Larson CM, Giveans MR, Taylor M. 2011.Does arthroscopic FAI correction improve function with radiographic arthritis. Clin Orthop Relat Res,469:1667

Mardones RM, Gonzalez C, Chen Q, et al. 2005. Surgical treatment of femoroacetabular impingement: evaluation of the effect of the size of the resection. J Bone Joint Surg,87A:273

Martin D, Tashman S. 2010. The biomechanics of femoroacetabular impingement.Op Tech Orthop,20:248

McCarthy JC, Lee JA. 2005. Hip arthroscopy: indications, outcomes, and complications. J Bone Joint Surg,87A:1138

O'Leary JA, Berend K, Vail TP. 2001. The relationship between diagnosis and outcome in arthroscopy of the hip. Arthroscopy,17:181

Parvizi J, Leunig M, Ganz R. 2007. Femoroacetabular impingement. J Am Acad Orthop Surg,15:561

Philippon MJ, Schroder e Souza BG, Briggs KK. 2010. Labrum: resection, repair and reconstruction sports medicine and arthroscopy review. Sports Med Arthrosc,18:76

第十章 膝关节镜手术

第一节 关节镜下滑膜切除术

一、适应证

1.骨关节炎。
2.类风湿关节炎。
3.色素沉着绒毛结节性滑膜炎。
4.继发性滑膜炎 如痛风性滑膜炎等。
5.急性、慢性关节感染 化脓性关节炎、关节结核的滑膜病变期等。
6.关节内的良性肿瘤性疾病 滑膜皱襞综合征、滑膜软骨瘤病、滑膜血管瘤等。
7.血友病性关节炎。

二、禁忌证

1.相对禁忌证 部分或完全关节强直。
2.绝对禁忌证 膝关节周围感染或远处感染可能种植至手术部位。

三、术前准备

1.一般术前常规准备 包括完善相关检查、备皮、禁食水6小时、标记手术部位，肌内注射苯巴比妥、阿托品药物等，根据抗生素使用原则决定是否预防性使用抗生素，特殊患者如糖尿病患者需控制血糖至正常水平，高血压患者需控制血压等。
2.麻醉 一般采用连续硬膜外麻醉，也有人研究，局部麻醉下手术取得了较好的效果，笔者所在单位常规采用连续椎管内硬膜外麻醉。全身麻醉仅适用于年龄较小、术中不予配合的儿童患者。

四、手术要点、难点及对策

(一)体位

患者一般采用仰卧位,也可在患者仰卧位时将术侧下肢轻度外展、膝关节自然垂放在手术床边,对侧下肢平放在手术床上。上止血带,常规消毒铺巾,并加铺一次性防水单。连接关节镜灌洗系统,灌洗液一般为 3000ml 生理盐水中加 0.1% 肾上腺素 1ml,可较好维持术中清晰视野。

(二)入路选择

1. 前外侧入路(图 10-1)　常规屈膝 90° 位,位于外侧膝关节线上 1cm 与髌腱外侧缘 1cm 的交界处,即外侧膝眼处。用圆头穿刺锥和套管插入切口,经皮下组织、髌下脂肪垫和关节囊进入关节腔。此入口位于外侧关节线上方,髌下约 1cm 处,如果入口距关节线太近,外侧半月板前角可被撕裂或损伤,或者插入关节镜时可能会从外侧半月板下方穿入关节腔。入口位置如果距关节线过高,会使关节镜进入股骨和胫骨髁之间的间隙,影响对半月板后角和其他后部结构的观察。如果紧贴髌腱边缘插入关节镜,关节镜可穿透脂肪垫,影响视野,导致操作困难。

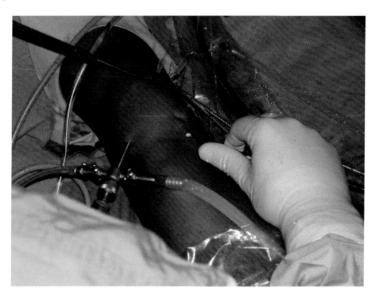

图 10-1　膝关节镜前内侧及前外侧入路

2. 前内侧入路(图 10-1)　该入口位置类似于前外侧入路,位于内侧膝关节线上 1cm 与髌腱内侧缘 1cm 的交界处,即内侧膝眼处。以上两种入口是最常用的入口,常规定位方法是引用国外作者的方法,髌腱旁开 1cm 可能过大,我国以旁开 0.5cm 为宜,此外还应根据患者年龄、体态、肢体的胖瘦粗细等因素予以考虑定位。笔者经验为内外侧膝眼处,在灌注液体未充满关节腔前,切口部位应在膝关节前髌腱内外侧最凹陷处,在灌注液体充满关节腔后,切口部位应是最饱满处。

3. 前正中入路　在前内外侧入口之间，位于髌腱尖下方1cm髌腱中央部位。如果有 Q 角异常增大、膝外翻等情况时，要适当偏内；遇到高位或低位髌骨时适当调整入口高度，尽可能水平进入髁间。入口稍高或稍低均影响操作。经该口手术，对髌腱无明显损伤，但进出均要经过脂肪垫，术后可出现膝前疼痛。

4. 外上侧入路　位于髌骨外上角上方2.5cm的股四头肌肌腱外缘。以髌骨上缘为标志，将髌骨向外推挤，摸清髌股关节间隙，将示指放在髌骨上缘，约在髌骨上缘一横指部位与髌骨关节隙的交界处定位，该入口是放置关节镜灌注管的最常用进路。

5. 后内侧入路（图10-2）　该入口位于内侧副韧带后方、后内侧关节线上1cm、股骨后内髁缘后1cm处，即股骨内髁后内缘之间的小三角区，屈膝90°可以触摸到。使用该入路时要注意防止腘血管神经损伤，定位时膝关节以不充盈为宜，要屈膝90°，穿刺时要将膝关节充盈，由上斜向内下方向穿刺插入钝头套管芯。如果术中要加用该入口，定位后可先用长针头穿刺，见有液体流出表明针头进入关节内，即可沿穿刺针部位及走行方向穿刺插入带芯套管，经此进口可观察后内侧室的结构。

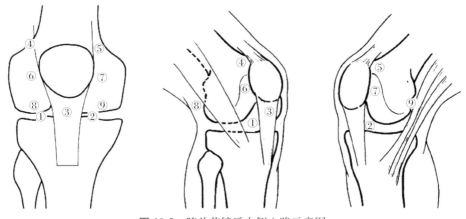

图 10-2　膝关节镜后内侧入路示意图

①前内；②前外；③正中；④内上；⑤外上；⑥髌外；⑦髌内；⑧后内；⑨后外

6. 后外侧入路　屈膝90°位、腓骨小头后缘的向上延长线与股骨干后缘沿线的相交点，即髂胫束下缘、股二头肌肌腱上缘与股骨外髁后外缘之间、后外关节上方2cm处。直接由该入口进入时应在关节腔未充盈条件下定位截皮肤切口，然后灌注充盈关节腔后置入带芯套管，移向内下方朝向后髁方向触及表面后向内移动进入关节腔。穿刺放置套管时的操作与进行后内侧入口操作一样要防止腘血管和神经损伤。该入口多用于后关节腔内结构的检查与手术。

（三）切除方法

部分滑膜切除可通过前内入路和前外入路完成，滑膜全切包括了后关节腔20%滑膜的切除，必须采用6个入路才能完成。滑膜切除前，先对关节腔进行详细探查，从髌上囊开始，经内、外隐窝，胫股关节，内外侧半月板周围，交叉韧带周围，最后观察后关节腔。遵循上述顺序进行滑膜切除，可避免遗漏，也可使关节腔的视野越来越清晰（图10-3、图10-4）。

224

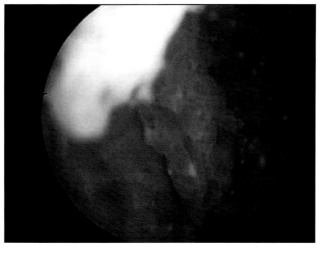

图 10-3　类风湿关节炎（镜下观）

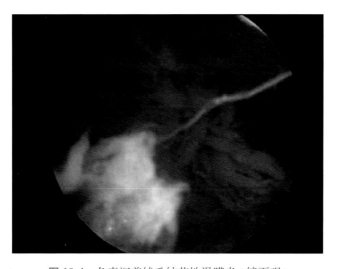

图 10-4　色素沉着绒毛结节性滑膜炎（镜下观）

　　第一步，经前外侧入路进镜观察，经外上入路或前内入路切除髌上囊远端、内侧隐窝的滑膜，外侧隐窝由于股骨外髁较高，可从前外和外上两个入路进行观察和手术，髌上囊近端的滑膜离前外侧入路较远，可改用外上入路观察、前外入路刨削。

　　第二步，切除胫股关节腔的滑膜。常规前内入路和前外入路可以完成这一步骤，包括髁间窝、半月板边缘及下方、脂肪垫表面的滑膜和后关节腔的一小部分滑膜。如果半月板受到侵蚀，要进行修整或切除，半月板体后部在膝关节接近伸直时有较好的视野，应在这一体位进行观察手术。半月板下方和软骨滑膜交界处的滑膜可用弯曲的刨刀切除，对于半月板外后方及内后方边缘的滑膜，从前内、前外侧进刨刀即可，也可切除腘肌囊部的滑膜。

　　第三步，切除后关节腔的滑膜。髁间窝清理干净后，从前内进70°镜，经前交叉韧带外侧、股骨外髁内侧和外侧半月板后角之间进入后外关节腔，再从后外入路进刨刀，切除后外关节腔的滑膜；相反，经前外进镜，经后交叉韧带内侧、股骨内髁外侧和内侧半月板后角进入后内关节腔，经后内入路进刨刀，切除后内关节腔的滑膜。此外，另一种方法也可完成后关节腔的滑膜全切。采用经典入路进关节镜观察,刨刀经前外或前内入路尽可能切除交叉韧带和股骨髁之间的滑膜,有利于关节镜经此处进入后关节腔,关节镜进入后关节腔前有一定阻力,滑入后关节间隙时有突破感;经后内或后外入路进入关节镜观察相应的后间隙,刨削后方滑膜,再经后方入路进镜,经典入路进刨刀刨削股骨髁和交叉韧带之间后方的滑膜并观察后关节腔残余滑膜部位,再从后方进入到残余滑膜部进行切除。需要注意的是,刨刀不要过长时间地朝向后关节囊,刨刀的吸引力不要过大,以免损伤腘部血管和神经。笔者提醒,滑膜全切不是滑膜部分切除的简单扩大,尤其是要注意清除后方关节腔的滑膜而避免损伤血管、神经,技术要求较高,并不适合初学者。

五、术后监测与处理

部分术者认为滑膜切除术后关节出血较少,可不放置引流。笔者的经验是,滑膜全切的患者渗血较多,部分患者多达 500ml,建议放置闭式负压引流瓶。术后患肢常规用厚而大的烧伤纱布包扎,并用弹力绷带加压。术后口服非甾体抗炎药,可减轻肿胀、缓解疼痛,并增加关节活动范围,一般不使用止血药,50 岁以上患者加用抗凝药(低分子量肝素或利伐沙班),若有预防性使用抗生素,应术后 24 小时内停用。术后次日可开始股四头肌等长收缩锻炼、踝泵锻炼和直腿抬高功能锻炼。术后第二天开始循序渐进地进行膝关节屈伸活动,并打开伤口换药,观察切口情况及引流量,拔除负压引流管。术后两周拆线,一般 1 周之内要求关节活动度达 90°,两周之内超过 120°,术后 4 周应恢复至术前活动范围。需特别注意的是,还要根据不同的病因,采用相应的治疗,如类风湿关节炎患者要加用抗风湿等药物治疗,色素沉着绒毛结节性滑膜炎患者术后 1 个月开始进行膝关节局部放射治疗,总剂量 1200cGy,分 10 次进行。

六、术后常见并发症的预防与处理

1.感染 包括入路切口感染和关节内感染。尽管关节镜手术创伤小,手术操作迅速,加之有灌注液的冲洗,明显降低了感染率,但仍有感染发生的可能性。目前研究表明关节镜术后感染发生率为 0.5%~0.8%。预防感染要严格掌握无菌原则。术前消毒要彻底,下肢手术必须从止血带以下部分到足趾进行全下肢的严格消毒,不能按开放手术进行膝局部及周围消毒后再用无菌巾包脚,因为液体渗流到外面可将包脚的无菌巾渗湿,污染手术区。手术台铺单完毕后要加防水措施,一般用一次性无菌防水单再铺一层。手术时间长时术中可预防性加用抗生素。手术操作迅速,缩短手术时间,彻底冲洗,术中有效止血,防止术后关节内血肿也是预防感染的有效措施,同时术者也应采取无菌防水措施,穿防水衣和防水鞋。术后白细胞计数升高,患肢皮温升高,血 C 反应蛋白和红细胞沉降率明显升高,应迅速做细菌培养及药敏试验,先经验性使用抗生素,待药敏结果出来后选择敏感抗生素。若抗生素治疗 3 天无好转,可急诊行关节镜下灌洗引流术。

2.术后出血和关节内血肿 多见于术中软组织处理较多的手术,如关节镜下行膝关外侧支持带松解、粘连松解、滑膜切除等。利用高频电刀、射频汽化仪进行手术和术中止血，可以有效防止术后出血。同时，行这类手术时关节腔内应放置负压引流管，将积血引出。术后大烧伤纱布逐层加压，支具固定制动，局部冷敷等措施较为有效。对血友病性关节炎患者，术前术后要注意及时补充凝血因子至正常水平。

3.下肢静脉血栓和肺栓塞　下肢关节镜术后可出现下肢深静脉血栓，AANA 的统计报道其发生率为 0.1%，其中部分病例出现肺栓塞，最后导致死亡。临床医师应予以高度重视。下肢明显肿胀时可行血管 B 超检查以明确诊断。在预防方面，术中应缩短止血带使用时间，最长不能超过 90 分钟，术后鼓励早期活动患肢、进行踝泵锻炼等。对于年龄大于 50 岁的患者应使用低分子量肝素或利伐沙班预防血栓形成。

4.止血带麻痹　与使用止血带时间过长有关，超过 90 分钟者高发止血带麻痹，松止血带后再继续应用时更容易发生。轻者术后麻痹可在 3 天至 3 周内恢复，严重者将会造成肌肉和神经器质性损伤而难以恢复。因此，有效的预防措施能缩短止血带时间，第一次打止血带不应超过 90 分钟，术者应尽量在此期间完成手术，若实在有困难，至少间隔 15 分钟后再打止血带。

5.关节粘连僵硬　关节镜术后可发生关节粘连僵硬。术后早期合理进行功能锻炼康复可有效避免关节粘连。若粘连严重，膝关节僵硬明显影响活动，可行关节镜下松解术。

七、临床效果评价

类风湿患者的滑膜切除对关节有肯定的预防性保护作用，患者能获得满意的效果，关节疼痛和炎症得到明显缓解。所以对持续性关节肿胀及增生，X 线表现为 0 ~ 1 期的患者，6 ~ 12 个月的内科治疗无效，只有滑膜病变未影响关节间隙的患者要积极进行手术治疗。色素沉着绒毛结节性滑膜炎，分为弥漫性和局限性两种类型。对于局限性者，研究均表明术后效果较好，无论开放手术还是关节镜手术，局部手术后均无复发；对于弥漫性者，术后容易复发，复发率为 9% ~ 14%，建议术后 1 个月行局部放射性治疗，可大大降低复发率。血友病性关节炎滑膜全切术后，文献报道可以减少关节出血次数，缓解病情和减缓病变进展。滑膜软骨瘤病患者行关节镜手术，手术疗效好于单纯的游离体取出术。

227

第二节　关节镜下半月板损伤的治疗手术

一、半月板切除术

（一）适应证

1.半月板部分切除术（图 10-5）　适用于半月板撕裂较局限的纵裂、斜裂、横裂、活瓣样裂，以及范围较小的层裂和靠近游离缘的桶柄样撕裂。

2.半月板次全切除术 (图 10-5)

(1) 接近半月板滑膜缘的、大的纵行撕裂,不能缝合的撕裂。

(2) 半月板复合裂严重,但近滑膜缘的半月板组织较完整和稳定。

(3) 半月板层裂尚未裂至边缘。

(4) 一部分较大的斜裂。

3.半月板全切除术 (图 10-5)

(1) 严重的复合裂和退变性撕裂。

(2) 纵行撕裂口较大而且经常脱位于髁间,形成大的桶柄样撕裂,半月板明显变性失去活力,即使缝合也难以愈合。

(3) 层裂范围较广泛,而且已波及半月板周缘组织。

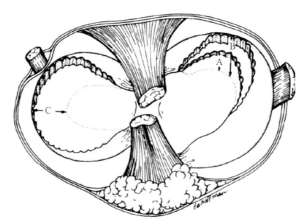

图 10-5 半月板切除范围示意图

A.半月板部分切除术;B.半月板次全切除术;C.半月板全切除术

(二)禁忌证

年老及重要器官病变不能耐受手术者。

(三)术前准备

连续硬膜外麻醉或全身麻醉,不建议使用局部麻醉。局部麻醉下,关节间隙不容易张开,患者一般只能耐受 20 分钟的下肢止血带时间,术中出血影响视野,增加难度。

(四)手术要点、难点及对策

1. 半月板部分切除术　大部分情况下,前内、前外侧入路即可完成。在行内侧半月板切除时,应将患膝置于轻度屈曲并强力外翻位,膝关节屈曲约 10° 即可,这时助手协助尤为重要,助手一手掌置于膝关节外侧向内推,另一手自内侧握住足跟向外拉,也可以同时外旋小腿。切除外侧半月板时,将患膝摆成 "4" 字征,并在膝内侧稍向下压。在操作过程中,首先,要仔细对半月板行全面探查,确定采取何种切除方式,以免漏诊和误切;其次,在完成半月板部分切除后,还应该用探钩对剩余半月板行再次探查,有时需要适当敲打后方,以防有半月板碎片藏在腘肌腱等间隙内。内侧半月板损伤多在体后部，因此多数的操作都是关节镜在前外侧入路、半月板切钳在前内侧入路来完成的。外侧半月板损伤多在体部，关节镜入路和器械入路一般要互相交换。半月板部分切除的难点在于确定半月板撕裂的类型及切除的范围，尤其是内侧半月板后角和根部的撕裂。应根据半月板撕裂的不同类型和撕裂范围决定切除范围，一般来说，以尽量保留半月板组织，减少切除范围为原则，但不能为此遗留病损在关节内，否则术后患者症状难以消除。对于放射状撕裂，可以弧形切除包括撕裂在内的部分半月板；对于分层撕裂，可以将不稳定的、较薄的一层切除；对于纵行撕裂，可以将靠近游离缘的部分进行切除（图 10-6）。

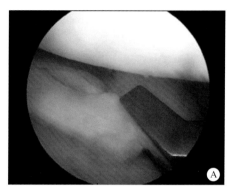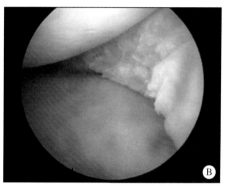

图 10-6 内侧半月板纵行撕裂部分切除

2. 半月板次全切除术 在全面仔细探查基础上，尽快决定是整块切除还是采取碎切法。镜下注意保持视野清晰，使被切除的半月板的撕裂片段与将要保留的半月板间连接处始终保持在视野内，尽量使切除过程均在直视下进行。在使用钩刀时应注意防止误伤关节内正常的组织结构和后方的血管、神经。在取出整块半月板片段时，应适当扩大皮肤切口，钳子要夹牢，以免夹持物脱落到关节内或皮下，从而寻找困难。

3. 半月板全切术 随着对半月板重要性的认识，在临床实际中尽量缝合和保留半月板，极少需要行半月板全切术。实在无法保留需要全切时，应在操作中保持视野清晰，及时用刨削吸引系统清除半月板碎片，避免残留，尽量保留冠状韧带和前后角附着点，为将来的半月板移植术留作解剖标志。

（五）术后监测与处理

术后患肢常规用厚而大的烧伤纱布包扎，并用弹力绷带加压，支具固定。术后口服非甾体抗炎药，可减轻肿胀、缓解疼痛，并增加关节活动范围，术后次日可开始股四头肌等长收缩锻炼、踝泵锻炼和直腿抬高功能锻炼。术后第二天开始循序渐进进行膝关节屈伸活动，并打开伤口换药，观察切口情况及引流量，拔除负压引流管。术后 2 周拆线，一般 1 周之内要求关节活动度达 90°，4 周达 120°，接近术前活动范围。术后 2 周点地负重，2～4 周部分负重，4～6 周逐渐完全负重，半年后可下蹲和参加运动。

229

（六）术后常见并发症的预防与处理

常见并发症包括感染、关节内出血、下肢静脉血栓、关节僵硬等，按照如前所述常规关节镜术后对症处理即可。

（七）临床效果评价

虽然半月板部分切除后的功能比全切术好，但最终结果仍不理想。Bellier 等随访了 19 例行关节镜下部分半月板切除的患者，随访时间为 10 ~ 15 年，发现有极大比例的患者在行半月板中央部分切除术后有关节外侧症状；Smith 等也在 43 例膝关节中发现了同样的结果，随访 6 年后，有 40% 的患者诉症状反复或加剧。有研究发现，膝关节负重时 70% 的压力由半月板承担，而膝关节 90° 屈伸时，半月板则承担 85% 的压力，因而胫骨平台所承受的压力就大大降低，对关节软骨起到了保护作用，可以防止其发生退变。当半月板全切后，胫骨平台的峰值压力可以上升 2 倍，并将造成软骨退变，而且半月板切除的范围大小与胫骨平台承受的峰值压力成正比，也和关节软骨的退变程度成正比。另外，还有学者认为，半月板的压力感受器能够传递本体感受信号进而支配大腿屈伸肌群的力矩。半月板部分切除时，分布于其中的压力感受器减少，导致传入脊髓中枢神经的本体感受信号无论是数量还是质量都大打折扣，支配大腿肌肉的运动神经元功能下降，最终导致大腿肌肉力量下降和关节内压力增加，进而继发骨关节炎。因此，建议术中尽量保留、清理、平衡和修复健康的半月板组织。

二、半月板缝合修复术

（一）适应证

1. 半月板红区或者红白区的单纯撕裂。
2. 新鲜的桶柄样撕裂。
3. 半月板组织质量好，无变性。
4. 距离损伤时间越短越好。
5. 年龄小于 45 岁（相对适应证）。

（二）禁忌证

1. 半月板白区撕裂。
2. 陈旧性、较大范围的桶柄样撕裂，半月板组织已失活。
3. 患者年纪大，重度骨关节炎，软骨磨损明显，半月板修复无意义。

（三）术前准备

常规关节镜手术准备，连续硬膜外麻醉或全身麻醉，不建议使用局部麻醉。患者取仰卧位，术中根据情况变换患肢体位。

（四）手术要点、难点及对策

1. 由内向外缝合　是缝合针带线自关节内向关节外穿过损伤的半月板的方法，需要附加切口，在关节囊外打结。穿缝合针时，注意不要损伤皮下神经支。应用特制长缝合针和配套系列导管进行手术，操作简便，价格便宜。特制长缝合针长 30cm，直径 1mm，针体具有一定刚度，弹性好，针尾部有一穿线针眼，系列缝合导管为长 20cm、直径 4mm 的 316-L 不锈钢管，中远端 1/3 部为椭圆手柄，便于拇指、示指捏持。为适应关节镜下半月板不同损伤部位的缝合，套管远端分别弯成 0°、15°、30°、45° 的弧度，套管开口部为 45° 斜面。缝合时，先用套管确定进针部位，缝合针穿入套管，针尖稍穿出套管口。穿刺半月板时，套管斜面扣向膝关节半月板表面，助手迅速将穿刺针刺入，穿刺角度应在 30° 以内，否则穿刺针将穿向胫骨平台。缝合针经皮肤穿出并将缝合线带出。穿刺针第二次经套管带入另一端缝线时，将缝线拉向套管弧度的内侧，穿刺针尽量经套管弧度外侧穿过，防止在套管内戳断缝线。缝线在关节外皮下打结时，要在关节镜监视下反复提拉，用力均匀，以防打结松动或者拉断缝线。

2. 由外向内缝合　是指缝合针带线自关节外向关节内穿过损伤半月板的方法，同样需要附加切口，在关节囊外打结。常规采用膝关节内外侧小切口。镜下用缝合针由外向内穿过撕裂处，将缝线带入关节内。间隔 3～5mm 缝合一针，缝线在皮下打结固定。MM-Ⅱ是临床常用的由外向内缝合器械，包括两个直针、两个弯针及两个普通穿刺针芯和两个尖端带袢的穿刺针芯。用 MM-Ⅱ进行缝合时，需在缝合部位做辅助切口，长度约 1cm，钝性分离至关节囊层。先用注射器由外向内穿刺确定缝合部位，然后将第一枚 MM-Ⅱ缝合针由外向内穿入关节并贯穿撕裂口，顺第一枚缝合针插入尖端带袢的针芯，针芯进入关节后袢会自动张开。水平缝合时，距离第一穿刺点 3mm 左右插入第二枚穿刺针，同样贯穿半月板撕裂口并将针穿入第一枚针的袢，沿第二枚穿刺针引入Ⅱ号普迪斯线 (PDS-Ⅱ线)，回抽第一枚针的针芯，利用袢将 PDS-Ⅱ线带紧，将第一枚穿刺针连同带袢针芯一起回抽将 PDS-Ⅱ线带出关节，抽出第二枚穿刺针，将 PDS-Ⅱ线的两尾端打结完成一次缝合。MM-Ⅱ缝合同样可以进行垂直褥式缝合，此时两个穿刺针应分别位于纵行撕裂口的滑膜缘侧和游离缘侧或分层撕裂的上下缘 (图 10-7)。MM-Ⅱ可用来缝合半月板前角、体部和后体部的撕裂。硬膜外穿刺针的缝合方法与 MM-Ⅱ相似，由于缺少了带袢针芯，需要用两根 PDS-Ⅱ线进行过线操作，步骤略显复杂。

231

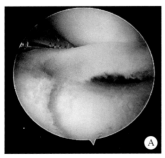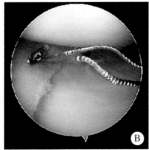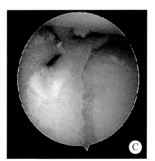

图 10-7　由外向内缝合半月板桶柄状撕裂

3. 全内缝合　全内缝合技术经历了三代产品，包括早期的可吸收半月板及目前临床应用广泛的 Fast-fix 和 Rapidloc，当然我们也可以用缝合钩进行半月板的全内缝合。Fast-fix 是美国公司生产的一种半月板全内缝合修复器械，由手柄及缝合部件两部分组成，缝合部件包括两个 5mm 的条形 SMM 多聚体固定锚以及带有预打结的可滑动 0 号不吸收聚酯编织线，这一缝合部件装配在与手柄相连接的穿刺针内。穿刺针外有白色限深套管，缝合时需将限深套管剪去 14 ～ 16mm 作为限深刻度，然后将 Fast-fix 穿刺针连同白色限深套管通过一个蓝色的单侧开口的工作套管插入到关节内，去除蓝色工作套管，将 Fast-fix 穿刺针继续刺入。Fast-fix 能够通过半月板的胫骨面或股骨面进行穿刺。将弯曲的穿刺缝合套件的尖端向下刺入半月板，随后恢复为尖端向上继续穿刺，直至限深套管末端顶住半月板，在 5° 范围内旋转穿刺缝合针，以使固定锚留在半月板外侧，回抽 Fast-fix 穿刺针释放第一枚固定锚。然后确定第二穿刺点，将 Fast-fix 穿刺针从第二穿刺点刺入直至限深套管末端，推动手柄上的按钮将第二枚固定锚推到穿刺缝合针的尖端，同样 5° 范围内轻轻旋转穿刺缝合针，抽出缝合穿刺针释放第二枚固定锚，同时将缝线尾端带出关节。拉紧缝线末端，预打结就会向前滑动，逐渐闭合半月板的撕裂口，此时为防止固定锚脱出，可用髓核钳顶紧缝合部位的半月板作为对抗力，拉紧缝线时应持续用力直至撕裂口靠紧 (图 10-8)。

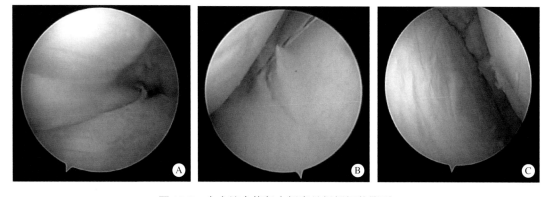

图 10-8　全内缝合修复内侧半月板桶柄状撕裂

用 Fast-fix 缝合半月板时，可采用垂直缝合法和水平缝合法。前者适用于纵行撕裂及分层撕裂，后者适用于纵行撕裂及放射状撕裂。以纵行撕裂为例，垂直缝合时，第一穿刺点位于撕裂的滑膜缘侧，第二穿刺点位于撕裂的游离缘侧。而水平缝合的两个穿刺点则都位于撕裂的游离缘侧。对于分层撕裂，如果撕裂波及白区，应先将白区做部分切除，然后在撕裂口的上下分别选取穿刺点进行缝合；对于放射状撕裂，在撕裂口的两侧红 - 白区部位分别穿刺进行缝合，然后将白区没有缝合拉紧的半月板部分切除。无论采用垂直缝合还是水平缝合，两针之间的距离应控制在 4mm 以内。另外，在进行缝合时，应设法保持穿刺缝合针与缝合的半月板部位垂直，这一点可以通过变换穿刺针的入路实现。

Spectrum 缝合钩是 Linvatec 公司生产的用于肩袖缝合的关节镜手动器械。由一个带滚轮的手柄和不同方向的空心缝合钩组成，可根据实际情况将不同方向的缝合钩与手柄装配使用。它可以用来缝合半月板的后角、体部或前角。缝合时，穿刺缝合钩从半月板撕裂的游离缘侧刺入，从滑膜侧穿出，通过滚轮将 PDS-Ⅱ线引入关节，退出缝合钩，用引线器将

PDS-Ⅱ线的尾端从同一入路带出关节，关节内打结收拢半月板裂口，完成缝合，用剪线器剪去多余的缝线（图10-9）。

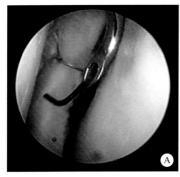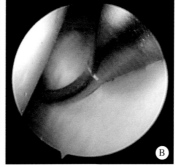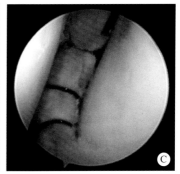

图10-9　缝合钩全内缝合半月板

究竟采用哪种方法缝合半月板，除取决于半月板损伤的部位、类型外，手术医师的经验也是操作成功与否的重要因素。熟悉某种缝合方法的医师，往往可以用一种缝合方法完成绝大部分不同部位、类型半月板损伤的缝合。笔者一般根据情况采用 Fast-fix 和由外到内的缝合技术联合使用，半月板前角撕裂一般采用由外到内的缝合技术即可，后角撕裂则采用全内缝合方法，对于波及前角至后角的桶柄状撕裂，则需联合使用上述两种缝合方法。因此，应以掌握一两种缝合方法为主，不断总结经验，提高操作技能，再辅以其他缝合方法，适应一些特殊情况下的要求。

4. 促进半月板愈合的方法

(1) 撕裂缘新鲜化及滑膜刮擦：在半月板缝合之前，对撕裂的半月板边缘进行新鲜化处理可以提高愈合率，这一步骤可以通过电动刨削刀和半月板锉来完成。对于邻近滑膜缘的撕裂，通过刮擦滑膜和半月板可以激发其增殖反应，并促进某些生长因子如 bFGF、VEGF、IL-1 等的释放。这种增殖反应能够延伸至半月板的表面甚至无血运区，因此通过滑膜刮擦，能够有效促进半月板撕裂的愈合。

(2) 带蒂滑膜瓣植入：在动物实验中，将半月板撕裂部位与关节囊相连的滑膜瓣游离后形成带蒂滑膜瓣，并将滑膜瓣缝合充填于撕裂裂口，3个月后半月板撕裂被纤维软骨样组织充填。虽然这种充填物在生物学性能上无法与正常半月板组织相比，但其组织强度和生物力学性能能够满足半月板的充分愈合。

(3) 建立血管通道：有学者尝试在完成半月板撕裂新鲜化后，用 2mm 克氏针从关节外向半月板撕裂处反复穿刺，并认为这一步骤能够促进从滑膜缘到半月板裂隙的血管通道的建立，增加半月板撕裂部位的血液供应，促进半月板愈合。

(4) 纤维血凝块植入：半月板红区撕裂时，局部出血形成纤维血凝块，后者在半月板撕裂愈合中发挥支架作用，研究发现这种纤维血凝块还能够释放细胞因子，趋化成纤维细胞。在细胞因子和应力作用下，纤维血凝块中的细胞转化为成软骨细胞并分泌胶原和软骨基质，最终半月板裂口为纤维软骨组织充填，半月板撕裂得以修复。因此，如果外源性将纤维蛋白血凝块植入半月板撕裂部位，有可能模拟半月板红区撕裂的自然愈合过程。冯华等取患

233

者自体静脉血 50ml 在体外制备成纤维血凝块，通过 5.5mm 工作通道将纤维血凝块送至半月板胫骨面裂口处，并用 Outside-in 技术将纤维血凝块固定于该部位，据认为该方法可有效促进半月板撕裂的愈合。

(5) 细胞因子在促进半月板愈合中的作用：研究发现，某些细胞因子如 PDGF、TGF-β、bFGF 等对半月板内细胞的新陈代谢有着促进作用，有学者认为这些细胞因子的缺乏可能是半月板撕裂后难以自行愈合的原因。如果能够外源性补充这些细胞因子，可能会促进半月板损伤的愈合。

（五）术后监测与处理

关节镜术后常规处理。术后次日可开始进行股四头肌等长收缩锻炼、踝泵锻炼和直腿抬高功能锻炼。术后第二天开始循序渐进地进行膝关节屈伸活动，并打开伤口换药，观察切口情况及引流量，拔除负压引流管。术后 2 周拆线，一般半月板前后角损伤 1 周之内要求关节活动度达 90°，4 周达 120°，接近术前活动范围。桶柄样撕裂的患者建议佩戴可调节膝关节支具固定，膝关节活动度第一周活动达 30°，第二周达 60°，第三周达 90°，第四周达 120°。术后 2 周点地负重，2 ~ 4 周部分负重，4 ~ 6 周逐渐完全负重，半年后可下蹲和参加运动。

（六）术后常见并发症的预防与处理

常见并发症包括感染、关节内出血、下肢静脉血栓、关节僵硬等，最多见的是关节内感染。预防感染要严格掌握无菌原则。术前肢体消毒及器械消毒要彻底，手术台铺单完毕后要加防水措施。手术时间长时术中可预防性加用抗生素。手术操作迅速，术中有效止血，缩短手术时间，结束时冲洗彻底。术后发生感染，先经验性使用抗生素，待药敏结果出来后选择敏感抗生素。同时，可置管冲洗引流，冲洗液中加抗生素，治疗 3 ~ 5 天无好转，可急诊行关节镜下清创灌洗引流术。

（七）临床效果评价

影响半月板愈合的主要因素是年龄、损伤时间及半月板撕裂情况和缝合技巧等。文献报道 40 岁以下半月板愈合率高于 40 岁以上者，新鲜半月板损伤愈合率高于陈旧者。

半月板撕裂的形态及数量也会影响愈合率，如复杂型撕裂比垂直纵裂的不愈合率明显增高；多处撕裂的不愈合率也明显高于单处撕裂者；裂口越长，不愈合率也越高。红区及红-白区的撕裂愈合率显著高于白区撕裂。文献报告对于有血运区的半月板撕裂，缝合后愈合率虽然可高达 90%，但仍有约 10% 的不愈合率。而无血运区的损伤不愈合率则更高，O'shea 等报告白区半月板撕裂经关节镜下缝合后完全愈合率仅为 49%。因此，在对半月板进行缝合修复时，应当采取必要的措施来提高愈合率。

文献报道关节镜下由外向内缝合半月板疗效有 87% 达到优良效果，在随访中行第二次关节镜复查，84% 的缝合后半月板达到愈合。另一组包括 167 例患者的 178 次半月板修复手术的病例中，随访时用关节造影和关节镜来判断半月板的愈合情况，结果显示有 61.8%

的半月板愈合率。该研究分析了可能会影响半月板愈合率的 11 个因素，发现半月板周围缘狭窄 (0 ～ 2mm) 和同时行前交叉韧带重建这两个因素与半月板愈合具相关性。

Cannon 报道了 210 例半月板修复手术，其中 79 例同时行前交叉韧带重建，112 例患者经第二次关节镜检查，39 例在 6 个月时行关节造影。结果显示半月板有 72% 的愈合率。半月板边缘厚度＜ 4mm，损伤 8 周以内，同时行前交叉韧带重建者半月板修复效果最好，半月板边缘厚度＜ 2mm 时失败率为 10%，厚度＜ 4mm 时失败率为 26%，厚度为 4 ～ 5mm 时失败率为 50%。撕裂的长度也与愈合能力有关，撕裂长度＜ 2cm 时不愈合率为 20%，长度＞ 4cm 时不愈合率为 58%。同时发现，使用纤维蛋白凝块可提高愈合率。

三、其他半月板手术方法

(一) 同种异体半月板移植

1984 年 Milachowski 首次进行了同种异体半月板移植术。30 余年来，大量文献报道了应用这一方法治疗半月板缺失的临床效果。适应证包括半月板全切术后；单间室疼痛；年龄小于 50 岁；软骨退变三级以下；膝关节稳定性好；膝关节力线正常；预防性半月板移植。禁忌证包括：严重的骨关节炎；软骨退变超过四级；扁平髌和明显骨赘形成；膝关节不稳定；膝关节力线不良；存在膝关节感染病史；广泛膝关节疼痛。根据同种异体半月板的保存方法，移植物可以分为新鲜冷冻半月板、深低温冷冻半月板、冻干半月板、甘油冰冻半月板、新鲜同种异体半月板培养等。半月板移植之前应进行移植物的匹配，用带标尺的标准正位片测量半月板宽度，用 CT 扫描测量前后径。内侧半月板移植采用双骨栓移植技术，外侧半月板移植则采用骨桥技术。在 Fukushima 等的一组异体半月板移植病例中，95% 的患者获得了满意的近期临床效果。但 Verdonk 等认为，尽管半月板移植近期效果尚满意，但从术后第 4 年开始失败率明显增加。在 Noyes 等的报道中半月板移植的失败率高达 44%。有学者总结认为，同种异体半月板移植术在术后 5 年内效果无显著差异，此后退变明显。文献报告的同种异体半月板移植失败率平均约为 20%，失败原因除生物及生物力学因素外，更与关节软骨的退变有关。因此，同种异体半月板移植开展 30 余年来，依然是骨科医师面临的难题。如何促进半月板微结构及微环境的重建，改进术后功能，仍需继续研究。

(二) 自体肌腱移植重建半月板

1992 年 Kohn 等首先在动物实验中利用自体肌腱重建半月板，结果显示肌腱可纤维软骨化，提示自体肌腱在重建半月板方面具有可能性，其不仅塑形性好，而且无需考虑组织相容性。自体肌腱的选择包括半月板股骨韧带、股四头肌肌腱等。相对于异体半月板移植，自体肌腱重建半月板具有取材方便、塑形性好、无排异风险等优势。如果能够明确自体肌腱在体内转化为纤维软骨需要怎样的应力刺激以及涉及哪些细胞因子等问题，自体肌腱移植重建半月板将会拥有更为广阔的应用前景。

（三）组织工程半月板

半月板组织工程的三大要素包括半月板种子细胞、半月板支架和细胞因子。首先选取合适的种子细胞并在体外大量扩增，然后将其与适当的支架材料结合，外源性加入各种细胞因子，刺激细胞外基质的产生，形成类似于人体的半月板组织。能够用于组织工程半月板的种子细胞包括自体半月板纤维软骨细胞、成纤维细胞、关节软骨细胞、滑膜源性干细胞、间充质干细胞等。其中，骨髓间充质干细胞(BMSCs)具有来源充足、取材方便、有多向分化能力、易于增殖等优点，被认为是最理想的种子细胞。支架材料根据来源分为天然生物材料(胶原、藻酸盐、琼脂糖凝胶等)、人工合成高分子材料(聚乙醇酸、聚乙酸、聚磷酸钙纤维等)和复合材料。理想的支架材料应具有良好的生物相容性、高孔隙三维结构、可降解性及良好的生物力学机械性能等。完全符合条件的理想支架材料尚未出现，很多材料仍在研究阶段。随着材料学的进步，将来可能会研制出理想的半月板组织工程支架材料，这将为组织工程半月板修复半月板损伤带来新的希望。

第三节　关节镜下胫骨髁间棘撕脱性骨折固定术

一、适应证

适应证包括 Meyers-McKeever 分型 Ⅱ 型和Ⅲ型陈旧性、新鲜性胫骨髁间棘骨折(图 10-10)。

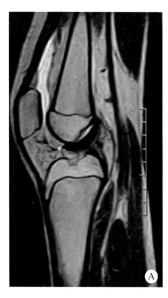
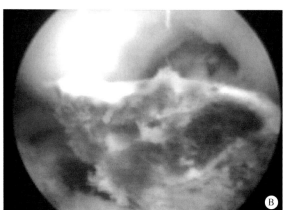

图 10-10　Meyers-McKeever Ⅲ型骨折：骨折块完全游离于骨床之上

二、禁忌证

相对禁忌证：Ⅰ型髁间棘骨折一般保守治疗即可。

三、术前准备

1.关节镜常规术前准备　包括完善相关检查、备皮、禁食水 6 小时、标记手术部位，肌内注射苯巴比妥、阿托品药物等，根据抗生素使用原则决定是否预防性使用抗生素。术前拍摄膝关节 X 线片，必要时行 CT 检查。

2.麻醉　一般采用连续硬膜外麻醉，全身麻醉仅适用于年龄较小、术中不予配合的儿童患者。

四、手术要点、难点及对策

连续硬膜外麻醉，患者取仰卧位。标准膝关节前外侧、前内侧入路，冲洗关节腔，依次探查。注意半月板前角及膝横韧带有无嵌入骨折间隙，将嵌入的组织钩出或切除，探钩或刮匙试行骨折复位。在胫骨结节内侧做一长约 1cm 切口，ACL 胫骨定位器设定角度为50°，于定位器引导下在距骨折块的两侧 2～3mm 处分别钻取直径为 4.5mm 的骨隧道，两骨隧道间保留 5～10mm 的骨桥。清除松质骨碎屑，使用Ⅱ号普迪斯线 (PDS-Ⅱ) 作为牵引线，双股强生部分可吸收线 (Orthocord 缝线) 作为固定线，用带孔导针经两个骨隧道分别将固定线和牵引线带入关节腔内，将缝线从前内侧入路中拉至关节腔外，用肩关节镜的穿刺带线器 (Penetrator) 由内向外穿过 ACL 基底部将牵引线穿过 ACL 基底部并带出关节腔，关节外牵引线和固定线打结，在牵引线带动下将固定线拉至骨隧道的胫骨端外，使固定线骑跨 ACL 基底部骨折块的上方。关节外拉紧固定线两端，关节镜下见骨折复位良好，屈膝 30°，骨隧道胫骨端外缝线打结，先打一个滑结，然后逐步收紧缝线，再打五重方结，如合并其他损伤一并进行处理。活动关节确定髁间无撞击、骨折复位固定可靠、ACL 松紧度良好后，冲洗关节腔，置引流管 1 根，弹力绷带包扎，伸膝位膝关节支具固定 (图 10-11)。

对于骨骺未闭的儿童患者，需采用骺板近侧缝线固定，先用注射器针头确定骺板的位置，在其近端用硬膜外穿刺针由胫骨内侧面向髁间棘骨折块外侧穿出。确定位置良好后将Orthocord 缝线从硬膜外穿刺针内导入关节，从内侧入路用穿刺带线器由内向外穿过 ACL基底部，抓住 Orthocord 缝线，从内侧入路带出，再用硬膜外穿刺针从第一根线的外侧穿入，从骨折块外侧穿出，将第二根 Orthocord 缝线导入关节，并从内侧入路拉出，将其尾端与第一根缝线尾端打结，牵拉第二根缝线，直至线结拉出，去除第二根缝线，将第一根缝线打结，关节镜下监视骨折复位情况。我们也用双股 PDS 线做儿童髁间棘骨折的固定，同样取得了满意的效果 (图 10-12)。

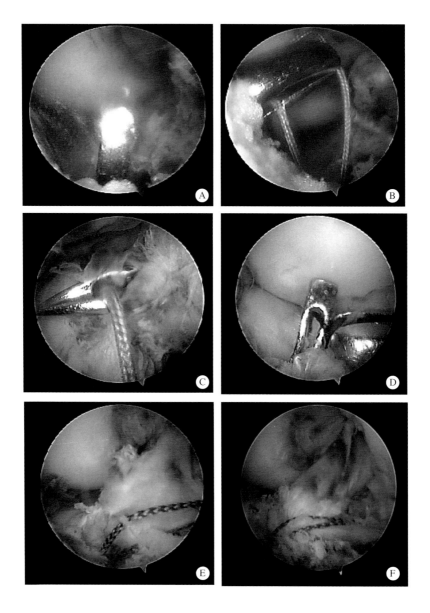

图 10-11　成人髁间棘骨折的缝线固定方法

　　如撕脱骨折块的韧带前方部分较小，则骑跨固定可能比较困难或者不可靠，笔者在关节镜缝合钳或者头端弯曲的腰椎穿刺针的配合下，缝线交叉穿过 ACL 基底部，对骨折进行 8 字形固定。对于Ⅲ型骨折，可再使用一根 Orthocord 缝线进行加强固定，使其在第 2 根缝线的后方穿过 ACL 基底部。对于Ⅳ型骨折，先使用一根缝线穿过 ACL 基底部，再用缝线缝合固定前方的碎裂骨块，尽量使每一块骨折块都得到可靠固定。

　　对于陈旧性骨折，如 ACL 正常，可以清理骨折端和骨床，去除硬化骨至新鲜骨面暴露后再行固定，但不宜去除骨质过多，否则将影响复位及骨折面的良好接触，不利于术后骨折愈合；如韧带挛缩过短，术中牵张稍能恢复长度或将骨床稍后移再行固定；如韧带过松

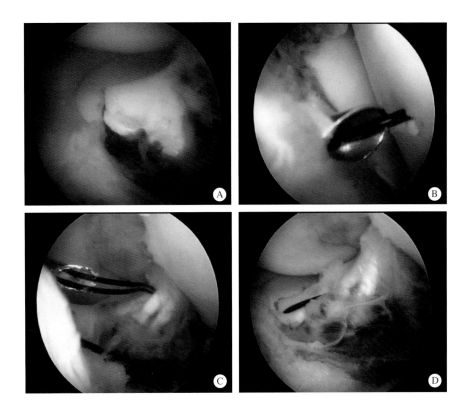

图 10-12 儿童髁间棘骨折双股 PDS 缝线固定方法

239

可采取过度复位的方法；前两种情况在反 Lachman 试验状态下收紧缝线固定骨折。

　　某些陈旧性骨折，骨折当时仅有前方撕脱性骨折，髁间棘后部骨质尚连续，在 ACL 的牵拉下，骨块前端明显上翘，形成陈旧性瘢痕连接，若仅仅清理骨折前部翘起的软组织而不将后方连续处弄断，骨块仍将上翘，难以复位。遇到此种情况更应慎重，因为此种情况下其后部的骨折缘已经很靠后，加上 ACL 对视野的阻挡，不宜观察后方情况，处理时还要注意避免损伤后部结构。笔者建议，这种情况下若前交叉韧带附着良好，张力尚可保持前向稳定，同时患者以膝关节伸直受限为主要症状，施以髁间窝成形术，改善膝关节伸直活动度即可。

五、术后监测与处理

　　术后冰袋冰敷患处，第 1 天开始踝泵、直腿抬高功能锻炼，每天活动髌骨以防关节粘连，休息时伸膝位支具固定。第 2 天开始屈膝练习，屈膝角度前 3 周内控制在 30°，术后 3 周至 60°，第 4 周后至 90°，6 周后至 120°，术后 12 周内关节活动度达正常。术后 8 周开始在支具保护下负重行走，12 周后开始去支具负重行走。合并胫骨平台骨折及后交叉韧带断裂的患者屈膝锻炼适度加快，粉碎性骨折及固定相对不可靠者屈膝锻炼适度延缓。

六、术后常见并发症的预防与处理

术后需注意预防感染、术后骨折不愈合、膝关节僵硬等。术中需要注意严格无菌操作，骨折块要固定牢靠，彻底清除骨块间隙的软组织瘢痕等，术中要制订康复锻炼计划，循序渐进，避免关节僵硬。

七、临床效果评价

相对于开放手术，关节镜下治疗具有损伤小、术后粘连轻、功能恢复快等优点，并能处理关节内合并损伤，已成为目前手术治疗的首选方法。骨折固定的方法主要有缝线固定、钢丝固定和螺钉固定。螺钉固定和缝线固定在力学上各有优缺点，两者还可联合应用，都能取得良好效果。螺钉固定需要一定的骨块大小，骨块破碎或过小固定较为困难，螺钉置入的过程中可能拧碎骨块，且多需二次手术取出螺钉。钢丝柔顺性差且容易断裂，钢丝固定容易发生钢丝切割甚至造成再骨折。缝线固定比螺钉固定更具有生物力学上的优势，不仅固定牢靠，也不需要二次手术取出。因此，ACL胫骨止点撕脱骨折大多采用关节镜下缝线固定，即使是未愈合的陈旧性骨折也能取得满意疗效。

第四节　前交叉韧带重建术

一、适应证

1.前交叉韧带损伤存在关节前向功能不稳者，即不能满足患者需要的关节功能，不能达到伤者理想的生活和运动水平。

2.前交叉韧带损伤同时存在半月板损伤需进行半月板修复手术的，因为没有满意的关节稳定，修复半月板难以愈合。

二、禁忌证

1.相对禁忌证　50岁以上的患者是否选择重建，需要考虑韧带损伤前关节的退变程度和功能情况，退变严重的患者倾向于二期选择关节置换手术。

2.绝对禁忌证　年老及重要器官病变不能耐受麻醉及手术者。

三、术前准备

1.关节镜常规术前准备　包括完善相关检查、备皮、禁食水6小时、标记手术部位，肌内注射苯巴比妥、阿托品药物等，根据抗生素使用原则决定是否预防性使用抗生素。术前行膝关节 X 线、MRI 检查。

2.麻醉　一般采用连续硬膜外麻醉或神经阻滞技术麻醉，全身麻醉仅适用于年龄较小、术中不予配合的儿童患者。

四、手术要点、难点及对策

(一) 肌腱的准备

移植物的获取及准备：根据患者的需求选自体腘绳肌或异体胫前肌。

1.自体腘绳肌　自同侧胫骨结节下内侧行 3.0 ～ 4.0cm 直切口，显露鹅足腱，翻开缝匠肌腱膜，显露半腱肌肌腱和股薄肌肌腱，分别将肌腱游离端套入肌腱剥离器，屈膝 90°，牵拉肌腱游离端，上推剥离器，将肌腱与肌腹分离，取出肌腱，去除残留肌组织，肌腱长度在 26cm 左右。将取下的半腱肌肌腱、股薄肌肌腱各折叠为两股，用爱惜邦 2 号不可吸收线编织缝合两端约 3cm，测量移植腱直径，其直径一般为 6.5 ～ 8.0mm，长度约为 13cm。对折后的另一端用爱惜邦 5 号不可吸收编织线套住，用 2-0 蓝色可吸收线缝扎或亚甲蓝在此端 3cm 处做标记。肌腱在 80N 的预张力下牵拉 10 分钟。自体腘绳肌处理见图 10-13。

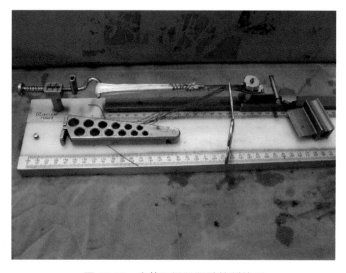

图 10-13　自体腘绳肌肌腱的预处理

2.异体胫前肌　助手取深低温保存的同种异体胫前肌肌腱 1 条，在常温下加庆大霉素和地塞米松各 1 支的生理盐水中复温，做适当的修整。其长度为 28cm 左右。对折为两股，长度为 14cm 左右，直径 7.0 ～ 8.0mm。用爱惜邦 5 号不可吸收缝线编织缝合肌腱两断端约 3cm，对折后的另一端用爱惜邦 5 号不可吸收线编织线套住，在对折端用 2-0 蓝色可吸收线缝扎或亚甲蓝在 3cm 处做标记。80N 预牵张 10 分钟。异体胫前肌的处理见图 10-14。

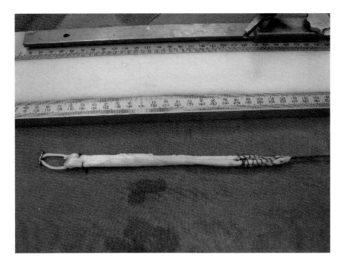

图 10-14　异体胫前肌肌腱的预处理

(二)骨隧道定位技术

1.胫骨隧道定位技术　在镜下准确定位胫骨隧道,需要适当清理前交叉韧带的胫骨残端。目前,多数学者主张保留胫骨残端,以利于重建韧带的血管化和本体感受重建。此时可以将前交叉韧带胫骨定位器(点对点定位器)的尖端插在残端的中点稍偏内侧。如果残端已经消失或被清理干净,也可以找到胫骨止点的足印(footprint),同样将定位器尖端定位于足印的中点稍偏内侧。胫骨隧道和股骨隧道的定位是前交叉韧带重建成功的关键,应该特别注意。

2.股骨隧道定位技术　比较而言,股骨隧道的定位更为困难,也存在诸多争论,对于前交叉韧带股骨止点的研究从未中断,从等长点到解剖点,从单束重建到双束重建,前交叉韧带重建的技术在争论中不断发展。应该说,没有一种技术是完美无缺和不可替代的,除去我们此处所说的诸多标准,应该针对不同患者进行个体化重建,通过三维 CT 技术确定韧带止点,通过导航定位胫骨和股骨隧道也许是可行的。目前而言,股骨隧道的定位方法可以分为两大类:Transtibial 技术和 AM 技术。

(1)Transtibial 技术(TT 技术,经胫骨隧道定位):即前交叉韧带单束重建术。先标准经前内外侧入路进镜检查关节腔,确认前交叉韧带断裂情况,术者对前交叉韧带残端粗略地刨削,保留部分前交叉韧带,同时处理破裂的半月板,有髁间窝狭窄者做髁间凹成形。屈膝 90°位,先行胫骨隧道定位:用前交叉韧带胫骨隧道定位器定位,一般进针点在胫骨结节内侧 1~3cm 处,与胫骨成 50°角,而出针点在前交叉韧带胫骨止点纤维的中心或外侧半月板前角和内侧髁间棘连线的中点,导针出针后紧靠后交叉韧带(图 10-15)。

用移植物直径大小的钻花钻出胫骨隧道,股骨隧道定位采用 Transtibial 技术进行,使用经胫骨隧道导向器在股骨侧定位,其股骨定位点在髁间窝外髁后壁 11:00(右膝)或 1:00(左膝)处,髁间嵴以下在能保证骨道后壁完整的前提下,尽可能向后接近过顶点处。打导针后根据移植物直径钻股骨隧道 3cm。再用 4.5mm 直径空心钻钻通股骨隧道至对侧股骨皮质。将带孔导针穿爱惜邦 5 号线并打结成环,在关节镜监视下由前内侧入口在膝屈曲

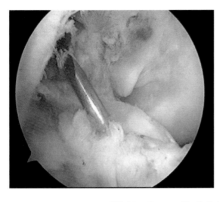
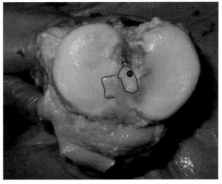

图 10-15　TT 技术定位胫骨隧道（红色标记）

90°时将此导针引入股骨隧道内，并从大腿前外侧穿出，将针尾的线环留置在胫骨隧道口外；然后将编制好的肌腱从胫骨端隧道口引入，经关节腔穿入股骨外髁隧道，由股骨隧道引出。移植物股骨端根据股骨隧道长度不同选择不同长度的 Endobutton 钢板或者横穿钉系统固定。

当采用 Endobutton 钢板时，在关节镜下，当肌腱远端 3cm 处标记到达股骨隧道内口时，再向内拉入 6~8mm，此时表明钢板已经全被牵拉出骨道外，将翻转牵引线向外牵拉，使钢板旋转与骨面平行，再将移植肌腱回退 6~8mm，钢板即可平行于骨皮质横架嵌压在骨道外口上而起到固定作用。股骨端定位非常关键，如果定位点过高，Endobutton 就会过于偏前，甚至在术中可以在髌上囊看到，过高的定位会造成韧带撞击髁间凹前壁而导致重建的韧带断裂（图 10-16）。

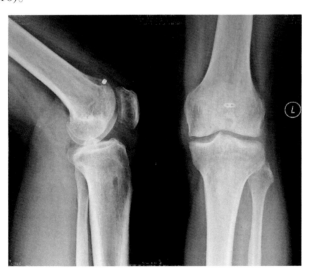

图 10-16　股骨点定位过高，Endobutton 偏前

当股骨段采用交叉横穿钉固定时，先将横穿钉固定定位系统从前内侧入口插入关节腔，进入股骨隧道，安装好交叉固定空心钉，并用电钻垂直打入股骨隧道横穿钉道内，去除横穿钉固定定位器械，镜下可见交叉隧道与股骨隧道相通，然后再引入移植肌腱进骨隧道。

移植肌腱完全就位后，先行股骨侧钢板或横穿钉固定，再拉紧胫骨侧移植肌腱末端，活动膝关节 20 次后，在屈膝 30° 位，胫骨端采用移植物直径相同的可吸收螺钉固定。最后将移植物在胫骨端出口处用爱惜邦 2 号线缝合固定，将其残端与鹅足腱残端拉紧缝合做加强固定。

(2)AM 技术 (经前内侧入路)：即前交叉韧带解剖单束重建术。该技术与 Transtibial 技术不同之处在于从膝关节前内侧入路定位股骨隧道，胫骨隧道定位相应有所调整，移植物的固定方式并没有不同。股骨隧道的定位点选择：①新鲜损伤的 ACL 股骨端足印中点。②陈旧性损伤的 ACL 股骨骨道定位在髁间嵴以下，髁间窝外侧分叉嵴为骨道中心进行定位髁间窝外髁后壁 10：00(右膝) 或 2：00(左膝) 处 (图 10-17)。

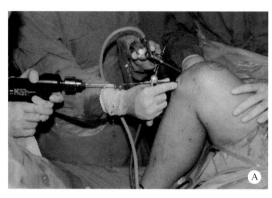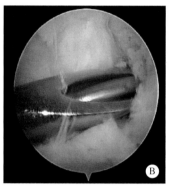

图 10-17　AM 技术定位股骨隧道

一般先钻取股骨隧道，患肢屈曲 120°，用股骨定位器进行定位，从前内侧入路进入放置于定位点，朝向股骨外侧髁打入克氏针，然后顺克氏针钻取 4.5mm 直径隧道。测量隧道长度，如果长度超过 3.5cm，可以选择横穿钉固定，此时再顺克氏针钻取与移植物相同直径的隧道 3cm。如果隧道短于 3.5mm，可以选择 Endobutton 固定，根据隧道长度计算应该钻取肌腱相同直径隧道的深度，选取适合长度袢的 Endobutton。胫骨止点位于足印的中点稍偏前内方，前交叉韧带前内侧束的止点处，与 Transtibial 技术相比更偏前内侧 (图 10-18)。但应注意不宜过于偏前内，否则移植物会与胫骨内侧髁间棘产生撞击。

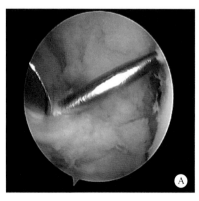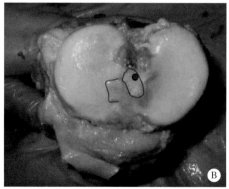

图 10-18　AM 技术定位胫骨隧道，与 TT 技术 (红色标记) 比更偏前内 (蓝色标记)

(三)肌腱固定技术

针对前交叉韧带的固定,很多公司推出了不同的方法,临床医师可以选择自己熟悉的固定方式,固定效果大同小异(图 10-19、图 10-20)。

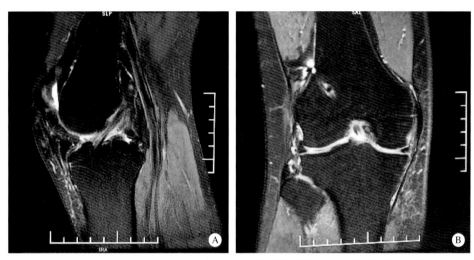

图 10-19 AM 技术,Endobutton 固定,自体肌腱重建 ACL 术后半年 MRI 图像

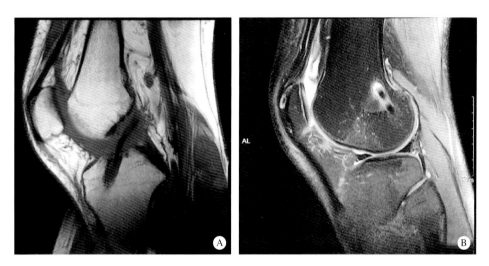

图 10-20 AM 技术,横穿钉固定,自体肌腱重建 ACL 术后半年 MRI 图像

1. 股骨端固定 包括翻转钢板、横穿钉、界面挤压螺钉、带鞘螺钉等。翻转钢板(如Endobutton)需要根据隧道长度计算袢的长度,并在肌腱的相应部位做出标记,操作略显复杂。比较而言,横穿钉技术相对简单,不需要计算隧道和肌腱长度,只要股骨隧道不小于 3cm且后壁没有穿透即可。界面挤压螺钉适合于 AM 定位法,此时螺钉应该从前内侧入路进入,保持膝关节屈曲 120° 位,在 1mm 克氏针引导下挤压固定肌腱,此方法虽然是近关节线固定,但对肌腱有一定切割作用,尤其是异体肌腱,有时会因为肌腱弹性差造成肌腱的断裂。带鞘螺钉同样适合于 AM 技术,该方法避免了螺钉对肌腱的切割,但打入钉鞘时有可能因后壁薄弱造成股骨隧道后壁骨折。

2. 胫骨端固定　肌腱的胫骨端固定相对简单，可以采用纽扣钢板、挤压螺钉、带鞘螺钉等。当肌腱较短，只有编织缝线拉出胫骨隧道时应采用纽扣钢板固定；如果肌腱可以拉出胫骨隧道，则可采用后两者进行固定，其中带鞘螺钉避免了对韧带的切割，尤其适合于四股腘绳肌肌腱的固定。

五、术后监测与处理

关节镜术后常规处理。重建术后第 1 天开始进行股四头肌等长收缩锻炼、踝泵锻炼和直腿抬高功能锻炼，每次 15 下，3 次 / 天。各向被动活动髌骨，10 ~ 20 次 / 天。伸膝位支具制动，重建后一两周开始主动屈膝功能锻炼，达 15° ~ 30°，第三周时达 0° ~ 60°，第四周时达 0° ~ 90°。术后 6 周必须主动屈膝 120°。术后 8 周在支具保护下负重。术后 12 周弃支具完全负重。12 个月后恢复劳动及运动。

六、术后常见并发症的预防与处理

手术并发症方面，目前认为交叉韧带重建术存在以下这些潜在的并发症：取自体 STG 时可出现邻近组织结构损伤、隐神经损伤等（术中应注意取腱器的走行方向，不能过深）；使用异体韧带时的排异反应（使用前需用含地塞米松和庆大霉素的生理盐水浸泡并充分洗涤）；制作骨隧道时的损伤：胫骨平台软骨损伤、股骨髁软骨损伤、后交叉韧带损伤；骨隧道位置不正：股骨外髁骨隧道后壁穿破，胫骨骨隧道偏前引起的撞击综合征，股骨骨隧道偏前使重建的韧带受到异常的牵拉力而逐渐松弛；移植物固定不正确：挤压螺钉损伤重建的腱组织，螺钉固定位置不正确、固定不牢固，螺钉穿破骨隧道后壁进入关节后；以及关节镜术后常见并发症，如关节肿胀、下肢深静脉血栓形成、肺栓塞、感染、股骨髁骨折、髌腱挛缩、髌尖疼痛、髌股关节症状、膝关节僵硬粘连等。

对急性膝关节损伤早期行韧带重建术时，要注意扩充关节腔的液体渗流到小腿间隔引起肿胀的发生，遇此情况要立即停止操作，防止液体继续渗流使小腿组织内压不断增高以致骨筋膜间隔综合征的发生。这种情况多由后关节囊损伤所致。预防办法为膝关节腔液体灌注压力不要过高，镜下操作尽量要快，减少手术时间，术中要经常检查小腿肌肉的张力，发现此情况，立即终止关节镜下操作。

七、临床效果评价

前交叉韧带单束重建已积累了大量的短期、中期和远期疗效的数据，支持它的有效性。大量文献报道，单束重建成功率为 80% ~ 90%，然而 10% ~ 30% 仍有持续性的疼痛和不稳，随着手术技术的成熟，成功率也有一定程度的提高。对于单束重建的临床研究，随访时间已长达 15 ~ 20 年。解剖双束重建虽然由基础研究提供了一些证据支持，然而却只有少量的临床研究来支持其临床疗效，且随访时间大多少于 2 年。多数研究认为在控制前后稳定性方面单束与双束无明显差别，而在控制旋转稳定性方面双束是优于单束的。而在 IKDC、Lysholm 评分、一些主观评分及其他临床评价方面，多显示两者没有显著差异。

实验研究和临床观察表明，利用半腱肌肌腱和股薄肌肌腱四股合一或八股合一进行重建，明显提高了重建韧带的整体强度，重建韧带经塑形改建完全可以达到甚至高于正常交叉韧带的断裂强度，同时避免了髌腱取材后对膝前的影响，微孔钢板和横穿钉及可吸收界面螺钉的固定技术，使肌腱骨面的固定更牢靠，便于全镜下完成手术，术后康复快，功能恢复好。

目前，移植物的选择来源包括自体肌腱、异体肌腱和人工韧带，人工韧带的研究尚存在不足，临床上应用不多，关于自体肌腱和异体肌腱的临床应用效果，目前较多研究显示自体肌腱与异体肌腱移植物重建 ACL 术后 1 ~ 5 年内临床随访结果之间无明显差异。Shelton 等报道了两组各 30 例患者行自体肌腱和异体肌腱移植术后两年的随访结果。通过对比两组患者术后随访 3 个月、6 个月、1 年和 2 年的关节活动度、疼痛肿胀等症状，Lachman 试验，轴移度等，统计学结果表明两组未见明显差异。Peterson 也比较了两组各 30 名患者应用自体和异体肌腱移植术后的随访情况。结果显示术后 5 年时自体移植物张力减弱程度大于异体移植物，其他方面两者并无显著性差异。但也有研究者认为，异体移植物的稳定性随着时间推移会发生退行性变化，所以不推荐使用异体移植物重建 ACL，此外还担心异体移植物带来的疾病传播风险和免疫排斥问题。综上所述，自体肌腱移植和异体肌腱移植各有优缺点，使用时应根据患者具体情况选择。由于异体移植愈合时间较慢，对于急于恢复运动水平的运动员不太合适。对于前交叉韧带重建翻修、膝关节复合损伤及年老或瘦小者，由于缺乏适合移植的自体肌腱及考虑供区关节周围的联合病损，选择异体肌腱效果较好。

第五节　后交叉韧带重建术

一、适应证

1.后交叉韧带损伤存在关节后向功能不稳者，不能满足患者需要的关节功能，不能达到伤者理想的生活和运动水平。

2.后交叉韧带损伤的同时存在半月板损伤，需同时进行半月板修复手术者。

二、禁忌证

1.相对禁忌证　50 岁以上的患者是否选择重建，需要考虑韧带损伤前关节的退变程度和功能情况，退变严重的患者则倾向于二期选择关节置换手术。

2.绝对禁忌证　年老及重要器官病变不能耐受麻醉及手术者。

三、术前准备

1.关节镜常规术前准备 包括完善相关检查、备皮、禁食水6小时、标记手术部位，肌内注射苯巴比妥、阿托品药物等，根据抗生素使用原则决定是否预防性使用抗生素。术前行膝关节X线、MRI检查。

2.麻醉 一般采用连续硬膜外麻醉或全身麻醉。

四、手术要点、难点及对策

1.移植物的获取及准备 同前交叉韧带，根据患者的需求选自体或异体肌腱，具体请参考本章第四节。

2.胫骨隧道定位 标准前外侧入路进镜，于髌尖水平、髌腱旁1cm处作高位前内侧入路进器械，镜检确定PCL损伤后，清理PCL残端，髁间窝狭窄者行髁间窝成形术。屈膝100°位，经高位前内侧入路进镜抵达髁间后窝监视，在镜头皮肤透光点的引导下，行硬膜外麻醉针穿刺定位，穿刺点位于后内侧关节线上约3cm、股骨内髁后缘处（该处恰好位于股内侧肌和缝匠肌肌腱交界处的薄弱区），做1cm长的后内侧切口，直血管钳分离直达关节腔，进器械行PCL胫侧残端清理。换后内侧入路进镜监视髁间后窝，从前内侧进胫骨隧道定位器，定位器尖端通过ACL和残留的PCL纤维之间放置在PCL胫骨止点外侧关节面下方1.5cm处（图10-21），胫骨隧道外口位于胫骨结节外下方，内口位于PCL胫侧残端中心，隧道与胫骨轴线成45°角，注意在钻透对侧骨皮质前用大刮匙保护阻挡导针穿透过深，以免损伤后方血管、神经，根据移植物直径选择合适空心钻，经导针建立骨隧道。

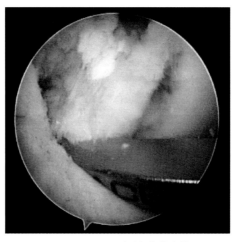

图10-21 PCL胫骨隧道定位

钻取胫骨隧道时应特别注意，定位器的尖端放置必须在PCL胫骨止点的足印处，相当于胫骨后缘斜坡的下缘。如果胫骨隧道出口定位过高，容易造成移植物在隧道口的切割，导致重建失败（图10-22）。

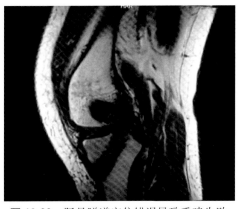

图 10-22 胫骨隧道定位错误导致重建失败

  3. 股骨隧道准备 过度屈膝，经前内侧进镜，经前外侧进股骨端导向器，定位于股骨内髁外侧壁髁间窝左侧 11：00、右侧 1：00 位、距软骨缘 1cm 处。也可以用与移植物相同直径的钻花做股骨侧定位，根据点 - 距定位法进行定位：所谓"点"就是把股骨髁间窝当成钟表盘，PCL 中心点在左膝 10：30、右膝 1：30 位、所谓"距"就是把股骨髁间窝当成隧道，PCL 前缘距隧道前口 (即软骨缘)2mm。按图 10-23 定位好之后，将克氏针钻透经皮穿出，换 4.5mm 空心钻钻透股骨内髁，再换与移植物直径相同的空心钻扩大隧道靠关节侧部分 3cm，保留对侧骨皮质约 1cm 不穿透 (图 10-24)。

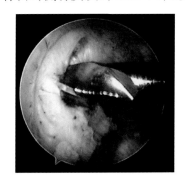
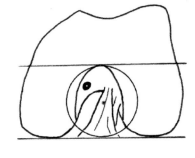

图 10-23 PCL 股骨端点 - 距定位法，用空心钻作为定位器

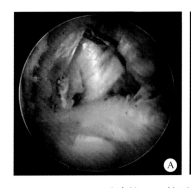
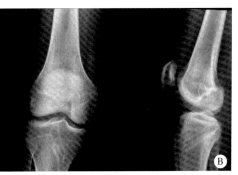

图 10-24 重建的 PCL 镜下观及术后 X 线，可见隧道定位满意

4.移植物的植入与固定　用带孔导针经胫骨隧道将牵引线引入关节腔，持物钳夹持牵引线一端经前外侧入路拉出，牵引线与移植物缝线连接后经前外侧入路拉入关节腔，从胫骨隧道外口拉出移植物固定缝线并将移植物部分拉入胫骨隧道。再用带孔导针穿牵引线从前外侧入路穿入股骨隧道至大腿皮肤外，牵引线连接移植物另一端固定线，拉出带孔导针并将移植物引入股骨隧道。移植肌腱完全就位后，先行股骨侧 Endobutton 钢板或交叉横穿钉 Rigid-fix 固定，再拉紧胫骨侧移植肌腱末端，活动膝关节 20 次后，在屈膝 70° 位，前抽屉位牵拉紧张移植物的编织线，拧入移植物直径相同的可吸收界面挤压螺钉固定。最后将移植物在胫骨端出口处用爱惜邦 2 号线缝合固定，将其残端与鹅足腱残端拉紧缝合做加强固定。

五、术后监测与处理

关节镜术后常规处理：重建术后第 1 天开始进行股四头肌等长收缩锻炼、踝泵锻炼和直腿抬高功能锻炼，每次 15 下，3 次／天。各向被动活动髌骨，10 ~ 20 次／天。伸膝位支具制动，重建后一两周开始主动屈膝功能锻炼，达 15° ~ 30°，第三周时达 0° ~60°，第四周时达 0° ~90°。术后 6 周必须主动屈膝 120°。术后 8 周在支具保护下负重。术后 12 周弃支具完全负重。12 个月后恢复劳动及运动。

六、术后常见并发症的预防与处理

手术并发症方面，后交叉韧带重建术基本同前交叉韧带重建术。需要注意的是，后交叉韧带重建中，在行胫骨隧道钻制时，导针方向是指向腘窝的，在导针快出骨皮质时需要用刮匙保护，并在镜下监视和密切注意导针方向与位置，否则一旦导针钻出骨道过长，很容易伤及后方腘窝神经和血管。

七、临床效果评价

后交叉韧带断裂相对少于前交叉韧带断裂，多见于交通意外伤，其次为运动伤，多主张对于有功能不稳的后交叉韧带断裂患者进行手术重建，目前临床上重建后交叉韧带以单束重建为主。研究发现，后交叉韧带重建效果比前交叉韧带单束重建差，较多患者会遗留后向不稳定。有学者认为，单束重建只能在早期提供良好的效果，而随着时间推移移植物承受了不均衡的应力，慢慢地会发生拉长和失效，并且单束重建也不能提供小角度时关节后向的稳定性以及屈膝 90° 之后的旋转稳定性，也正是由于这些原因学界提出了双束重建 PCL。关于双束重建 PCL 的临床效果，各研究结果不尽相同。Wang 等对比了单、双束重建 PCL 后的临床效果，未发现显著的区别。Kim 等研究认为，两年后双束重建的后向稳定性更佳。Yoon 等利用异体跟腱对比了 25 例单束和 28 例双束重建 PCL 的患者，虽然没有发现临床主观评分的区别，但双束重建 PCL 却显示出了更好的后向稳定性和更好的 IKDC 分级。近来，通过长期大样本总结分析发现，单束与双束重建的临床效果无显著性差异，但双束重建技术要求更高，费用及手术时间也进一步增加，二期翻修难度显著增大。

交叉韧带重建术使用的移植物分为以下几种：自体移植物、同种异体移植物和人工韧带。早期的各种人工韧带被应用于临床，但因存在结构、材料和组织相容性等方面的缺陷，导致滑膜炎和材料疲劳断裂等而逐渐被淘汰。近年来，出现的 LARS 人工韧带被重新认识和推荐使用，但其高昂的价格限制其推广应用。自体移植物使用时需注意：对于后交叉韧带合并后外侧复合体损伤的膝关节重建手术复杂、创伤大，采用自体移植需过多地切取自体膝关节周围的肌腱和韧带，会使本明显不稳定的膝关节更加失稳，而且初次移植重建手术就过多地使用自体组织，将会使可能发生的再次翻修手术变得十分困难。此外，自体移植供体部位还会出现膝前疼痛、髌腱挛缩、髌腱炎等并发症，而且随时间的延长移植物强度下降，易再次断裂或松弛，影响重建后效果。近几年来，国内外学者对同种异体肌腱移植做了大量的研究，对异体肌腱的采取和保存、移植后的实验效果和临床应用效果进行了分析和评价。Abrahamsson 等则发现，异体肌腱在组织液的作用下同样可以成活移植物。经深低温冷冻的异体肌腱，移植后能被受体接受并迅速血管化而发生组织间的愈合，具有抗张力的作用，结果与自体肌腱移植相似，近期疗效满意。此外，同种异体肌腱移植的最大优点是不给患者增加新的创伤，不损害患者原有肌腱的功能，而且手术时间短、创伤小，可根据需要随意取材，因此患者也愿意接受治疗，特别是自体肌腱来源受到限制时，更显示出同种异体肌腱移植的优越性。但有研究认为，异体移植物的稳定性随着时间推移会发生退行性变化，此外还担心异体移植物带来的疾病传播风险和免疫排斥问题。总结来讲，不同来源的移植物各有优缺点，使用时应根据患者具体情况选择。

（孟春庆）

参 考 文 献

Augé WK, Yifan K. 1999. A technique for resolution of graft-tunnel length mismatch in central third bone-patellar tendon-bone anterior cruciate ligament reconstruction. Arthroscopy, 15:877

Bach BR, Bush-Joseph C. 1992. The surgical approach to lateral meniscal repair. Arthroscopy,8:269

Cain EL, Phillips BB, Azar FM. 1996. Biomechanical study of the effect of tunnel dilation on pull-out strength of soft tissue grafts. Paper presented at the annual meeting of the American Academy of Orthopedic Surgeons, Travers City, MI

Dandy DJ. 1982. The bucket handle meniscal tear: a technique detaching the posterior segment first. Orthop Clin North Am,13:369

Dowdy PA, Miniaci A, Arnoczky SP, et al. 1995. Effect of immobilization on meniscal healing: an experimental study in the dog. Paper presented at the sixty-second annual meeting of the American Academy of Orthopaedic Surgeons, Orlando, FL

Ewing JW, Voto SJ. 1988. Arthroscopic surgical management of osteochondritis dissecans of the knee. Arthroscopy,4:37

Fu FH, Bennett CH, Lattermann C, et al. 1999. Current trends in anterior cruciate ligament reconstruction, part 1: biology and biomechanics of reconstruction.Am J Sports Med,27:821

Fulkerson JP, Langeland R. 1995.An alternative cruciate reconstruction graft: the central quadriceps tendon. Arthroscopy,11:252

Garino JP, Lotke PA, Sapega AA, et al. 1995. Case report: osteonecrosis of the knee following laser-assisted arthroscopic surgery: a report of six cases. Arthroscopy,11:467

Glasgow MM, Allen PW, Blakeway C. 1993. Arthroscopic treatment of cysts of the lateral meniscus. J Bone Joint Surg,75B:299

Gold DL, Schaner PJ, Sapega AA. 1995. The posteromedial portal in knee arthroscopy: an analysis of diagnostic and surgical utility. Arthroscopy,11:139

第十一章 肩关节镜手术

第一节 总 论

肩关节镜既是一种诊断方法，一些肩部疾病应用关节镜检查后可以进一步明确诊断和更清楚地了解疾病的病理改变，同时肩关节镜还是一种手术方法，通过肩关节镜可以对一些损伤病变进行手术处理。肩关节的急性损伤包括盂唇损伤、肩袖损伤等，慢性损伤包括肩峰撞击综合征、肩关节周围炎等。

一、适应证

1. 肩峰撞击综合征　可行肩峰下关节镜检查及肩峰下减压术。
2. 肩袖损伤　肩袖撕裂较常见，位于冈上肌部位，也以运动员多见，完全撕裂可见于老年人。
3. 盂唇撕裂　以投掷运动员多见。其撕裂部位位于盂唇前上部位及肱二头肌长头肌腱附着处，并无肩关节不稳定。Bankart 损害引起的盂唇撕裂则引起肩关节不稳定。
4. 肩关节周围炎　又称粘连性肩关节炎，多发于体力劳动者，对某些症状严重者可行肩关节松解手术。
5. 肱二头肌肌腱病变　包括肌腱断裂、肌腱炎等。
6. 其他　如肩关节游离体、肱骨头缺损 (Hill-Sachs 损害)、肩关节内的骨折等。

二、禁忌证

1. 肩部软组织有化脓性炎症者。
2. 有全身麻醉禁忌证者。

三、术前准备

1. 除备皮、术前禁食水等一般手术的常规准备外，术前应戒烟，手术前 3 天停用血管扩张药及抗血小板凝聚药，以减少术中出血。控制血压、心率等，糖尿病患者应控制血糖接近正常水平。术前应进行详细体征及 X 线、MRI 等检查，大致明确病变的部位，以便术中重点观察。

2. 术前用记号笔标明肩峰及肩关节周围的骨性解剖结构，包括喙突、肩峰、锁骨、肩锁关节等肩关节骨性标志和手术入口，后方软点为关节镜入口，前方入口在喙突前外侧。

3. 手术器械与设备的准备　多采用直径 4.0cm 的 30° 广角关节镜、冷光源、摄像成像系统、监视器、手动器械、射频气化仪和计算机视频成像捕捉采集系统。

4. 生理盐水 3000ml+1∶1000 肾上腺素 1ml，悬吊于距离手术床高 150cm 处进行灌洗。

四、手术要点、难点及对策

1. 麻醉和体位　使用全身麻醉，患者取侧卧位或者沙滩椅位。手术区域消毒铺巾，铺无菌巾时肩部前后部分均应显露，上臂无菌巾的上缘应用手术胶膜固定，以防牵引上臂时拉脱无菌巾。

2. 建立入路

(1) 肩后侧入路：在肩峰前后缘、肩胛冈外嵴、锁骨外端、喙突及肱骨头画出骨性标志。用示指触着喙突，拇指置于肩峰后外角，旋转活动上臂可感觉到肱骨头在指下活动，在肩峰后外角下方一拇指宽的位置即为肩后侧入路点。用长针头沿拇指边缘向前内方向（即喙突的位置）刺入关节腔，向腔内注入等渗盐水 35 ~ 50ml，直到液体可将针栓推出为止，将关节囊膨起，拔出针头。

牵引患肢，插入肩关节镜，助手位于术者对面于患者脚侧牵引上肢，使肩部前屈 20°并内旋肱骨。在进针处做皮肤小切口，用锐套筒针沿原穿刺针方向刺入，经过三角肌及后旋肌群进入关节腔，有液体由套筒出水接头处流出后，拔除锐性针芯，换用钝头针芯将套筒伸入关节腔内。去掉针芯，插入 4 ~ 6mm 直径的 30° 关节镜。有时关节挛缩则需用 3.8mm套筒、2.7mm 关节镜。30° 关节镜可检查肩关节大部分，70° 关节镜可观察关节腔的后部结构。

(2) 肩前侧入路：位于喙突到肩峰前外侧缘连线的中点处。用长针头由此点向后方穿刺关节囊，并由进入后侧入路的关节镜观察进针点位置，针头最好由肱二头肌肌腱的内侧穿入关节囊（图 11-1）。用后侧入路进入的同样方法，按照穿刺针头的方向，插入套筒。套筒连接进水管，保持关节囊膨胀。以同样方法穿刺针由肱二头肌外侧进入关节囊，可再建立一条前侧入路，置入探针等手术器械。

3. 肩关节镜检查　应按顺序检查关节内部结构并了解其解剖关系。检查顺序一般为肱二头肌肌腱、肱骨头关节软骨、前关节盂唇、盂肱韧带、肩胛下肌腱及隐窝、肩袖深面、盂上隐窝、后侧关节盂唇。

4. 肩关节镜手术　根据肩关节镜检查所见，视不同病理情况行不同的关节镜手术，如肩关节滑膜切除术、肩峰下减压术、肩关节僵硬松解术、肩袖损伤修补术、盂唇固定修复术等。

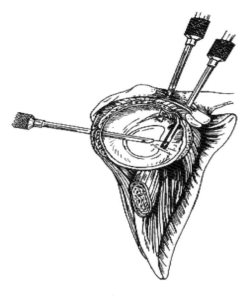

图 11-1　肩前侧入路

五、术后监测与处理

术后给予心电监护、镇痛、冰敷等对症支持治疗，支具固定，遵医嘱行康复训练。

六、术后常见并发症的预防与处理

肩关节镜手术的并发症可以分为特殊体位造成的并发症和手术本身造成的并发症。

（一）与手术体位相关的并发症

1.颈椎损伤　通常由于摆体位时没有注意安排专人保护患者的头颈部造成。一般来说，负责为患者摆体位的医师和麻醉师应该共同负责保护患者的头颈部，并协调所有在场辅助摆体位人员的合作，以免出现这样的风险。

2.臂丛神经麻痹　多数发生在侧体位、患侧上肢有牵引物时，如果手术操作时间过长，即可导致。故需要注意牵引的重量不能过大，争取减少牵引的时间。当然，多数的麻痹可以自动恢复，但仍需特别注意，尽量不引起此类损伤，以减少对患者心理的影响和对手术效果的观察。

3.压疮　主要由于患者与手术床接触的身体部位下应用的铺垫物不够、同时手术时间较长而造成。一般虽不严重，但会给患者造成一定的痛苦。因此，在患者身体各个比较突出的部位都要进行很好的铺垫保护，并固定好患者的身体，以免手术中过多的移动导致软组织和皮肤磨损。

4.腰骶部软组织劳损　主要是由于采用沙滩椅位的患者上身和臀部没有完全靠在手术床面上所致。如果在患者平卧时其臀部位于沙滩椅手术床的折角处的远端，则在折角处弯折后，就会出现患者上身和臀部不能完全靠在手术床面的情况，腰部会明显整体向后凸，时间一久，就可以引起腰骶部软组织劳损，会造成患者术后腰骶部疼痛，故需注意在弯折手术床前，应将患者尽量置于靠近床头的一侧。

（二）手术造成的并发症

1.肩关节内软骨、肌腱等结构损伤　这是所有关节的关节镜手术中共有的并发症，有时候因为关节间隙狭窄、结构变异或者手术难度高而难以避免。但作为一名临床手术医师，应该尽量做到像爱护自己一样爱护患者的身体，小心、耐心操作，熟悉解剖，提高手术技术，尽量减少甚至避免对患者造成医源性损伤。

2.肩关节外周围组织结构损伤　如锁骨下动静脉和神经、肌皮神经、腋神经等损伤，一般都是由于解剖不熟悉、切口位置过低、暴力盲目操作等引起。因此，合理的手术入路和手术操作能够减少损伤发生。

3.关节内出血　虽然关节内少量出血不可避免，但也需要注意在结束关节镜手术所有操作之前进行探查，除外遗漏明显的活动性出血点。如创伤较大，不除外出血会较多者，可以放置引流。

4.器械损坏　所有的器械都有一定的使用强度和寿命，还有各自合理的使用范围和方法，不应过度或者不合理地使用器械，否则这种风险会增加。

5.感染　肩关节镜手术的感染率非常低，可一旦发生，对患者的不利影响是很大的，因此也需要注意手术的无菌原则和操作，避免感染的发生。

6.术后关节粘连　通常由于手术后疼痛，患者功能康复练习不足引起。术后疼痛在比较大的手术如肩袖巨大撕裂修复中比较明显，导致患者术后不敢练习肩关节活动范围，数日或者数周后就可以出现肩周炎甚至关节粘连。因此，我们建议术后使用比较充分而有效的止痛治疗，如臂丛麻醉置管、口服消炎止痛药、合理的冰敷等来减少患者的痛感。当然，由专业的康复医师帮助患者康复或者给予其正确的指导也是避免这种并发症出现的重要一环。

七、临床效果评价

自20世纪80年代后期开始，肩关节镜不只用于提高诊断水平，更多地开始开展镜下治疗，并取得了非常满意的临床效果。肩关节镜技术可以直视下观察肩关节内部的一些病变，以明确诊断，弥补了传统X线、CT、MRI的不足，并可直接在镜下进行手术或指导切开手术方法的选择。在肩关节镜下进行手术，保持关节原有的解剖生理结构，创伤小，准确率高且术后恢复快。肩关节镜技术已经成为许多肩关节疾病如肩关节盂唇撕裂、肩袖疾病、肩关节不稳的最佳诊疗方法。

第二节　关节镜肩峰下减压术

　　肩峰撞击综合征：肩峰前外侧端形态异常、骨赘形成（图11-2），肱骨大结节的骨赘形成，肩锁关节增生肥大以及其他可能导致肩峰-肱骨头间距减小的原因，均可造成肩峰下结构的挤压与撞击，这种撞击大多发生在肩峰前1/3部位和肩锁关节下面，反复的撞击促使滑囊、肌腱发生损伤、退变，乃至发生肌腱断裂。关节镜肩峰下减压术(ASAD)，对于患有慢性撞击综合征而保守治疗无效的患者来说是一种首选的手术治疗，这种技术是根据由 Neer 最早提出的前方肩峰下减压开放手术发展而来的。目前，学术主流观点都认为肩关节镜手术优越于传统开放手术，尤其适合应用于翻修手术。

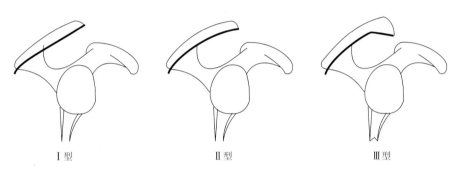

Ⅰ型　　　　　Ⅱ型　　　　　Ⅲ型

图 11-2　肩峰分型

一、适应证

　　肩峰撞击综合征患者经过正规保守治疗 3 ~ 6 个月，患者的症状不缓解，可采用手术治疗。

二、禁忌证

　　1.肩关节活动度受限　大多数撞击综合征患者的肩关节活动度受限程度是很小的，面对严重的肩关节活动度受限，做出撞击综合征的诊断必须非常谨慎，而炎症或关节囊粘连的可能性更大，不是行 ASAD 手术的合适人选。

　　2.由潜在的原发性肩关节失稳引起的继发性撞击　对于潜在的原发性肩关节不稳患者采取 ASAD，通常结局都不会令人满意。

　　3.切口周围有感染或者全身状况不许可。

三、术前准备

　　术前准备同本章第一节总论部分。

四、手术要点、难点及对策

1. 患者采用全身麻醉,体位可采用侧卧牵引和半坐卧位(沙滩椅位)两种。沙滩椅位可以为镜下操作提供足够空间,术中可以自由活动患肩,从而避免了应用牵引可能造成的臂丛神经损伤等并发症。采用半坐卧位便于中转切开手术。

2. 关节灌注液为等渗盐水,每3000ml加入10g/L肾上腺素1～1.5mg。术中采取控制性降压,将收缩压控制在90mmHg(12.0kPa)左右。

3. 术前触摸骨性标志,在皮肤上标记肩峰、喙突及锁骨远端。手术区域消毒铺巾。常规后入路(肩峰后外角下方2cm、内侧1cm)行盂肱关节检查,并建立前方入路(肩峰前外角前方2cm),检查肱二头肌肌腱、盂唇、关节软骨及肩袖关节侧,处理合并损伤。

4. 经后入路进入肩峰下间隙,观察肩峰下滑囊的炎症表现。

5. 经后入路观察,前方入路进入刨刀,切除肩峰下滑囊,观察肩峰下表面撞击表现。

6. 建立肩峰外侧入路,位于肩峰外缘外侧2cm,前缘后方1cm,经后入路观察,外侧入路进入刨刀,进一步切除肩峰下滑囊。

7. 外侧入路进入射频汽化棒,清除肩峰下表面软组织,暴露肩峰下表面骨面,明确肩峰内缘、前缘及外缘,切断部分或全部喙肩韧带,并对出血点进行烧灼止血。

8. 根据术前X线片行前肩峰成形术:经后入路观察,经外侧入路进入磨钻,从肩峰前外缘开始,从外侧到内侧,从前方到后方,逐步磨平肩峰前缘。

9. 肩峰外侧入路入关节镜,后入路入磨钻,将已切除部与未切除部之间的嵴磨平。

10. 术中使用刨刀和磨钻时,注意吸引程度以减少出血;肩峰骨面的出血,可用射频烧灼。

11. 最后从外侧入路确认肩峰成形的结果。

五、术后监测与处理

术后给予心电监护、镇痛、冰敷等对症支持治疗,支具固定,术后即以颈腕吊带或三角巾悬吊患肢,术后第二天拔除引流管后开始被动前屈练习,逐渐增加角度,2～3周后开始主动活动,同时行三角肌及肩袖肌力训练,通常2～3个月活动范围达到正常,3～4个月基本恢复日常生活。完全恢复正常活动乃至运动通常需要6～9个月。

六、术后常见并发症的预防与处理

1. 术中出血 导致镜下视野不清,影响手术操作。有效控制出血的方法:①全身麻醉下采取控制性降压,将收缩压控制在95～100mmHg(12.6～13.3kPa);②关节灌注液中加入肾上腺素;③使用射频汽化仪;④有条件者可使用灌注泵,但压力不宜过高,待出血停止后迅速将压力降至正常水平,以防液体过多渗入皮下组织。

2. 术后疼痛 术后疼痛持续的原因较多,最常见的是肩峰成形不彻底,撞击因素依然存在。要避免这种情况，应采取以下措施：

(1) 获得标准的冈上肌出口位 X 线片，仔细评估应该切除的厚度。

(2) 术中全范围活动患肩时观察肩峰下间隙。

(3) 交替使用后入路及外侧入路进行观察和操作。

术后疼痛也可由肩锁关节或肱二头肌肌腱长头病变导致。术者应在术前和术中仔细评价两者的病理改变，适时行肩锁关节成形或锁骨远端切除及肱二头肌肌腱清理或切断术。术前诊断错误也是导致术后疼痛不缓解的原因：常见的诊断错误是将关节不稳引起的继发性撞击误诊为原发性撞击，该病常见于从事肩部训练的运动员，这类患者误行 ASAD 而不纠正关节不稳，疗效不佳。

3.关节粘连　尽管镜下手术的创伤较切开手术明显减小，但仍可能出现粘连，尤其是术前即有粘连的患者更易发生。但只要患者选择适当，手术操作准确，术后康复训练及时、正确，就会避免关节粘连的发生。

4.其他　本章第一节总论中提及的并发症在 ASAD 中较少发生。

七、临床效果评价

ASAD 手术效果相当不错，绝大多数类型的优良率达到 80% ~ 90%。文献显示 ASAD 手术优于常规开放手术，同时并发症发生率更少。肩袖的损伤程度和其他一些因素不同程度上会影响手术预后。这些不良因素包括：前驱症状期较长，年龄低于 20 岁或超过 60 岁，肩关节活动受限，肩关节多发性钙化。在存在局部关节面和滑液囊侧撕裂时，肩峰下减压的手术成功率还不太清楚。虽然这方面的文献较少，近来一些报道显示肩袖部分撕裂，接近 50% 位于关节面侧，位于滑液囊侧的则较少，如被修复，将有利于肩峰下减压术的长期治疗。

259

第三节　关节镜下肩关节僵硬松解术

肩关节周围炎简称粘连性肩关节炎，是由于肩周的肌肉、肌腱、韧带、滑囊和关节囊等软组织发生慢性无菌性炎症，导致关节内外粘连，阻碍肩关节活动所致，又称为肩周炎、五十肩、凝肩等，欲称冻结肩、漏肩风。它是以肩部逐渐产生疼痛，夜间为甚，逐渐加重，肩关节活动功能受限而且日益加重，达到某种程度后逐渐缓解，直至最后完全复原为主要表现的肩关节囊及其周围韧带、肌腱和滑囊的慢性特异性炎症。肩周炎是以肩关节疼痛和活动不便为主要症状的常见病症。本病的好发年龄在 50 岁左右，女性发病率略高于男性，多见于体力劳动者。如得不到有效的治疗，有可能严重影响肩关节的功能活动。肩关节可有广泛压痛，并向颈部及肘部放射，还可出现不同程度的三角肌萎缩。肩关节周围炎可由创伤、手术或者炎症引起，会造成盂肱关节周围组织粘连及关节囊挛缩。其病理变化就是关节囊韧带复合体显著增厚并且丧失了黏弹性，这种挛缩的典型表现就是逐渐加重的特发性、粘连性关节囊炎症。对于某些症状严重的粘连性肩关节炎，可行关节镜下肩关节僵硬松解术。

一、适应证

病史超过 4 个月、旋转范围小于 30°、屈曲小于 100° 的患者，通常对保守治疗 (物理治疗和功能锻炼) 的反应很差。如果患者进行了 4 周保守治疗，却未获得明显的活动度改善 (2 周内增加 10° ~ 15°)，应尽早考虑手术治疗。

二、禁忌证

切口周围有感染或者患者全身状况不许可。

三、术前准备

对于冻结肩患者，术前准备需要 X 线片，创伤后或者手术后冷冻肩患者可能需要更复杂的影像学资料，如不同体位的 X 线片或者 CT 扫描。术前检查最重要的是运动评估，必须对两侧肩关节进行主动和被动活动检查。前伸、上抬、外展、内旋和内收的范围都要检查。这一重要的检查还必须在麻醉后、手术开始前后重复进行，这有助于决定哪些结构需要手术处理。其他术前准备同本章第一节总论部分。

260

四、手术要点、难点及对策

（一）麻醉和体位

使用全身麻醉，患者取侧卧位或者沙滩椅位。手术区域消毒铺巾。

（二）建立入路

1. 先建立后入路　也可先通过腰穿针从后入路标记点穿刺进入盂肱关节，并注入生理盐水，以充盈关节腔。一般患者的关节腔容积都会大大减少，可减少至 20 ~ 30ml (正常人为 50 ~ 70ml)，也可以直接用刀片切破后入路处皮肤后，直接从此盂肱关节后上部的软点穿刺，插入长钝棒及套管，若需要，可用尖头棒先穿透增厚的后关节囊，然后插入关节镜，探查关节囊及关节内各个解剖结构。一般无法清晰地分辨出盂肱上韧带、盂肱中韧带、盂肱下韧带结构。多数患者肩胛下肌肌腱已经被增生粘连的瘢痕所掩盖。肱二头肌肌腱也可出现粘连，甚至也可能看不到。

2. 建立前上入路　在关节镜直视下，用 20ml 注射器的粗针头或者腰穿针沿前上入路标记点向关节内穿刺，以建立前上入路。或者将关节镜镜头紧贴并对准肩袖间隙，用 Wissinger 穿刺锥从内向外来建立前上入路。然后经前上方入路插入关节镜，观察后方关节囊。

3.探查并松解　主要分为前上入路松解和后入路松解两部分。

(1) 前上入路松解：关节探查完毕后，由后入路入关节镜观察，前上入路进篮钳或者专用的关节囊松解钳，由盂肱上韧带部位开始松解前关节囊。逐渐松解盂肱中韧带和盂肱下韧带前束，需要注意的是，因为肩胛下肌肌腱已经看不出，所以在松解盂肱中韧带部分时需要非常小心，时刻注意从切开的瘢痕中分辨出肩胛下肌肌腱，尽量避免误将其切断。然后需仔细地将肩胛下肌肌腱周围的瘢痕松开。此后再检查肩关节活动度，一般外旋即会有较明显的改善，另外下关节囊的松解不超过盂唇下 1cm，否则有可能损伤下方的血管或者神经，松解过程中形成的关节囊碎屑，可以用刨刀吸除。但需注意吸引器不要开得太大，以免引起或加重出血，影响视野，造成操作困难。然后，再松解上方关节囊。需要注意避免损伤肱二头肌肌腱及上盂唇。

(2) 后入路松解：完成前面的步骤后，将关节镜改由前上入路插入，观察后方关节囊。由此前松解过的后上关节囊裂口处开始，延伸至后方以及后下方关节囊，即至切开盂肱下韧带后束。最终与此前切开的前下关节囊切口连通，即完成关节囊的环形松解。随后可以轻柔手法推拿肩关节，进行内旋、内收、外旋、外展及上举等各个方向的活动。此时，即可看到活动度明显改善。

(3) 另外需要注意的是，完成整个关节囊的囊内松解后，再由前上入路或后入路入镜，检查肩峰下间隙。通常，在既往有肩部手术史的患者 (如关节镜下的肩袖缝合)，在三角肌的深面和肩袖表面之间可以存在广泛的粘连，在一定程度上也限制了肩关节的旋转活动和外展活动。此时，就应该进行关节镜下肩峰下间隙的彻底松解，包括整个肩袖的表面、喙肩弓、喙突根部的瘢痕组织，甚至联合腱周围的粘连。

261

五、术后监测与处理

1.手术结束时，通常可以在关节内注入由 1ml 得宝松 (含 5mg 二丙酸倍他米松和 2mg 倍他米松磷酸钠)、10ml 罗哌卡因 (100mg) 和 0.3ml (0.3mg) 左右的盐酸肾上腺素注射液所配成的混合液，可以起到减轻术后疼痛和减少创面出血的目的。关节腔内可以放置一个负压引流装置，但如果在关节腔内注入了以上药物混合液，则需先暂时夹闭 1 小时以后再放开。手术后 1 ~ 2 天拔除。

2.在患者苏醒并拔除了气管插管后，应该即刻检查患侧肘关节及腕关节、手指的活动情况，以了解是否有神经损伤。

3.术后给予心电监护、镇痛、冰敷等对症支持治疗，支具固定。

4.术后康复对于肩关节粘连的患者非常重要。术后可以采用三角巾悬吊保护 1 ~ 2 周。拔除引流管 1 ~ 2 天后，就可以在三角巾保护下进行腰前屈 90° 的肩关节摆动练习。每天进行 3 次，所有 4 个象限的拉伸练习，每次练习应该重复 4 ~ 5 次。切忌人为的暴力推拿而造成关节腔内较多量的出血。需要强调的是，每次活动后应该进行认真的冰敷处理，每次 20 ~ 30 分钟。以尽量减少或减轻活动后的关节腔出血，以免影响进一步的功能练习，从而尽可能地保证手术效果。

六、术后常见并发症的预防与处理

1. 关节镜下松解术最常见的并发症是锻炼不足导致活动度没有足够的恢复，这就需要患者术后遵医嘱锻炼，锻炼时可能会有疼痛，可以服用消炎镇痛药物。

2. 在下方行关节囊松解时腋神经距离器械很近，应该仔细操作，注意避免损伤腋神经。

3. 其他　为本章第一节总论中提及的并发症。

七、临床效果评价

关节镜下松解的结果相当好，尽管处理这种疾病仍然是一个有挑战性的工作。手术成功很大程度上依赖于诊断和僵硬的程度。糖尿病性关节僵硬可能是最难处理的，它常常是最僵硬的、最容易复发的且引起持续性的疼痛。实际上，这类患者的症状可能和神经病变及其他并发症因素有关。除此之外，早期退变性改变也可以使结果恶化。

第四节　关节镜下肩袖损伤修复术

262

肩袖是覆盖于肩关节前、上、后方的肩胛下肌、冈上肌、冈下肌、小圆肌等肌腱组织的总称。其位于肩峰和三角肌下方，与关节囊紧密相连。肩袖的功能是上臂外展过程中使肱骨头向关节盂方向拉近，维持肱骨头与关节盂的正常支点关节。肩袖损伤将减弱甚至丧失这一功能，严重影响上肢外展功能。肩袖撕裂常发生在需要肩关节极度外展的反复运动中（图 11-3），如棒球、自由泳、仰泳和蝶泳，举重，球拍运动等。手术治疗肩袖撕裂已经有 90 多年的历史，历经切开修复、关节镜辅助小切口修复和镜下修复三个阶段。近年来，随着关节镜技术的提高和关节镜器械的发展，特别是锚钉技术的出现，肩袖撕裂的修复已逐渐向全镜下技术发展。手术目的包括：①关闭肩袖缺损；②消除撞击；③保护三角肌止点；④以不损害肌腱愈合为前提，通过细致的康复，防止粘连。

一、适应证

肩袖损伤患者症状明显，影响日常生活或运动，经正规保守治疗 3 ~ 6 个月效果不佳，应采用手术治疗。

二、禁忌证

1. 切口周围感染者。
2. 各脏器功能严重损害，全身状况不能耐受手术者。
3. 肩关节退变严重或肌腱严重回缩，肌肉脂肪变性，无法缝合者。

三、术前准备

术前准备同本章第一节总论部分。

四、手术要点、难点及对策

1. 患者采用全身麻醉，体位采用沙滩椅位。手术区域消毒铺巾。关节灌注液为等渗盐水，每 3000ml 加入 10g/L 肾上腺素 1 ~ 1.5mg，采取控制性降压，将收缩压控制在 95 ~ 100mmHg (12.6 ~ 13.3kPa)。

2. 常规后入路 (肩峰后外角下方 2cm、内侧 1cm) 行盂肱关节检查，并建立前方入路 (肩峰前外角前方 2cm)，处理合并损伤，检查肩袖关节侧。

3. 经后入路关节镜入肩峰下间隙，建立肩峰外侧入路 (肩峰外缘外侧 3cm)。切除肩峰下滑囊，根据术前 X 线片行前肩峰成形术，必要时行锁骨远端切除。

4. 从肩峰外侧入路观察肩袖撕裂的厚度、长度及回缩程度，分别经前后入路用肌腱夹持钳向大结节部牵拉肌腱断端，观察断端前后不同部位的移动程度，确定撕裂的类型，制订修复方案。

5. 刨刀清理肌腱断端，清除瘢痕及肉芽组织。将肱骨大结节残余腱组织清除干净，然后将骨床新鲜化，用磨钻磨去薄层骨皮质，范围从软骨边缘向外侧，宽度在 15mm 左右。

6. 如断端明显回缩，粘连严重，这时应正确使用篮钳、刨刀等松解粘连。在松解关节囊侧粘连时，注意不要损伤肱二头肌肌腱和盂唇；松解滑囊侧粘连时，应松解喙肱韧带。

7. 对于新月形撕裂，由于肌腱回缩不多，可直接应用锚钉行止点重建；而 U 形撕裂和 L 形撕裂，需先行肌腱端端缝合，再应用锚钉 (图 11-3)。

8. 端端缝合 (margin convergence) 应从断端最内侧开始，通过肩峰外侧入路置镜观察，使用两戳枪，其中一把戳枪带线，经前、后入路套管进入关节，分别穿过肌腱前、后部，牵引缝线穿过肌腱断端，从两套管中选择一角度合适者将缝线引出，打结固定。

9. 安放锚钉 完成了肌腱端端缝合，或撕裂为新月形，就可放置锚钉。锚钉的选择因术者的习惯而定，锚钉的数量视撕裂的大小而定，两锚钉之间的距离在 8mm 左右。做单排固定时，锚钉应放置在所准备骨床的外缘、大结节内侧，适当旋转或外展肩关节，选择合适的角度拧入锚钉，必要时可在肩峰外缘另做切口。如撕裂较大，可选择不同的入路拧入锚钉。拧入的深度要求手柄上的标志线要进入骨内。做双排固定时，内排锚钉应紧邻软骨边缘安放。

263

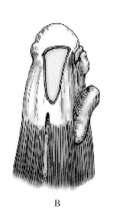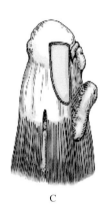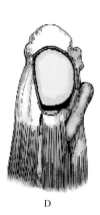

图 11-3　肩袖撕裂形态示意图

A.新月形撕裂；B.U 形撕裂；C.L 形撕裂；D.巨大撕裂

　　10.缝合肩袖　将钉尾缝线穿过肌腱断端的方法很多，手术者必须熟练掌握其中数种。如角度合适，可直接使用戳枪穿过肌腱后将缝线拉出，也可使用缝合钳 (suture punch) 或各种缝合器，首先将牵引线穿过断端，然后将牵引线和钉尾缝线一端从同一套管拉出，再用牵引线牵引缝线穿过肌腱。这时就可将缝线打结，这样依次完成每个锚钉的缝合 (图 11-4、图 11-5)。

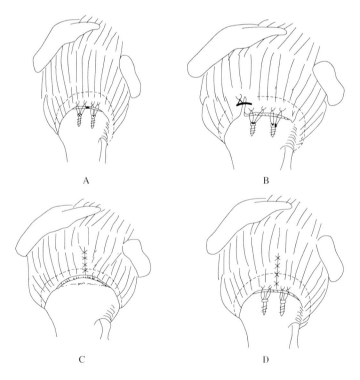

图 11-4　新月形撕裂，直接应用锚钉行肩袖止点重建 (A)；L 形撕裂缝合后 (B)；U 形撕裂，先行肌腱端端缝合 (C)；U 形撕裂，最后应用锚钉行肩袖止点重建 (D)

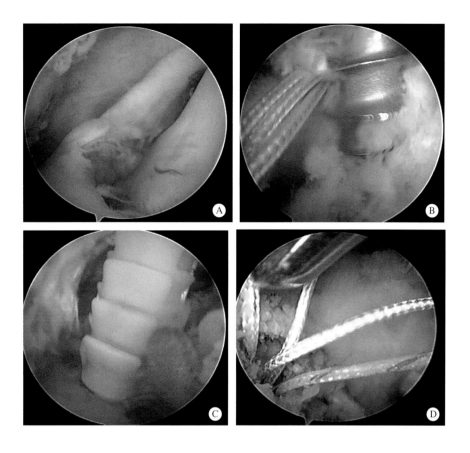

图 11-5　双排缝合锚钉修复巨大 U 形撕裂

五、术后监测与处理

术后给予心电监护、镇痛、冰敷等对症支持治疗，支具固定，术后第一天即嘱患者主动活动肘、腕关节及手指。术后 7 天即鼓励患者进行肩关节轻微摆动练习，同时行被动前屈练习，术后 2～5 周，患者加大被动前屈练习。若为小型或中型撕裂，可开始被动外旋练习。此阶段不能进行主动活动及抗阻练习。术后 6～12 周，开始肩关节主动活动。术后 3 个月开始肌力抗阻训练。术后 4～6 个月逐渐恢复正常活动。术后 7～9 个月逐渐恢复正常工作和体育运动。需要注意的是，康复计划的制订应因人而异，并且应根据康复过程中出现的问题随时调整。

六、术后常见并发症的预防与处理

1. 术后疼痛　术后疼痛持续的原因较多，最常见的是肩峰成形不彻底，撞击因素依然存在。如患者术后肩关节活动范围及力量明显提高，疼痛减轻不显著，应考虑这一因素。

术后疼痛也可以由肩锁关节或肱二头肌肌腱长头病变导致。术者应在术前和术中仔细评价两者的病理改变，适时行肩锁关节成形或锁骨远端切除及肱二头肌肌腱清理或切断术。

2.关节粘连 尽管镜下手术的创伤较切开手术明显减小，但仍可能出现粘连，尤其是术前即有粘连和急性断裂的患者更易发生。因此，应尽可能在术前让患者肩关节的活动范围恢复正常。术中应尽可能去除肌腱断端与周围组织的粘连，在无张力状态下缝合肩袖，术后患者应随时接受康复医师的指导，积极进行功能训练。必要时辅以药物及物理治疗。

3.肩袖再断裂 术后再断裂少见，但可见于巨大撕裂、肌腱回缩显著及肌腱质量较差者。发生再断裂后，如肌腱质量尚可，仍可再行修复。

4.其他 其余并发症的预防及处理见本章第一节总论部分。

七、临床效果评价

手术的主要目的是缓解疼痛，肌力和活动范围的恢复是次要的，手术效果受很多因素影响，包括撕裂大小、肌腱回缩程度、组织质量及患者的全身状况等。大多数患者术后关节功能恢复正常需要 9 ~ 12 个月。

第五节 关节镜下 SLAP 损伤修复术

SLAP 损伤是指肩胛盂缘上唇由前向后的撕裂，累及肱二头肌长头肌腱附着处。它多发生于摩托车事故、跌倒、上臂外展用力支撑，反复过顶位置的体育运动，如投掷、击球、接球等动作；健身房过度使用肱二头肌力量锻炼的健身爱好者；有肩关节脱位病史的患者。从关节窝看，病变多发生在 10：00 至 2：00 之间，这个部位的上唇是肱二头肌肌腱附着于关节盂的部位，而且此部位盂唇损伤的可能性很大，如新月状。依据其关节镜下的表现可将这些 SLAP 损伤分为四种基本类型（图 11-6）。

Ⅰ型：上盂唇有磨损和退行性变的表现。关节盂上唇附着在关节盂和肱二头肌肌腱附着处完整。在老年患者中以上表现一般代表正常。

Ⅱ型：与Ⅰ型相似，也有上唇的退行性变表现。尽管如此，在Ⅱ型损伤中，上唇还从其的关节盂上方的附着处分离，而且沿着肱二头肌肌腱呈拱形从下盂颈部脱落。

Ⅲ型：上盂唇呈桶柄样撕脱，状如膝半月板。肱二头肌肌腱完整，上盂唇外周处附着的盂唇边缘也是完整的。

Ⅳ型：上盂唇呈桶柄样撕脱，并呈裂口样撕裂延伸至肱二头肌肌腱。撕脱的肱二头肌肌腱和碎裂的唇瓣分散在关节内。

另外，混合型的 SLAP 病变也可观察到，最为常见的是合并有Ⅱ型和Ⅳ型的 SLAP 损伤。Maffett 及其同事将其他多种类型的 SLAP 损伤分别命名为Ⅴ型、Ⅵ型和Ⅶ型。

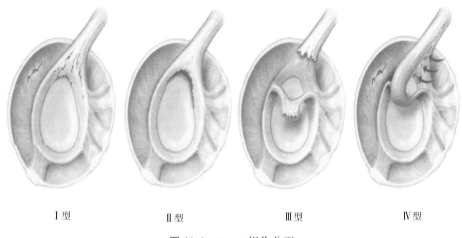

Ⅰ型　　　　　Ⅱ型　　　　　Ⅲ型　　　　　Ⅳ型

图 11-6　SLAP 损伤分型

一、适应证

对于 20 ～ 40 岁的年轻人，有 SLAP 损伤的临床症状，肩关节后上方疼痛，有交锁、弹响及不稳等机械症状。

二、禁忌证

(1) 年老患者，60 岁以上年龄较大的人很少进行 SLAP 修复术，多选择肱二头肌肌腱长头切断、固定术，40 ～ 60 岁患者的手术方式有争议。

(2) 活动性感染。

(3) 各脏器功能严重损害，全身状况不能耐受手术患者。

三、术前准备

术前准备同本章第一节总论部分。

四、手术要点、难点及对策

SLAP 损伤的治疗在过去的十余年中发生了较大的变化。初期手术仅限于盂唇组织的简单清理，单纯清理和切除的近期效果很好 (88%)，但随着随访年限的增加效果逐渐下降。随着关节镜的缝合固定技术、锚钉缝线等固定材料及特殊手术器械的发展，SLAP 损伤的治疗得到较大的发展。绝大部分 SLAP 损伤的治疗可在肩关节镜下完成。不同类型的损伤有不同的治疗方法。

对 Ⅰ 型损伤可采用单纯清理术，去除变性的盂唇组织，注意保存正常的上盂唇及肱二头肌长头肌腱附着处。对Ⅲ型损伤，可将桶柄样撕脱部分切除。

Ⅱ型损伤最为常见，应该进行固定修复手术。近年来，关于 SLAP 损伤的外科固定技术报道有很多。固定方法亦有多种，缝合锚钉的方法最为常用，关节镜下手术可获得较好的效果。Ⅳ型损伤的治疗依据肱二头肌长头肌腱撕脱情况而定。大部分患者未撕裂的肱二头肌肌腱仍牢固地止于肩胛盂，仅切除损伤的盂唇及肌腱。对于撕裂累及肱二头肌肌腱 30% 或以上的病例，年老和肌腱变性严重的患者可进行肌腱切断，肱二头肌沟处肌腱固定术对于年轻患者将盂唇撕裂部缝于附着部即可，也可将撕裂的肱二头肌肌腱缝合在一起。

关节镜下Ⅱ型 SLAP 损伤修复术（图 11-7）过程如下：

1.麻醉后稳定性检查，采用仰卧位先做双侧肩检查，重点是估计运动范围以及做松弛试验（凹陷征及前后平移试验）。手术区域消毒铺巾。

2.后路检查　后入路关节镜检查。检查内容应包括：整个盂唇、关节囊、关节面、肩袖及肱二头肌肌腱。

3.前路检查　创建前上入路，该入路通常作为放置锚钉及缝合器械的工作入路。为使锚钉放置有合适的角度，此入路应较正常偏外，建立入路前可使用细穿刺针确定穿刺方向及位置。从后方关节镜看此入路正好在肱二头肌肌腱的下方进入关节。随之插入关节镜，从前上入路再次观察关节内情况，并用探针检查前盂唇、盂肱下韧带和后盂唇及后关节囊。探针评估 SLAP 损伤的部位，明确诊断。

4.第二个前方入路　前下入路，位于喙突尖外 15mm、下 20mm，紧贴肩胛下肌腱的上方进入关节。此针要尽量靠外。在肩关节 Bankart 损伤合并 SLAP 损伤的患者，进行前盂唇和上盂唇同时修复时，通常使用此前下入路。修复上盂唇时，如果上盂唇的撕裂位置偏后，使用前上入路放置锚钉困难时，可以根据上盂唇撕裂的位置附加肩峰外侧入路（肩峰前外及后外入路）。通过肩峰外侧入路在上盂唇放置锚钉的优点是入路角度合适，放置操作容易，缺点是该入路需要穿过冈上肌到达上盂唇，对冈上肌有损伤。入路时尽量经过冈上肌的红白交界部分，避免穿刺白色肌腱部分，并且选用较细的套管，避免反复穿刺。

5.清理盂唇　后入路进关节镜，前上入路进刨刀，清除肱二头肌肌腱附着处和盂唇的磨损与碎片。

6.创造愈合区　用 4.0mm 的圆头磨钻或软骨刨刀，将肱二头肌肌腱附着处和上盂唇下面骨质行去皮质磨削，充分新鲜化。术中注意勿伤及关节软骨。

7.肱二头肌肌腱下方放置缝合锚钉。经前上入路（损伤部位在肱二头肌肌腱止点前部）或肩峰外侧入路（损伤部位在肱二头肌肌腱止点后部）插入钻头，将其置于导向孔内，使其在关节软骨上方肱二头肌肌腱止点处。将钻头与关节软骨面成 45° 角钻孔。将缝合锚钉置入位于肱二头肌止点下方的钻孔内。

8.缝线引入盂唇　从前上入路用缝合器将缝线引入盂唇，将缝线的外臂穿过肱二头肌盂唇组织由前上套管拉出。

9.打结　经前上套管用推结器将缝线打结固定于肱二头肌肌腱止点。用触摸探针检查修复后的完整性。

10.如果上盂唇撕裂范围相当大，在肱二头肌止点的前方或后方再加用锚钉固定，或者可以选用带双线的缝合锚钉缝合 2 针。

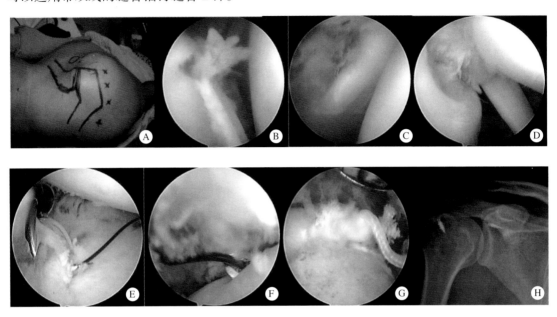

图 11-7　SLAP 损伤合并肩袖损伤的处理

五、术后监测与处理

术后给予心电监护、镇痛、冰敷等对症支持治疗,患肩悬吊 4 周。患者术后即可开始做肘、腕和手指关节锻炼,1 周内可做轻微的摆锤运动。6 周内避免肱二头肌肌腱紧张,但可做循序渐进的抗阻力练习。6 周后在保护下进行肱二头肌力量练习。3 个月内不能进行肱二头肌牵拉的活动。半年后可进行对抗训练。

六、术后常见并发症的预防与处理

除了本章总论中谈及的并发症,SLAP 修复术中最常见的并发症是误将正常的中央分离型上关节唇变异当做病理发现,熟悉正常解剖及变异有助于排除这类失误。

七、临床效果评价

Glasgow 等报道了 28 例从事过顶运动的运动员行关节镜下上盂唇切除术的疗效。对肩关节稳定的患者随访两年,结果优良率为 91%。然而,疗效随时间推移逐渐降低,仅有 75% 的患者症状明显缓解。Ⅱ 型 SLAP 损伤最为常见,应该进行固定手术。近年来,关于 SLAP 损伤的外科固定技术报道有很多。固定方法亦有多种,主要有可吸收材料的平头钉和缝合锚钉的方法，关节镜下手术在早期可获得较好的效果。Morgan 等报道 102 例 Ⅱ型 SLAP 损伤患者使用关节镜缝合锚钉技术的效果。术后 1 年时随访结果显示优 84%、良 13%、中 3%，所有的良及中的病例均合并肩袖损伤。

关节镜仍旧是诊断 SLAP 损伤的最好工具。对于参加高强度过顶投掷运动的患者，应高度怀疑 SLAP 损伤，特别是在缺乏其他明确病因的情况下。对于绝大部分患 SLAP 损伤的患者采用关节镜下修复是有效的。由于这类损伤常合并其他的肩关节病变，所以必须在关节镜下检查其他病变，包括不稳定性、肩袖撕裂及盂旁囊肿。对外科技术的不断研究和改进将有助于我们进一步了解和治疗上盂唇病变。

第六节　肩关节镜下 Bankart 修复术

Bankart 损伤是肩关节盂唇前下方在前下盂肱韧带复合体附着处的撕脱性损伤，多由外伤导致肩关节前脱位引起，是造成习惯性前方不稳定和脱臼的基本损伤。Bankart 损伤经常伴随发生关节囊的异常，大于 30% 的患者会有前下盂肱韧带复合体的延长及松弛。纤维性 Bankart 损伤 (fibrous Bankart lesion)：关节囊破裂，盂肱韧带连同附着的关节盂唇从关节盂上撕脱。肩关节前脱位时最常见的是下盂肱韧带 - 盂唇复合体损伤，即经典的 Bankart 损伤，占创伤性肩关节前脱位的 85%。骨性 Bankart 损伤 (bony Bankart lesion)：下盂肱韧带盂唇复合体损伤同时伴有关节盂前下方的撕脱性骨折。由于关节盂前下方的骨质缺损，可以导致梨形的肩盂变为倒梨形结构 (inverted pearl)，为关节不稳的主要因素。Bankart 损伤可通过肩关节镜手术修复。

一、适应证

1.前向不稳导致持续性肩痛并且保守治疗至少 6 个月仍无效果的患者。

2.创伤性的初次脱位 (TUBS)，应考虑急性手术修复　年龄小于 30 岁，创伤引起的脱位 (而不是因轻微外力出现)，必须进行复位 (而不是自发性的复位)，是优势臂，目前有较高的活动水平，期望保持高水平的活动，悬吊胳膊期间或去掉悬吊带后活动及穿衣服时感觉肩不稳。有移位的骨块 (骨性 Bankart 损伤)。

3.复发性肩关节脱位　适用于单向不稳、Bankart 损伤、关节囊完整、肩胛盂和肱骨头骨缺损不大的患者；不希望切开性手术的患者；希望最大限度保留外旋功能 (如投掷运动员) 的患者。

二、禁忌证

1.绝对禁忌证　随意性脱位；自主选择性肌肉收缩造成的盂肱关节不稳；活动性感染；各脏器功能严重损害，全身状况不能耐受手术者。

2.相对禁忌证　不稳手术失败者；前关节囊极其薄弱；肩胛盂骨缺损大于 20% ～ 25%；肱骨头 Hill-Sachs 缺损大于 25% ～ 30%。

三、术前准备

基本同本章总论部分，值得注意的是，术前通常要进行 CT 三维重建及 MRI。CT 三维重建是评估骨缺损的最佳方法。在手术前对患者 Bankart 损伤及相关病理改变进行评估，如骨缺损的情况、盂唇撕裂的类型和范围、关节囊是否完整、合并肩袖撕裂和 SLAP 损伤等，可以初步确定手术方式。

四、手术要点、难点及对策

(一)麻醉及麻醉下检查

使用全身麻醉，患者取侧卧位或者沙滩椅位，触摸关节镜标记并在肩关节皮肤上标出：肩峰、肩锁关节、锁骨及喙突。首先进行麻醉下检查以确定需要手术的不稳的类型。麻醉下检查包括凹陷征及前后平移试验，并且注意前向、下向和后向的位移在确定不稳的程度及方向方面更有特异性。如果肱骨头移位到肩胛盂的边缘定义为 1+，如果肱骨头可以超过盂缘发生半脱位但可以自行复位定义为 2+，如果肱骨头超过盂缘发生完全脱位但不能自行复位定义为 3+。手术区域消毒铺巾。

(二)手术探查及手术计划

首先后入路(肩峰后外缘的下 2cm 和内 1cm)进入关节镜，再用细穿刺针定位前上入路，进入套管。进行关节镜检查，对关节的所有结构进行评价。

1.确定前下盂唇的损伤类型　对于 Bankart 损伤，可以清理后缝合。ALPSA 损伤的盂唇复合体向内侧回缩，手术时需充分游离盂唇，复位后再缝合固定。GLAD 损伤为单纯的盂唇损伤，不影响稳定性，可手术固定。

2.评估前下盂骨及软骨损伤的缺失量　关节镜下判断骨缺损大小，通过解剖标志"裸区"确定盂中心点并评估中心点前后的骨质，6 ～ 8mm 或者更多骨缺损将选择切开手术。如果在肩外旋位 Hill-Sachs 损伤与前下盂发生交锁，应进行切开修复。

3.盂肱下韧带肱骨止点断裂后一般均需手术原位缝合固定。探查盂肱下韧带的全部走行，以免漏诊。

4.同时伴有 SLAP 损伤，还需要行上盂唇修复。这时，前上入路应适度偏外。

5.麻醉下后向移位超过 50%，要考虑行后下关节囊折缝术。

6.如外旋位凹陷征明显，超过 2cm，需行肩袖间隙闭合。

7.修复其他合并损伤，如肩袖撕裂等。

(三)手术步骤及手术入路

1. 前路检查 从前上入路再次观察关节内情况,并用探针检查前盂唇、盂肱下韧带和后盂唇及后关节囊。

2. 确定镜下可以修补后做第二个前入路 前下入路位于喙突尖外 15mm、下 20mm;此入路紧贴肩胛下肌肌腱的上方进入关节,这个入路的入针角度很重要,在插入 8.25mm 的透明螺纹套管前,使用细穿刺针来确定入路的方向:入路要足够靠下,可以达到锚钉在肩胛盂 5:30 位置。入路要足够靠外,便于在肩胛盂面上放置锚钉而不是在盂颈部。此外,确保前方两个入路的皮肤切口间距为 2~3cm,以便于器械和缝合操作。

3. 分离盂唇 沿肩胛盂前方的骨壁,用铲刀把损伤后回缩的盂唇及关节囊组织松解游离,便于解剖复位及缝合,使缝合无张力。向下分离至关节盂 6:00 或 6:30 的位置(右肩);向内松解至肩胛颈内 20mm 区域,在游离的关节囊和盂唇深处可见肩胛下肌,使关节囊盂唇组织松解彻底,通过前下入路提拉松解盂唇时,可以将关节镜移至前上入路,尤其是当盂唇在内侧回缩明显而后方入路关节镜视野困难时。

4. 创造愈合区 在肩胛盂颈部前内侧骨质 10~15mm 区域,用磨钻轻度去皮质,充分新鲜化。去除肩胛盂面软骨 2~3mm,软骨下骨质轻度去皮质,准备一个出血骨床促进愈合。

5. 放置 3 或 4 个缝合锚钉固定前盂唇

(1)缝合锚钉的理想位置是在肩胛盂缘的关节面边缘 2~3mm 处。钻孔的位置必须在软骨表面边缘,而不在肩胛颈部。

(2)为了避免损伤关节面,钻应与肩胛盂面成 30°~45° 角。

(3)通常需要 3~4 个锚钉,均匀分布在 5:30 到 2:00 的位置上(右肩),先放置最下面的一个。

(4)铺钉放好以后,牵拉缝线证实其稳定性。

6. 缝线引入盂唇

(1)确定缝线滑动性。

(2)确定内外臂(靠近关节面的为内臂,靠近盂唇的为外臂)。

(3)将缝线的外臂穿过关节囊和盂唇缝合器,由前下入路进入,穿过盂唇和关节囊,由前上入路进入器械将外臂缝线拉出,再经前下入路拉回。缝线的另一头固定在前下入路的外面。这样缝线的两个臂都从前下入路的套管露出。

(4)前关节囊和盂唇缝合的位置与多少取决于其松弛程度:一般位于缝合锚钉下 10mm,离关节囊边缘 10mm(图 11-8)。

7. 打结固定 在打结之前,确定缝线滑动顺畅,结应打在穿过盂唇的线上,最后要有一个易轴反结技术(RHAPs)确保不松,在此结

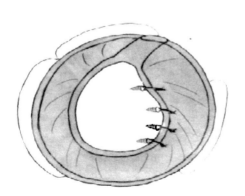

图 11-8 Bankart 修复手术原理

272

基础上加固 3 ~ 4 个结。其他锚钉用同样方法自下而上逐一操作 (图 11-9)。

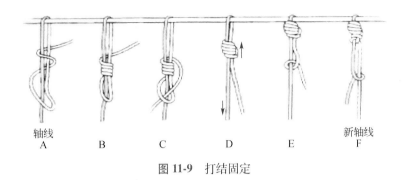

图 11-9　打结固定

8.在完成关节镜 Bankart 修复后，评估前方的稳定性并且处理其他盂唇损伤，如 SLAP 损伤等。

成功的关节镜修复手术的关键点：①通过诊断性关节镜确定需要同时处理的相关病理；②确认松解游离关节囊和盂唇组织足够彻底；③前下入路要足够靠下和足够靠外，有合适的角度放置时钟 5：30 位的锚钉；④锚钉应该放置在肩胛盂面上的边缘，而不是盂缘或者盂颈部；⑤关节囊和盂唇组织有足够的上提移位；⑥在关节囊侧打结，以防止线结在盂肱关节软骨面的机械磨损；⑦关节囊折缝或肩袖间隙闭合应该在外旋 30° ~ 40° 时进行，以免前方结构过紧 (图 11-10)。

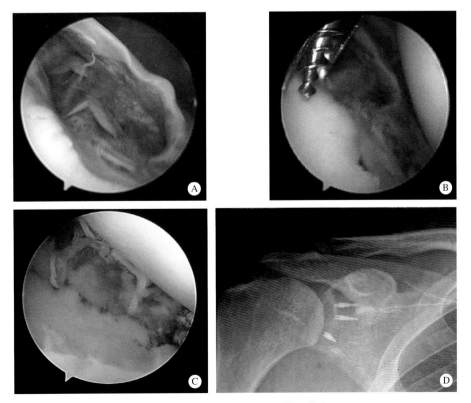

图 11-10　肩关节 Bankart 损伤的修复

273

五、术后监测与处理

支具悬吊 6 ~ 8 周，外展 20° ~ 30°。第 2 周开始在疼痛许可范围内主动进行各方向活动，但不能外展位外旋，允许患者在自己能耐受的范围内主动抬肩。2 周后，每天做抬肩和外旋练习。外旋限制：第 2 周 20° 以内，第 4 周 40° 以内，第 6 周 60° 以内。6 周后，允许外展位外旋。6 周后开始渐进性肌力强化练习，如三角肌、肩袖、肱三头肌及肩胛骨肌。3 个月后，允许上肢运动，不允许投掷，不允许做肱二头肌抗阻练习。4 个月后，开始练习投掷。6 个月后允许对抗性运动及举重。

六、术后常见并发症的预防与处理

除了总论中谈及的并发症外，关节镜下 Bankart 修复术最常见并发症是不稳复发。这种不稳复发是多因素的，如缝合锚放置在盂颈部不恰当的位置上；缝合锚的位置不足够低；没有将关节囊上移；盂颈部的创面没有新鲜化。这些实质上应在手术中估计到并做必要的纠正。其他并发症包括神经损伤（腋神经、肌皮神经）、运动受限（主要是外旋）、滑膜炎等。

七、临床效果评价

自 20 世纪 90 年代首次报道以来，缝合锚钉技术已经成为关节镜修复 Bankart 损伤最常用的方法。文献中使用缝合锚钉进行关节镜 Bankart 修复的术后复发率不同 (0 ~ 33%)。Hoffmann 等报道了 26 例脱位患者使用 Mitek 缝合锚钉的良好效果，术后 2 年随访时有 2 例复发。Gartsman 等报道了使用关节镜缝合锚钉治疗 53 例前向不稳患者的临床结果，平均随访 33 个月，4 例患者复发不稳。数位作者报道了关节镜 Bankart 修复手术在接触性运动员中的良好结果。Bacilla 等报道了在 40 例高活动要求的运动员中使用缝合锚钉进行关节镜 Bankart 修复的临床结果，平均随访 30 个月，37 例患者保持肩关节稳定并恢复运动，3 例患者需要翻修手术。Mazzocca 等报道了 18 例小于 20 岁的对抗性和接触性运动员，使用缝合锚钉技术进行关节镜 Bankart 修复的结果为所有患者术后都恢复运动，2 例患者复发不稳。近 5 ~ 10 年的文献认为关节镜 Bankart 修复手术的复发率为 10% (4% ~ 17%)，包括接触性运动员。

（王　洪）

参 考 文 献

Anderson K, McCarty EC, Warren RF. 1999. Thermal capsulorrhaphy: where are we today. Sports Med Arthrosc Rev,7:117

Bacilla P, Field LD, Savoie FH. 1997. Arthroscopic Bankart repair in a high demand athletic population. Arthroscopy,13:51

Barber FA, Snyder SJ, Abrams JS, et al. 1998. Biodegradable suture anchors: preliminary clinical results.

Arthroscopy,14:449

Cordasco FA, Steinmann S, Flatow EL, et al. 1993. Arthroscopic treatment of glenoid labral tears. Am J Sports Med,21:425

Davidson PA, El Attrache NS, Jobe CM, et al. 1985. Rotator cuff injury in the throwing athlete: a new site of impingement: a preliminary report. J Shoulder Elbow Surg,4:384

Davidson PA, Tibone JE. 1995. Anterior-inferior (5 o'clock) portal for shoulder arthroscopy. Arthroscopy,11:519

Elrod BF. 1997. Arthroscopic reconstruction of traumatic anterior instability. Op Tech Sports Med,5:215

Fanton GS. 1998. Arthroscopic electrothermal surgery of the shoulder. Op Tech Sports Med,6:139

Gartsman GM, Taverna E, Hammerman SM. 1999. Arthroscopic rotator interval repair in glenohumeral instability: description of an operative technique. Arthroscopy,15:330

Loutzenheiser TD, Harryman DT, Yung SW, et al. 1995. Optimizing arthroscopic knots. Arthroscopy,11:199

Matthews LS, Parks BG, Pavlovich LJ Jr, et al. 1999. Arthroscopic versus open distal clavicle resection: a biomechanical analysis on a cadaver model. Arthroscopy,15:237

Nottage WM, Lieurance RK. 1999. Arthroscopic knot-tying techniques. Arthroscopy,15:515

Pagnani MJ, Speer KP, Altchek DW, et al. 1995. Arthroscopic fixation of superior labral lesions using a biodegradable implant: a preliminary report. J Arthrosc Rel Surg,11:194

Paulos LE, Franklin JL. 1990. Arthroscopic shoulder decompression development and application: a five-year experience. Am J Sports Med,18:235

Rockwood CA, Williams GR, Burkhead WZ. 1995. Debridement of degenerative, irreparable lesions of the rotator cuff. J Bone Joint Surg,77A:857

Rodosky MW, Harner CD, Fu FH. 1994. The role of the long head of the biceps muscle and superior glenoid labrum in anterior stability of the shoulder. Am J Sports Med,22:121

Wolf EM, Wilk RM, Richmond JC. 1991. Arthroscopic Bankart repair using suture anchors. Op Tech Orthop,1:184

Yamaguchi K, Flatow EL. 1995. Arthroscopic evaluation and treatment of the rotator cuff. Orthop Clin North Am,26:643

Zvijac JE, Levy HJ, Lemak LJ. 1994. Arthroscopic subacromial decompression in the treatment of full-thickness rotator cuff tears: a 3- to 6-year follow-up. Arthroscopy,10:518

第十二章　肘关节镜手术

1931 年，Michael Burman 在尸体上首次用直径 3mm 的关节镜进行了观察，由于器械太大，因此他的结论是肘关节（图 12-1）不适宜做关节镜检，且采取肘关节前侧入路是不可能的。

1971 年，Watanabe 为小关节设计了一套直径 1.3mm(24 号) 的关节镜，1979 年、1980 年，Watan-abe 和 Maeda 先后报道了肘关节镜的各种入路，从此，肘关节内镜技术进入临床使用阶段。

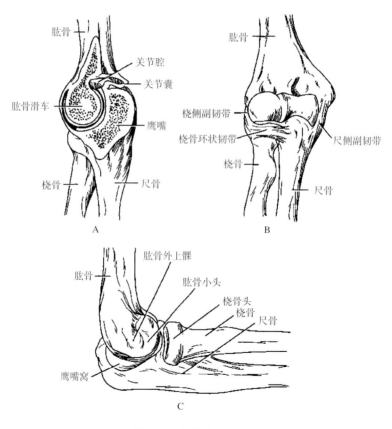

图 12-1　肘关节

A.矢状切面；B.前面；C.侧面

一、适应证

肘关节镜手术指征包括化脓性关节炎、外侧滑膜皱襞综合征、关节内感染、关节内游离体、滑膜炎、骨软骨剥脱 (OCD) 关节退变、后侧撞击、创伤性关节炎、滑车软骨化、关节纤维化、肱骨外上髁、关节炎挛缩、后外侧旋转不稳定和鹰嘴滑囊炎等疾病的诊断和治疗。

二、禁忌证

近期的关节或软组织感染、发育畸形，既往创伤或手术所致的肘关节神经血管、骨组织或软组织机构的解剖位置改变，广泛的关节囊外异位骨化，复杂性区域性疼痛综合征以及各种影响肘关节囊扩张的疾病。

三、术前准备

1.详细完整的病史及检查，进行准确诊断。

2.常规正侧位 X 线检查，必要时行 CT 及 MRI 检查。

3.术者需考虑关节镜手术时与关节镜操作相关的问题、患者的体位以及在术中需要变换体位的可能性。

4.应考虑到钻孔、克氏针固定或其他内固定时需要使用透视。

5.除了标准的关节镜器械配置以外，术前计划时还应该考虑到诸如挛缩松解时需要用到的拉钩和特殊咬骨钳以及用于治疗 OCD 损伤或骨折需要的小骨块固定器械。

277

四、手术要点、难点及对策

(一) 手术体位

肘关节镜手术可采用四种体位：仰卧立臂、仰卧悬吊 (图 12-2)、侧卧和俯卧位。目前较为常用的是后两种体位，但是仰卧位也有其优势，如当习惯采用俯卧位的术者选择关节镜和切开联合手术时，为了避免再次调整体位，可能会选择仰卧交叉体位。

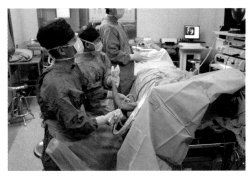

图 12-2　肘关节镜的体位图 (仰卧位)

（二）手术入路

第一个关节镜入路应建立在关节的前侧，除非所有的手术操作只需要通过后侧入路完成。通过由外而内或者由内而外的方法建立第 2 个前侧入路。

（三）肢体准备

1. 摆好体位并标记出手术入路位置。

2. 麻醉起效后，将患者的肩部置于手术床边缘，暴露整个患肢并根据术者的要求进行调整。

3. 肢体驱血后，止血带加压，使用弹力绑带由远及近绑紧前臂至桡骨头以远处。

4. 标记肘关节解剖标志及关节镜入路位置。

5. 建立入路前，用 18 号腰穿针自后外侧的软点位置注入生理盐水使关节充盈。软点位于鹰嘴尖、肱骨外上髁隆起和桡骨头的外侧缘构成的三角形区域。

6. 50ml 注射器的通路装置在初始入路时能维持关节囊的充盈，且不会影响手术者的操作。

（四）手术方法及步骤

1. 部分镜下手术

(1) 游离体摘除：摘除游离体可能是肘关节镜最常见的适应证。骨软骨游离体常来自肱骨小头的骨软骨炎病变、外侧压力损伤所致的骨软骨骨折及滑膜的病变。据 Andrews 和 Carson 报道，在 X 线平片上仅有 38% 的游离体明显显影，而 CT 的检出率也只有 72%，因此，当肘关节持续疼痛、发生"交锁"和活动受限时，应行关节镜彻底检查。较小的游离体常隐藏在鹰嘴滑车关节或肱桡关节中，如不彻底检查，则可能漏检，为清除这些游离体，常需要用创刀或关节镜剪刀松解该部位的软组织。较大的游离体有时难以直接取出，则可先将其转移至容易取出的部位，再经辅助入路取出；若因游离体太大，不能通过关节镜的入口取出，可用关节镜钳将其夹碎成数块，然后分别取出，或将其保留在原位置，待完成关节镜操作后，在关节囊上纵向延长切口，直视下将其取出。值得注意的是，灌注水流太大时可影响到游离体的攫取，此时应暂时将水流调小或关掉。

(2) 剥脱性骨软骨炎：剥脱性骨软骨炎多见于 16 ~ 25 岁的男性，常为单发，以膝、踝、肘关节最多见，病变特点为关节软骨和软骨下骨的慢性剥脱，病因尚不清楚，肘关节剥脱性骨软骨炎可能与肱桡关节反复受到压力和剪切应力有关，如在体操、垒球投掷、网球、羽毛球、乒乓球和举重中所受的应力。

对骨骺尚未发育成熟的青少年患者，应以非手术治疗为主，若疼痛、弹响和交锁症状持续存在，应行关节镜检。对关节腔进行彻底清洗，去除游离碎片，还可用细克氏针在病变处钻孔，以刺激病变局部愈合，术后应避免关节承受负荷，特别是剪切应力，直至 X 线片证实病变已愈合。

对骨骺已发育成熟且症状明显的患者，很适宜行关节镜检，可在镜下清理病变处的骨软骨缺损，去除游离碎片，在损伤的基底部用磨削、钻孔等方法刺激其愈合。

对剥脱性骨软骨炎患者进行关节镜检时，应以前内侧入路为主，轻度内翻应力可增加视野，通过直接外侧入路的配合可进行彻底的检查，还可通过前外侧入路用探针探查病变的范围和性质。

（3）软骨软化和骨赘形成的清理术：反复的外翻应力（如投掷时）可使尺侧副韧带松弛，久之可导致肱骨滑车后内侧发生软骨软化。病变早期可采用保守治疗，若经过至少 3 个月的正规保守治疗后，压痛和投掷时疼痛仍持续存在，而 CT 或 MRI 排除了应力性骨折后，可在关节镜下行清理术，常采用前侧或后侧入路。对于后期出现的骨赘，可用骨凿予以去除，再用骨挫磨平病变区。此外，反复外翻应力导致的桡骨小头软骨软化也可在关节镜下行清理术。

（4）桡骨小头切除术：成人桡骨小头骨折如有手术适应证时应首选桡骨小头切除术。关节镜下不仅可对桡骨小头骨折做出诊断，而且可用关节镜磨钻切除桡骨小头和一部分桡骨颈，常采用前外侧入路和前内侧入路。为了能够更充分地检查桡骨小头和环状韧带，有时须切除部分滑膜。手术完成后，应检查肘部活动情况，以保证肘关节屈、伸以及前臂旋前、旋后活动时不受限制。

（5）关节纤维粘连的治疗：肘关节骨折或脱位后若处理不当，常易发生关节纤维粘连，使肘关节的活动受限，患者症状较轻时，可采取积极的保守治疗，如适当的功能锻炼、理疗等，但症状较重时，应考虑手术治疗。肘关节镜是治疗肘关节纤维粘连较为理想的方法，可获得令人满意的效果。其手术方法：从肘外侧三角的中心向关节腔内注入生理盐水，使肘关节扩张。先处理肘关节前方，采取前外侧入路，观察关节腔内病变的情况。由于关节粘连，这时可能视野极其有限。为扩大视野，可再通过前内侧入路放置 4.5mm 全半径切削刀，仔细切除肘关节前方纤维变性的组织；利用前内侧和前外侧入路，彻底清除肘关节前方的游离体和纤维变性组织，用磨钻切除尺骨冠状突中增生的骨赘，必要时可部分切除冠状突的尖端，确保肘关节屈曲时不受冠状突的阻挡；用切削刀向近端剥离位于肱骨远端的关节囊，剥离范围应达鹰嘴窝近侧 2.5cm 处或直至近端看到肱肌后侧纤维为止，这样才能彻底松解关节囊以保证术后肘关节活动范围的恢复。处理肘关节后方，采取正后方入路和后外侧入路，用全半径切削刀松解挛缩组织，但在后内侧时最好采用钝性剥离，以免损伤尺神经；彻底清除后方的游离体和鹰嘴窝中的瘢痕组织，用骨刀或磨钻切除鹰嘴窝中的骨赘，以消除其对肘关节活动的影响。

最后彻底冲洗肘关节，并在正后方入路处放置引流，被动活动肘关节使其获得最大的活动范围，然后将肘关节固定于最大伸直位。24 小时后去除外固定，将患肢置于 CPM 机上进行为期 3 周的被动活动训练，以保持肘关节的活动范围，术后 1 周后，应尽量鼓励患者进行关节的主动活动，可每日 4 ~ 5 次，每次 20 分钟左右。常规抗炎治疗可持续 3 周，以减少感染的危险性。

需要指出的是，肘关节纤维粘连后，将导致关节囊的扩张能力严重受限，从而给肘关节镜入路的定位造成困难。据 Gallay 报道，正常肘关节可注入 15 ~ 25ml 生理盐水，而发生关节粘连后则仅能容纳 6ml 生理盐水，因此，采取肘关节镜治疗关节纤维粘连，术者应对肘关节的解剖和肘关节镜的操作十分熟悉，若在关节镜下未能获得理想的视野，则应采取切开手术，以免造成神经血管损伤。

(6) 尺侧副韧带功能评价：采用前外侧入路。其体位为：放松肢体牵引，前臂旋后，肘关节屈曲70°。关节镜置入成功后，以外翻应力作用于肘关节，观测肱尺关节间隙，正常情况下，其关节间隙不应大于1mm，若间隙大于2mm，则提示尺侧副韧带损伤、松弛，导致肱尺关节失稳；若在外翻应力作用下肱尺关节间隙处于正常范围内，还应在镜下仔细观察有无尺侧副韧带的不完全撕裂伤。

(7) 滑膜切除术：肘关节发生类风湿关节炎或其他类型的关节炎（如色素沉着绒毛结节性滑膜炎）时，适宜在关节镜下行滑膜切除术。可采用前外侧入路，先观察整个关节的病变情况，再用全半径切削刀行部分或完整滑膜切除。手术时应注意保持清晰的视野，以免损伤肘关节前方的神经血管。必要时可辅以后内侧入路，但此时应使用剃须刀式创刀，避免损伤尺神经。

(8) 化脓性关节炎的冲洗清理术：通过关节镜可治疗早期肘关节化脓性关节炎，可在镜下反复冲洗，以彻底清除关节腔内的脓性物质，再清理关节周边的病灶。但肘关节过度肿胀时，最好采用切开手术。

对肘关节进行清创时应采样行细菌培养和药敏试验，以指导术后抗生素的使用。应放置冲洗管和引流管。术后48小时，若患者症状减轻，则可开始肘关节的主动活动锻炼，若症状改善不明显，则应再次行冲洗和清创。

2. 手术操作步骤

(1) 画出肘部骨性标志（图12-3），包括桡骨头、肱骨小头、肱骨内上髁及尺神经的位置，并画出前外、前内和后外入路的入路点。

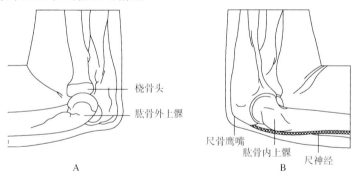

图 12-3　肘关节镜术前应标记的部位

(2) 肘关节入路：前外侧入路位于肱骨外髁前缘及桡骨头前缘稍上方，此入路较容易进入，但应注意勿损伤桡神经的前支；前内侧入路位于肱骨内上髁前方稍上；后外侧入路位于肱骨外髁及尺骨鹰嘴外缘隆起处，当肘关节囊充水膨起时，即可由此进入。

(3) 用18号针头在前外侧入路注入关节囊20ml等渗盐水。如病变在肘后部则先由后外侧入路进入。用小尖刀切开皮肤，用锐套筒针穿刺关节囊，由桡骨头外上方进入关节，换用钝针芯探入关节。用30°关节镜进行观察，保持视野清晰，使关节囊膨大，屈曲肘关节后使前关节囊膨起。可看到尺骨喙突及肱骨滑囊，游离体可在其前关节囊处。如欲取出游离体或进行其他操作，则可由前内侧入路探入器械。

(4) 前内侧入路：在前外侧入路关节镜的观察下，由前内侧入路进针，使针尖触及手术点（如游离体），然后按针管方向刺入锐性套筒，通过套筒进入器械或关节镜，可看见肱骨小头及桡骨头。

(5) 后外侧入路：在后关节囊隆起处，切开皮肤，套管针穿刺，用细关节镜探入，可看到鹰嘴窝等组织。

（五）入路建立

最常用的入路为前外侧、前内侧和后外侧，此外还有外侧、内上（髁上前内）、正后方入路。

1. 前外侧入路（图 12-4）当患者仰卧位时，前外侧入路是用肘关节镜进行诊断时的标准入路，当关节充盈后，常作为第一个建立的入路。该入路位于桡骨小头与肱骨头之间，约在肱骨外上髁远侧 3cm，前方 1～2cm，恰好在桡骨小头的近端和前方。由于入口越靠近近侧越容易进入关节，因此，Field 等报道了所谓的近端前外侧入路"，即外上髁近侧 2cm、前方 1cm 处，但太靠近近侧时，在关节内侧操作器械的灵活性将会受到影响。

进入时，关节镜应对准关节中心的方向，穿过桡侧腕短伸肌，在桡神经下方 4～7mm 抵关节。通过前外侧入路可以观察到肱骨远端、肱骨滑车、尺骨冠突和滑车切迹及内侧关节囊。在某些患者尚可看见尺侧副韧带前束的一小部分，该部位的滑膜炎和关节囊损害提示可能有内侧不稳定，可以通过放松牵引、使前臂旋后和在肘关节从 30°至 90°的屈曲过程中以外翻应力作用于肘来确定不稳定性。根据 Andrews 和 Baumgarten 的观点，如果关节间隙内侧大于 1mm，则说明关节内侧松弛。将关节镜拉回少许还可观察到桡骨小头的内侧部分，前臂旋前旋后的过程中可观察到部分上尺桡关节。

2. 前内侧入路（图 12-5）　位于肱骨内上髁前方 2cm、远侧 2cm，恰好在肱尺连接的近端、肱骨的前方。采用该入路进入内侧关节囊前要通过旋前圆肌的肌腱部分和指浅屈肌的桡侧部分。在建立内侧入路前，通过外侧入路的关节镜透照，可以避免损伤邻近的血管神经，如正中神经、肱动脉、贵要静脉及内侧的皮神经等。该入路最适合观察肱骨小头和桡骨小头，在前臂旋前旋后的过程中约可观察到 3/4 的桡骨小头，而肘关节的屈伸活动将使肱骨小头的前面得到充分显露。通过施加内翻应力于肘关节，可以较好地观察到肱骨小头和关节面。用切削刀背或钝套管针将桡骨小头处的关节囊向前侧和远侧推开，可以检查环状韧带。缓慢拉回关节镜并将镜头转向尺侧可以显示尺骨冠突。

3. 后外侧入路（图 12-6）位于尺骨鹰嘴尖近端 3cm、肱骨外上髁的近端和后侧及肱三头肌外侧。关节镜须穿过肱三头肌。选择该入路时肘关节应屈曲 20°～30°，肘关节适度外展可使肘后软组织松弛，增大后间室的空间。该入路有可能损伤前臂外侧皮神经，另外，尺神经在肘后正中偏内侧 2.5cm，若关节镜过分靠近内侧也可能损伤尺神经。后外侧入路可观察到尺骨鹰嘴及肱骨远端背侧部分，肘关节屈伸活动可使上述结构显露更充分。

4. 外侧入路（图 12-7）位于由尺骨鹰嘴尖端、肱骨外上髁、桡骨小头构成的三角形的中心，在前外侧入路的正后方，是诊断和处理肘关节后部病变最常使用的入路，也是患者取俯卧位时次常使用的入路（当然，为观察肘关节前室结构，采用该入路时患者也可取仰卧位）。关节镜通过皮下、肘后肌、关节囊后部进入关节腔，注意避免损伤前臂后侧皮神经。

有时可选用直径 2.7mm 的小型关节镜以便于观察。通过该入路可观察到肱骨小头的凸面、桡骨小头的凹面及上尺桡关节，将关节镜回移至关节后方的区域，检查尺骨鹰嘴和肱骨滑车之间的间隙，小的游离体可能藏在这些间隙内。

5. 正后方入路 (图 12-8)　位于尺骨鹰嘴尖近侧 3cm 、后外侧入路往内 2cm 处，正好穿过肱三头肌腱，因此又称 transtriceps portal。患者取俯卧位。该入路多作为第二入路，用于处理肘关节后方的病变，如摘除游离体等，患者若肘关节纤维化严重时，建立该入路比后外侧入路更容易，且应用 2.7mm 的关节镜能较容易地进入肘关节后方的部位。但应注意，如切口太靠近内侧则容易损伤尺神经，可在由外侧入路的关节镜直视下建立该入路。

6. 内上入路 (图 12-9)　又称髁上前内入路，是患者取俯卧位时最常使用的入路，位于内上髁近侧 2cm 处。该入路最先由 Poehling 等描述，他们使用的是 4mm 、30° 的关节镜，他们认为这一入路能较好地观察整个肘关节，如果观察到前方有病变，则手术器械再从前外侧入路进入。为避免伤及任何皮神经，用尖刀在皮肤切一纵行切口后，皮下须钝性分离。关节镜穿过肌间隔前方，注意防止损伤尺神经，正中神经距离该入路约 2cm，肱动脉约 2.2cm，紧贴远端肱骨可防止正中神经和肱动脉损伤。俯卧位时采用内上入路，对准桡骨小头方向插入关节镜，可显露整个关节内结构。

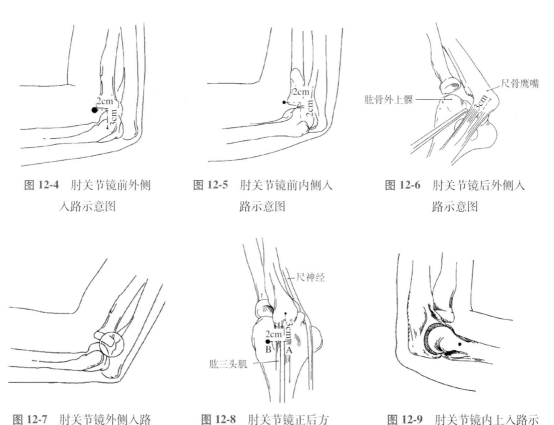

图 12-4　肘关节镜前外侧
　　　　　入路示意图

图 12-5　肘关节镜前内侧入
　　　　　路示意图

图 12-6　肘关节镜后外侧入
　　　　　路示意图

图 12-7　肘关节镜外侧入路
　　　　　示意图

图 12-8　肘关节镜正后方
　　　　　入路示意图

图 12-9　肘关节镜内上入路示
　　　　　意图 (小黑点所示)

（六）手术要点及失误防范

术前需将入路与骨性标志进行标注；注意限制皮肤切口深度；建立前侧入路前先将肘关节注水扩张；前侧入路应该尽量靠近近端；必须确认内侧肌间隔位置，建立前内侧近端入路时要保证在其前方；滑膜切除和关节囊切除术中使用拉钩来保证视野；切除关节囊时关闭吸引装置；关节镜鞘管入水量、低压灌注及前臂加压包裹可以限制外渗进入软组织的水量，从而减轻组织肿胀。

五、术后监测与处理

1. 使用普通缝线关闭切口。
2. 防范皮下滑膜瘘和皮肤滑膜瘘。
3. 肘关节近伸直位固定减少关节肿胀。
4. 抬高患肢。
5. 尽早进行主动及被动功能锻炼。

六、术后常见并发症的预防与处理

与其他关节相似，肘关节镜后可能出现的并发症包括感染、止血带损伤、器械引起的组织损伤（包括关节表面的磨损）、止血带问题及神经血管损伤等。

术后感染罕见，这与关节腔大量冲洗以及切口较小有关。1986年，Small统计了北美关节镜协会会员报道的并发症，在395 566例关节镜术中有1569例肘关节镜术，3例发生并发症，其中2例为感染，而他在1988年的随访中，总共调查了79例行肘关节镜术的患者，结果无并发症发生。

神经损伤是最常报道的并发症，多系暂时性麻痹，尤以桡神经麻痹多见，这可能与使用止血带压迫、牵引不当、关节腔过度充盈致神经挫伤和水肿有关，一般无严重后果，但Casscells也曾报道过，在肘关节成形术中因磨损导致尺神经发生不可逆损伤。

肱动脉损伤尚未见报道。

（段德宇）

参 考 文 献

Adolfsson L. 1994. Arthroscopy of the elbow joint: a cadaver study of portal placement. J Shoulder Elbow Surg,3:53

Andrews JR, Baumgarten TE. 1995. Arthroscopic anatomy of the elbow. Orthop Clin North Am,26:671

Baker CL, Cummings PD. 1998. Arthroscopic management of miscellaneous elbow disorders. Op Tech Sports Med,6:16

Baker CL, Jones GL. 1999. Arthroscopy of the elbow. Am J Sports Med,27:251

Baumgarten TE. 1995. Osteochondritis dissecans of the capitellum. Sports Med Arthrosc Rev,3:219

Baumgarten TE, Andrews JR, Satterwhite YE. 1998. The arthroscopic classification and treatment of osteochondritis dissecans of the capitellum. Am J Sports Med,26:520

Feldman MD. 1997. Arthroscopic excision of type II capitellar fractures. Arthroscopy,13:743

Field LD, Altchek DW, Warren RF, et al. 1994. Arthroscopic anatomy of the lateral elbow: a comparison of three portals. Arthroscopy,10:602

Greis PE, Halbrecht J, Plancher KD. 1995. Arthroscopy removal of loose bodies of the elbow. Orthop Clin North Am,26:679

Haapaniemi T, Berggren M, Adolfsson L. 1999. Complete transection of the median and radial nerves during arthroscopic release of post-traumatic elbow contracture. Arthroscopy,15:784

Jones GS, Savoie FH. 1993. Arthroscopic capsular release of flexion contractures (arthrofibrosis) of the elbow. Arthroscopy,9:277

Kuklo TR, Taylor KF, Murphy KP, et al. 1999.Arthroscopic release for lateral epicondylitis: a cadaver model. Arthroscopy,15:259

Kuwahata Y, Inoue G. 1998.Osteochondritis dissecans of the elbow managed by Herbert screw fixation. Orthopedics,21:449

Lee BPH, Morrey BF. 1997. Arthroscopic synovectomy of the elbow for rheumatoid arthritis: a prospective study. J Bone Joint Surg,79B:770

Lynch GH, Meyers JH, Whipple TL, et al. 1986.Neurovascular anatomy and elbow arthroscopy: inherent risks. Arthroscopy,2:191

Mansat P, Morrey BF. 1998.The column procedure: a limited lateral approach for extrinsic contracture of the elbow. J Bone Joint Surg, 80A:1603

Martin SD, Baumgarten TE. 1995. Elbow arthroscopy in sports medicine. Sports Med Arthrosc Rev,3:187

Menth-Chiari WA, Poehling GG, Ruch DS. 1999. Arthroscopic resection of the radial head. Arthroscopy,15:226

Meyers JF. 1988. Elbow arthroscopy. Semin Orthop,3:97

Morrey BF. 1985. Arthroscopy of the elbow. *In*: Morrey BF,. The Elbow and Its Disorders. Philadelphia: Saunders

Morrey BF. 1992. Primary degenerative arthritis of the elbow: treatment by ulnohumeral arthroplasty. J Bone Joint Surg,74B:409

Moskal MJ, Savoie FH, Field LD. 1999. Elbow arthroscopy in trauma and reconstruction. Orthop Clin North Am,30:163

Nester BJ, O'Driscoll SW, Morrey BF. 1992. Ligamentous reconstruction for posterolateral rotatory instability of the elbow. J Bone Joint Surg, 74A:1235

O'Driscoll SW, Morrey BF. 1992. Arthroscopy of the elbow: diagnostic and therapeutic benefits and hazards. J Bone Joint Surg,74A:84

Phillips BB, Strasburger S. 1998. Arthroscopic treatment of arthrofibrosis of the elbow joint. Arthroscopy,14:38

Stothers K, Day B, Regan WR. 1995. Arthroscopy of the elbow: anatomy, portal sites, and a description of the proximal lateral portal. Arthroscopy,11:449

Timmerman LA,Andrews JR.1994.Undersurface tear of the ulnar collateral ligament in baseball players: a newly recognized lesion. Am J Sports Med,22:33

第十三章　踝关节镜手术

自 1981 年 Johnson 发表关于踝关节镜的报道以来，通过踝关节镜进行踝关节疾病的诊断、治疗已逐渐在骨科临床得到开展。由于踝关节间隙狭小、紧密，常规的关节镜检查受到较大限制，操作困难，容易损伤关节软骨，因此踝关节镜的应用受到限制。但踝关节镜手术的确有很多优点，如能够探查关节面情况，切口小，术后关节功能恢复快，病残率低等。近年来，随着踝关节撑开器、2.7/1.9mm 关节镜等的应用，使踝关节镜得到了更快的发展。目前，踝关节镜常用于游离体 (图 13-1)、滑膜炎、感染、关节内骨折等踝关节疾病的诊断和治疗。

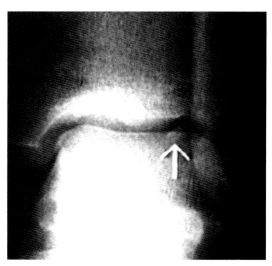

图 13-1　踝关节 X 线检查发现游离体

一、适应证

1.创伤后关节持续疼痛的病例，损伤程度的判断。

2.退行性或类风湿关节炎病变观察。

3.踝关节非特异性滑膜炎症。

4.剥脱性骨软骨炎或距骨缺血性坏死。

5.韧带损伤修复前去除游离体或观察软骨损伤情况。

关节镜可进行的手术有软骨修整、游离体取出或关节粘连分离等。

二、禁忌证

1.局部或全身有炎症或感染病灶，可能并发关节感染者（关节本身已发生炎症或已有感染者除外）。

2.关节部分或完全僵硬、强直，关节镜和器械难以进入关节内，或在关节内移动及操作困难者。

3.进行性踝关节破坏，如关节间隙狭窄、关节不稳定、畸形等的患者不适合应用踝关节镜治疗。

4.在尚未详细了解病史、认真进行体检和其他有关检查如放射线检查和检验等情况时，可暂不考虑施行关节镜术。

5.当关节囊和侧副韧带严重破裂时，灌注液将大抵外渗至软组织内者。

6.患者全身情况极差或患严重糖尿病、肝炎及其他全身性疾病者。

7.对关节病变轻微，且可通过其他无创性检测手段明确诊断，或已决定行关节切开手术者，关节镜意义不大。

8.患者不理解，顾虑大，不愿接受关节镜手术，或对关节镜治疗效果有过高期望者，不宜勉强手术。

三、术前准备

术前拍摄踝关节 X 线正位片，行踝关节 CT 及 MRI 检查，下肢肿胀及老龄患者需考虑行下肢血管超声检查。

四、手术要点、难点及对策

1.在进行切口前，用记号笔画出胫前肌、足背动脉、腓浅神经、伸踇长肌及伸趾长肌的位置，后侧入路要画出腓骨长短肌的位置。这样可减少对肌腱或神经、血管的损伤机会。

2.在踝关节前方胫前肌内侧关节线处用 18 号针头刺入踝关节囊，注入 15 ~ 20ml 等渗盐水，使关节囊膨起。拔掉针头，用 11 号手术刀在针头原位切开皮肤，用血管钳分开皮下组织到关节囊外壁。用套管针刺入关节囊内，连接进水管使关节囊进一步膨胀。在隆起部位腓骨第 3 肌外侧做切口，用套管针穿入关节腔内，换用 30° 及 70° 关节镜进行观察。首先检查胫距关节面，然后观察内侧踝距关节间隙两侧的关节面、内踝及滑膜、三角韧带深部。在套管内插上圆头管芯，经过距骨顶穹隆部进入后关节腔，观察后内、外关节间隙。退回关节镜到关节前间隙，改变关节镜观察方向并旋转关节镜，可能观察到的结构有胫腓关节的近端、距骨颈及前侧关节囊的远侧止点。通过前外侧入路可看到外侧距踝间隙、前距腓韧带。到后关节囊可看到后距腓韧带。后外侧入路位于跟腱与腓骨肌之间，用针头行关节线定位，用上述方法进入关节腔进行观察。注意勿损伤浅层的神经、血管。通过上述入路即可常规检查踝关节。后内侧入路很少应用。冲洗关节腔，缝合伤口，加压包扎。

3.踝关节镜下手术　为便于手术需要将关节间隙拉开，在进行入路切口前，安装好关节牵开器的克氏针。如手术器械由病变侧入路探入关节腔，关节镜则由附近辅助入路或对侧入路进入关节腔。辅助入路可选择在前内或前外侧入路的远侧附近，先用针头刺入关节腔，用止血钳分开皮下组织，将关节镜或手术器械探入关节囊内。手术时要尽量使关节腔膨起并经常冲洗。如有滑膜阻挡视野，可将滑膜切削或咬除。关节镜下可进行活检、清创、滑膜切除、游离体取出、骨刺切除及软组织切除。游离体可用探针拔出，滑膜等组织可切削或咬除，骨刺可用小椎板咬钳切除。

4.距骨体顶部软骨骨折的处理　此种骨折是由于踝内翻扭伤引起的距骨体顶部前外或后内侧骨折。症状为踝关节持续疼痛及关节不稳，不易诊断。X线、CT、MRI检查可助于诊断。此骨折可分为四期：Ⅰ期为单纯压缩；Ⅱ期为部分撕裂；Ⅲ期为完全撕裂，骨片不稳定；Ⅳ期为骨折片移位，游离体形成。踝关节镜检查对诊断很有帮助。手术方法是经前外侧或前内侧入路进入手术器械及关节镜，切除部分滑膜，用探针探触损伤部分，将刀片插到骨片下将其完全游离，通过经踝入路刮除骨缺损处纤维组织或钻孔到骨面出血。

5.术中注意要点
(1)踝关节入路附近神经、血管及肌腱较多，做入路切口时应避免损伤这些组织。
(2)踝关节入路所观察范围有限，故多经2～3个入路才能完成观察或手术。
(3)踝关节间隙狭窄，进行手术操作时，注意不要损伤软骨面及折断器械。

五、术后监测与处理

1.术后小腿以下加压包扎，术后2～3天可去除。
2.患肢垫高，避免肿胀。预防下肢静脉血栓。
3.进行踝关节伸屈活动，扶拐行走，逐步负重。

六、术后常见并发症的预防与处理

1.器械折断　操作时要轻柔，选择正确入路，手法或用牵开器扩宽关节间隙可减少器械折断。
2.神经损伤　主要为腓深神经、腓肠神经及胫神经损伤。进入入路时要用止血钳分离组织一直到关节囊，入路处要用套筒保护。
3.关节漏液或窦道形成　有些作者主张关节检查后不缝合伤口，引流关节内积血及液体也是一个办法。

（段德宇）

参 考 文 献

Amendola A, Petrik J, Webster-Bogaert S. 1996. Ankle arthroscopy: outcome in 79 consecutive patients. Arthroscopy, 12:565

Bonnin M, Bouysset M. 1999. Arthroscopy of the ankle: analysis of results and indications on a series of 75 cases. Foot Ankle Int, 20:744

Crosby LA, Yee TC, Formanek TS, et al. 1996. Complications following arthroscopic ankle arthrodesis. Foot Ankle Int, 17:340

Farooki S, Yao L, Seeger LL. 1998. Anterolateral impingement of the ankle: effectiveness of MR imaging. Radiology, 207:357

Ferkel RD, Heath DD, Guhl JF. 1996. Neurological complications of ankle arthroscopy. Arthroscopy, 12:200

Glick JM, Morgan CD, Myerson MS, et al. 1996. Ankle arthrodesis using an arthroscopic method: long-term follow-up of 34 cases. Arthroscopy, 12:428

Holt ES. 1994. Arthroscopic visualization of the tibial plafond during posterior malleolar fracture fixation. Foot Ankle, 15:206

Jerosch J, Steinbeck J, Schroder M, et al. 1996. Arthroscopically assisted arthrodesis of the ankle joint. Arch Orthop Trauma Surg, 115:182

Kibler WB. 1996. Arthroscopic findings in ankle ligament reconstruction. Clin Sports Med, 15:799

Komenda GA, Ferkel RD. 1999. Arthroscopic findings associated with the unstable ankle. Foot Ankle Int, 20:708

Liu SH, Nuccion SL, Finerman G. 1997. Diagnosis of anterolateral ankle impingement: comparison between magnetic resonance imaging and clinical examination. Am J Sports Med, 25:389

O'Brien TS, Hart TS, Shereff MJ, et al. 1999. Open versus arthroscopic ankle arthrodesis: a comparative study. Foot Ankle Int, 20:368

Ogilvie-Harris DJ, Reed SC. 1994. Disruption of the ankle syndesmosis: diagnosis and treatment by arthroscopic surgery. Arthroscopy, 10:561

Saltzman CL, Marsh JL, Tearse DS. 1994. Treatment of displaced talus fractures: an arthroscopically assisted approach. Foot Ankle Int, 15:630

Taga I, Shino K, Inoue M, et al. 1993. Articular cartilage lesions in ankles with lateral ligament injury: an arthroscopic study. Am J Sports Med, 21:120

Turan I, Wredmark T, Fellander-Tsai L. 1995. Arthroscopic ankle arthrodesis in rheumatoid arthritis. Clin Orthop Relat Res, 320:110

第十四章　腕关节镜手术

腕关节镜在 1920 年就出现了，但直到 1979 年，Yung-Cheng Chen 才首次对腕关节进行了关节镜检。

起初，腕关节镜术主要用于腕关节疾病的诊断，由于通过腕关节镜可对腕关节内的结构进行动态和静态的观察，借助探针的帮助还可直接感知关节内的结构，这些都是其他诊断方法（如关节造影、MRI 等）所无法比拟的，因此，腕关节镜已成为诊断腕关节内病变的金标准。以后，随着临床应用的增多，腕关节镜也逐渐应用于一些腕关节疾病的治疗。

一、适应证

长期腕关节原因不明的疼痛、腕骨骨囊肿切除、慢性滑膜炎、类风湿关节炎、退行性骨关节炎和月骨缺血坏死清理术、三角纤维软骨复合体损伤、腕骨间韧带部分撕裂修复术、关节内游离体取出、化脓性关节炎、腕掌侧腱鞘囊肿切除、腕关节尺侧撞击综合征清理、镜下三角软骨边缘破裂修复、舟月骨间韧带断裂清理缝合、远端桡尺韧带重建治疗下尺桡关节脱位、关节内骨折、陈旧性舟骨骨折不愈合镜下整复固定术和腕关节镜下软骨移植术等均可以在关节镜下进行诊断和治疗。

二、禁忌证

腕关节镜手术禁忌证包括：手术区域开放性伤口、局部皮肤软组织感染及疼痛综合征。

三、术前准备

直径 1.7 ~ 4mm 的关节镜均可用于腕关节，虽然大的关节镜可以提供更好的视野，但操作困难，且容易造成手术死角，因此，直径 2.5 ~ 3.0mm 的关节镜最适宜常规使用。关节镜长度一般为 50 ~ 60mm，镜头偏斜角为 20° ~ 30°。

镜下常用的器械包括直径 2 ~ 3mm、长度 40 ~ 60mm 的篮钳，切削工具，四齿浅探子，直或弯的抓持钳，以及直径 2 ~ 3mm 的电动创刀。

近年来，腕关节镜下已越来越多地用钬激光完成过去由常规切削工具进行的镜下操作，其优点在于：①在水中使用时，钛激光头有 4mm 的水泡，可产生 M oses 效应保护组织，在 5mm 外无组织损伤，因此，用钛激光切削组织时具有安全、准确的特点；②钛激光切割、气化组织的速度较快，减少了手术时间；③由于钛激光转换杆直径仅 1.2mm，且具有多种角度，因此在腕关节腔内操作起来灵活自如，既减少了由于反复进出关节腔造成的组织损伤，又消灭了手术死角；④钛激光有止血作用，术后关节肿胀、积液十分轻微。

操作腕关节镜器械时，一定要对腕关节的解剖结构十分熟悉，避免损伤肌腱、神经和血管；同时动作要轻柔，以免损伤关节软骨。另外，在使用激光手术时要做好防护工作，室内有关人员必须佩戴防护镜以免误伤自身，钛激光不要距关节镜头太近，以免损伤镜面，为避免热损伤，术中关节冲洗量要足够，一般要用生理盐水 2500 ~ 4000ml。

术前摄腕关节 X 线正位片，行腕关节 CT 及 MRI 检查。

四、手术要点、难点及对策

（一）手术入路建立

腕关节镜手术入路见图 14-1。

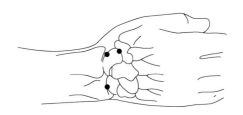

图 14-1　部分腕关节镜入路示意图

1.腕背桡侧入路 (3、4 入路)　为探查入路，该入路位于 Lister 结节远端约 1cm、拇长伸肌腱与伸肌总腱之间，可清晰显露舟骨、月骨桡侧面、腕关节桡侧及尺侧掌面的韧带、三角纤维软骨、近侧软骨和半月板。

2.腕背尺侧入路 (4、5 入路)　为操作入路，该入路位于平腕关节间隙、伸肌总腱与小指固有伸肌腱之间，可显露三角软骨板、尺腕韧带及半月板。

3.腕尺侧入路 (6U、6R 入路)　为常规出水通道，该入路位于尺侧腕伸肌桡侧或尺侧，可显露三角纤维软骨及尺腕韧带。

4.腕中关节桡侧入路 (MCR)　该入路位于腕背桡侧入路远侧 1cm、拇长伸肌肌腱尺侧，用于显露舟骨、月骨远端、三角骨远端及腕骨间关节。

5.腕中关节尺侧入路 (MCU)　与桡侧入路处于同一平面，位于伸肌总腱尺侧，用于显露钩骨和头状骨近端、月骨及三角骨远端、部分腕骨间关节。

6.舟骨、大多角骨、小多角骨入路 (STT)　位于拇长伸肌肌腱桡侧和桡侧腕长伸肌肌腱之间的软组织凹陷处，临床较少应用，但可借助该入口排出腕中关节内的气泡。

（二）操作顺序

手术操作顺序为先桡腕关节，后腕中关节；自桡侧向尺侧。

（三）手术难点及对策

1.检查桡腕关节　手术前，应标记指伸肌腱和桡骨远端背侧结节的位置。在腕背桡侧入路处插入注射针头，注入生理盐水，正常情况下腕关节能容纳的液体量不超过 4 ~ 5ml，若轻易就能注入 8 ~ 10ml 液体或更多，即为注水试验阳性，提示关节内有韧带断裂、三角软骨盘破裂、关节内骨折或关节囊撕裂等病理改变。拔去针头，在穿刺部位用尖刀纵行切开皮肤约 1cm，用蚊式钳钝性分离软组织至关节囊，此时有灌注液自切口涌出。将拇长伸肌腱牵向桡侧后，用 2.7mm 直径或更小的关节镜套管，垂直进入桡腕关节间隙，拔除鞘芯，将灌注液接头连于套管持续灌注，由套管内插入关节镜，同时在腕关节尺侧插入 18 号或 19 号针头至桡腕关节腔内作为引流通道，以保持视野清晰。注意插入关节镜时稍向掌侧倾斜以适应桡骨远端向掌侧倾斜的特点。检查应按一定顺序进行，避免遗漏。一般可选桡侧开始，至舟骨近侧端与桡骨远端关节面后，向外侧轻移，即可全面观察桡骨远端关节面，包括桡骨茎突、桡骨沟、舟骨的近侧及桡侧关节面和关节囊。前后移动关节镜还可检查腕掌侧韧带，如桡舟头韧带、桡月三角韧带、舟月韧带、桡舟月韧带、桡舟韧带。用探针压迫韧带，可检查韧带是否完整。桡侧结构检查完毕后，将关节镜向尺侧深入检查月骨及三角纤维软骨盘。

2.检查腕中关节　须通过掌背桡侧入路，关节镜基本操作方法如上所述，但操作应小心避免损伤头状骨软骨面。另一腕中关节入路点位于第四掌骨长轴中心、头钩关节近侧。

首先检查头状骨与月骨的关节面，舟月关节、舟骨与头状骨间关节、月骨与三角骨间关节以及钩骨与三角骨和头状骨构成的关节。为更好地检查这些关节，可边检查边牵拉活动腕关节。

3.检查桡尺远侧关节　在紧靠尺骨头背外侧处将 18 号或 20 号针头插入桡尺远侧关节内，注入少量生理盐水以使关节扩张。Whipple 描述了检查桡尺远侧关节的近侧和远侧入路，其中近侧入路位于腕背尺骨茎突近侧、尺骨远端和桡骨尺侧缘之间，远侧入路位于腕背平桡腕关节处、小指伸肌腱和尺侧腱伸肌腱之间。近侧入路较安全，损伤尺骨头关节面和三角纤维软骨盘的危险性较小。通过近侧入路，可以检查桡骨尺切迹、尺骨头和三角纤维软骨盘，必要时可在近侧入路远侧 5 ~ 10mm 处再建立一入路，插入镊子、刨刀等工具完成镜下操作。

需要注意的是，在检查上述关节的过程中，为了获得满意的检查效果，术中须始终保持腕关节的充盈状态并使关节牵开，还要经常冲洗。

部分镜下手术：

1.三角纤维软骨盘损伤　三角纤维软骨盘撕裂在临床上并不少见，通常表现为腕关节尺侧疼痛，前臂旋前、旋后时加重。在腕关节镜技术应用于临床之前，诊断三角纤维软骨盘损伤主要依靠腕关节造影，但据 Roth 报告，桡腕关节造影的假阴性率为 33%，而假阳性率更高达 70%，因此，其诊断结果远不如关节镜检可靠。MRI 诊断三角纤维软骨盘损伤的敏感性要高于关节造影，但由于三角纤维软骨盘中央部分不太规则，故 MRI 仍存在一部分假阴性。

镜检时采用腕背桡侧入路或桡尺远侧关节的近侧入路，在镜下可清晰地看到三角纤维软骨盘的撕裂部分，配合探针还可确定撕裂的范围和程度。三角纤维软骨盘的撕裂大多位于中央区（这与中央较周围薄有关）和桡侧缺乏血供的部分，由于这些区域的损伤无法自行修复，因此镜下确诊后可考虑行清创或缝合修复术。Osterman 曾对 52 例采用关节镜治疗三角纤维软骨盘撕裂的患者进行随访，结果疼痛完全缓解的占 73%，减轻的占 12%，绝大多数患者腕关节的活动范围显著增加，手的握持力增强，而且临床和影像学检查均未发现有桡尺远侧关节不稳定。

2. 腕关节不稳定的诊断 腕关节不稳定可分为两类，一类伴有近排腕骨间韧带的撕裂，另一类则无。腕关节不稳定可引起腕关节慢性疼痛，临床确诊很困难。通过腕关节镜能直接观察和配合探针检查发现韧带损伤的准确部位和程度，同时，被动活动腕关节时，还可观察关节的活动范围。超出正常范围时即可诊断为腕关节不稳定。

3. 舟月韧带和月三角韧带撕裂 舟月韧带撕裂的发生率与舟骨骨折接近，伤后 6 周内进行治疗可使其愈合，并防止舟月关节不稳定和继发退行性变。而月三角韧带损伤常继发于腕关节暴力性尺偏或月骨周围损伤后。

由于临床症状（如局部疼痛）无特异性，且受伤 3 个月之后 X 线平片上才有可能出现异常征象，如相应的关节间隙增宽、三角骨向桡侧移位等，因此，早期诊断舟月和月三角韧带撕裂十分困难。Whipple 等的研究表明，上述韧带损伤后 3 个月内进行治疗的患者，其预后要明显优于 3 个月之后再进行治疗者。因此应对外伤后腕关节局部疼痛持续存在者早期行关节镜检，若发现有韧带损伤则应早期治疗。

镜检时，先取腕背桡侧入路，韧带撕裂在镜下表现为韧带部分区域呈不规则的破损状；再取掌背桡侧入路，若发现相应关节表面部分区域无韧带覆盖，则可进一步证实韧带撕裂的诊断。通常不使用探针。Whipple 等建议，若证实因舟月韧带和月三角韧带撕裂导致相应关节不稳定时，应在镜下复位后，经皮置入骨圆针行韧带修复术，他们为期 4 年的随访表明，采用该处理方法，80% 的患者效果良好。

4. 游离体摘除 腕关节游离体通常继发于创伤性关节软骨损伤或退行性骨关节炎，临床上表现为腕关节慢性疼痛，并伴有"交锁"症状。X 线片和关节镜检查所发现的软骨、骨软骨游离体适宜用关节镜取出，并同时寻找其产生的原因，如果关节软骨面上无相应病损，应考虑滑膜病变，可行滑膜活检。镜检前最好先行 CT 以确定诊断。

5. 关节软骨病损 各种原因所致关节内软骨病损（如创伤所致的软骨损伤、剥脱性骨软骨炎、退行性骨关节病等）在临床上较常见，但其诊断却很困难，即使 MRI 也无法确诊。对于经过正规保守治疗无效的慢性腕关节疼痛患者，应行关节镜检，以确定有无关节软骨病损。对早期病变可在关节镜下行清创和关节冲洗术，部分患者还可行磨削性关节成形术。对晚期病变可考虑行镜下关节融合术。

关节镜术后可缓解疼痛症状并减少关节内碎屑的产生。Poehling 和 Roth 曾对在腕关节镜下确诊为关节软骨病损的患者进行多中心研究，结果表明，对于特发性软骨病损行镜下治疗后，83% 的患者症状明显缓解，而对继发性软骨病损（即镜下还发现有韧带不稳定或骨折等），症状缓解的比例只有 55%。

6. 退行性骨关节炎　关节镜术治疗负重关节（如膝关节）的退行性骨关节炎疗效十分肯定，对于非负重关节（如腕关节），其治疗效果也令人满意。腕关节的骨关节炎常见于舟骨 – 大多角骨 – 小多角骨关节 [the scapho-trapezium-trapezoid (STT) joint]，可采用掌背桡侧入路置入关节镜，镜下清除软骨碎屑、增生的滑膜以及骨赘，最后用生理盐水进行关节冲洗。

7. 桡骨远端骨折　用腕关节镜处理桡骨远端骨折正变得越来越流行，其原因在于：

(1) 在处理骨折的同时可观察腕骨间韧带及三角纤维软骨盘是否有损伤。据报道，涉及关节面的桡骨远端骨折，有 45% 伴有三角纤维软骨盘撕裂，18% 伴有腕骨间韧带撕裂，若仅处理骨折问题，则必然遗留各种后遗症。

(2) 可使骨折获得解剖复位。Knirk 和 Jupiter 曾对关节内骨折移位程度与继发退行性骨关节炎的关系进行过研究，结果表明，即使是 2mm 的关节面不平整也将导致退行性骨关节炎的发生，因此，对于关节内骨折应务求达到解剖复位。绝大多数粉碎性桡骨远端骨折在腕关节镜下均可获得解剖复位，关节面的不平整度可控制在 1mm 以内。

(3) 创伤小。对于粉碎性不稳定型桡骨远端骨折，切开复位十分困难，为尽量达到解剖复位，不可避免地需要剥离较多的软组织，而采用关节镜处理时则软组织损伤程度很小。镜下将骨折解剖复位后，可用钩状探针将骨折块临时固定，然后经皮置入克氏针固定骨折，最后用探针测试骨折固定的稳定程度。

8. 化脓性关节炎　最先用关节镜处理的化脓性关节炎在膝关节，效果良好。腕关节的化脓性关节炎也可通过关节镜的灌注冲洗进行治疗，同时可对滑膜病变进行相应的处理，这与其他关节的化脓性关节炎相同。

9. 类风湿关节炎　腕关节为类风湿关节炎的常见受累部位。对药物治疗无效的早期类风湿关节炎，可考虑行滑膜切除术，但采取开放手术，术后恢复时间较长，且会不同程度地加重原有的关节功能障碍。关节镜下行滑膜切除术则可克服这些弱点。Adolfsson 和 Nylander 对罹患类风湿腕关节炎的患者在关节镜下行滑膜切除术，术中发现滑膜增生主要位于桡腕关节掌侧韧带，术后所有患者腕关节疼痛均有所减轻，无一例出现关节活动范围减小。

此外，对诊断不明确的腕关节慢性滑膜炎，腕关节镜术不仅能直接观察到滑膜病理改变，而且能准确夹取病变滑膜组织做活检。

10. 慢性腕关节疼痛　慢性腕关节疼痛可分为机械性和营养不良性，前者表现为腕关节疼痛，活动时加重，休息后减轻，活动时可发出吱嘎声，并伴有"交锁"；后者表现为腕关节烧灼痛，夜间加重，轻微活动也可加重，同时伴有感觉迟钝、感觉异常、血管舒缩反应异常等。前者适宜用腕关节镜处理，且疗效甚佳，后者则不适宜用腕关节镜处理。

传统的诊断方法（包括 MRI）往往对明确腕关节慢性疼痛的病因无能为力。而腕关节镜则可对腕关节进行彻底的检查，可以发现诸如韧带和软骨损伤等病因并进行相应处理。需要指出的是，在行关节镜检前须排除因关节外原因引起的慢性腕关节疼痛，如神经瘤和肌腱炎等。

五、术后监测与处理

1. 诊断性关节镜检查后，无论清创与否均需行夹板或支具固定 4 ~ 7 天。
2. 4 ~ 7 天后鼓励患者主动活动腕关节，允许日常活动，逐步增加活动量。
3. 如果进行了韧带修复或三角纤维软骨复合体修复等，需延长支具固定时间。

六、术后常见并发症的预防与处理

1. 牵引所致皮肤及软组织损伤，需注意牵引重量及手术中牵引时间。
2. 入口建立和操作时引起的肌腱、血管及神经损伤。
3. 深部感染。
4. 器械折断。
5. 肢体肿胀及关节周围漏液。

（段德宇）

参 考 文 献

Adolfsson L. 1992. Arthroscopy for the diagnosis of post-traumatic wrist pain. J Hand Surg, 17B:46

Bednar JM, Osterman AL. 1994. The role of arthroscopy in the treatment of traumatic triangular fibrocartilage injuries, Hand Clin, 10:605

Berger RA. 1999. Arthroscopic anatomy of the wrist and distal radioulnar joint. Hand Clin, 15:393

Boden BP, Kozin SH, Berlet AC. 1995. Wrist arthroscopy. Am J Orthop, 4:310

Corso SJ, Savoie FH, Geissler WB, et al. 1997. Arthroscopic repair of peripheral avulsions of the triangular fibrocartilage complex of the wrist: a multicenter study. Arthroscopy, 13:78

Culp RW. 1999. Complications of wrist arthroscopy. Hand Clin, 15:529

Illarramendi AA, De Carli P. 2003. Radius decompression for treatment of Kienböck disease. Tech Hand Up Extrem Surg, 7:110

Illarramendi AA, Schulz C, De Carli P. 2001. The surgical treatment of Kienböck's disease by radius and ulna metaphyseal core decompression. J Hand Surg, 26A:252

Kaempffe F, Peimer CA. 1990. Distraction for wrist arthroscopy. J Hand Surg, 15A:520

Nagle DA, Benson LS. 1992. Wrist arthroscopy indications and results. Arthroscopy, 8:198

Nagle DJ. 1999. Laser-assisted wrist arthroscopy. Hand Clin, 15:495

Osterman AL, Raphael J. 1995. Arthroscopic resection of dorsal ganglion of the wrist. Hand Clin, 11:7

Osterman AL, Seidmann GD. 1995. role of arthroscopy in the treatment of lunatotriquetral ligament injuries. Hand Clin, 11:41

Pianka G. 1992. Wrist arthroscopy. Hand Clin, 8:621

Ruch DS, Siegel D, Chabon SJ, et al. 1993. Arthroscopic categorization of intercarpal ligamentous injuries of the wrist. Orthopedics, 16:1051

索　引